本书得到国家重点研发计划中医药现代化专项"基于知识元理论与临床需求深度融合的中医古籍整理及专题文献研究（2019YFC1709200）"支持

糖尿病中医古籍病脉证并治研究

重大疾病中医古籍病脉证并治研究丛书

陶晓华◎总主编

陆 翔 南淑玲◎主编

北京科学技术出版社

图书在版编目（CIP）数据

糖尿病中医古籍病脉证并治研究／陆翔，南淑玲主
编． -- 北京：北京科学技术出版社，2024.4
ISBN 978 - 7 - 5714 - 3806 - 7

Ⅰ．①糖…　Ⅱ．①陆…②南…　Ⅲ．①糖尿病 - 中医
治疗法　Ⅳ．①R259.871

中国国家版本馆 CIP 数据核字（2024）第 065311 号

责任编辑：庞璐璐　李兆弟　侍　伟
责任校对：贾　荣
责任印制：李　茗
出 版 人：曾庆宇
出版发行：北京科学技术出版社
社　　址：北京西直门南大街 16 号
邮政编码：100035
电　　话：0086 - 10 - 66135495（总编室）　0086 - 10 - 66113227（发行部）
网　　址：www.bkydw.cn
印　　刷：北京中科印刷有限公司
开　　本：710 mm × 1 000 mm　1/16
字　　数：275 千字
印　　张：16.25
版　　次：2024 年 4 月第 1 版
印　　次：2024 年 4 月第 1 次印刷
ISBN 978 - 7 - 5714 - 3806 - 7

定　　价：98.00 元

编委会名单

前　　言

　　糖尿病是临床常见病和多发病，属于中医"消渴"范畴。中医药在糖尿病的防治和调护方面具有显著优势，因此，深入挖掘和探究中医古籍中针对本病的学术精华具有重要的临床意义。

　　《糖尿病中医古籍病脉证并治研究》是 2019 年国家重点研发计划中医药现代化专项——基于知识元理论与临床需求深度融合的中医古籍整理及专题文献研究（2019YFC1709200）的成果。该项目对 600 本已出版的通行本古医籍中关于消渴的文献进行全方位的挖掘与梳理，以期通过对这些文献的整理研究，阐明中医对消渴的认识及其发展脉络，论述其学术思想内涵及临床实践经验，同时整理历代医家治疗消渴的有效代表方剂和名家医案，为当今临床实践提供必要的、有价值的借鉴与帮助。

　　《糖尿病中医古籍病脉证并治研究》以中医"病脉证并治"为指导思想，内容紧密契合中医特色与规律。第一章分别介绍了中西医关于消渴和糖尿病的概念定义，以及消渴的形成与发展源流；第二、三、四章分别从"辨病""平脉析证""定治"的角度对消渴进行具体的阐述与分析；第五章列举了具有代表性的古代医案，并加以评按；附录包括消渴相关古籍索引、消渴古籍名词术语集、消渴古籍名方汇总索引及主要参考文献等相关内容。为方便读者使用，本书所引用的文献均注明了出处。为保证所引用内容文义的准确性，在编写过程中，对于文字、标点有明显不妥之处进行了修改。

　　随着时代的变迁与医学的发展，古今对消渴的认知存在一定的差异，消渴与糖尿病之间既有联系也有差异。本书的编撰，旨在抛砖引玉，力图为当今临床防治糖尿病提供参考。鉴于编者水平所限，书中难免存在缺漏与不足之处，望广大读者提出宝贵意见和建议，力求在后续版本中不断完善和提升。

《糖尿病中医古籍病脉证并治研究》编写委员会

2023 年 10 月

目 录

第一章　概　　述

消渴是中医常见病证，指引起机体消渴证候（多饮、多尿、乏力、形体消瘦或尿有甜味）的一类疾病。属于现代医学糖尿病范畴，其他如多尿、尿崩症、甲状腺功能亢进症及肾小管疾病等也可参考本病论治。早在《黄帝内经》中便载有消渴，在随后千百年的医疗实践中，历代医家对消渴理法方药的认识不断深入与完善，留下了许多宝贵的经验。

自秦汉至明清时期，医家对消渴病证的认识不断丰富与完善，从病名的确立、病因病机的认识，到治则的确立与疗法的实施，再到预防调护观念和方法的提出，形成了中医消渴理论体系。病名从几十种逐渐归为上、中、下三消，证候表现也围绕三消进行描述；病因病机由既有外感又有内伤，逐渐集中到内伤和体质的虚实夹杂上，围绕火、热、湿、痰、郁（瘀）、热毒等进行阐释；治则包括清热生津、滋阴降火、润肺清胃滋肾、祛湿化痰、疏肝理气、健脾化湿、补益命门等；疗法方面，逐步认识与总结了治疗消渴的药物，明代《本草纲目》总结了140余味治疗消渴的通用药，创立了与治则相对应的诸多有效方剂，积极探求运用针灸疗法治疗消渴，以及根据消渴的病因病机，将饮食疗法作为消渴的补充疗法；在对消渴的预防和调护上，注重食物宜忌、情志节制、酒色控制等，并强调防止痈疽的发生。虽然上述认识多围绕广义消渴论述，但也为当今中医药诊治糖尿病提供了积极有益的借鉴。

一、消渴（糖尿病）概述

（一）消渴概述

消渴是由先天禀赋不足、饮食不节、情志失调、劳倦内伤等导致阴虚内热，以多饮、多尿、乏力、形体消瘦或尿有甜味为主要症状的病证。《中医临床诊疗术语　第1部分：疾病》（GB/T 16751.1—2023）将消渴定义为泛指因恣食肥甘、情志过极、房事不节、温热邪伤或滥服金石药物等致使胃热液涸，或肺热化燥、心火偏盛、肾阴受灼致使气化失常，津液精微不约而下泄等引起的，以多饮、多尿、乏力为特征的一类疾病。

（二）糖尿病概述

糖尿病（Diabetes Mellitus，DM）是由于胰岛素分泌绝对或相对不足（胰岛素分泌缺陷）以及机体靶组织或靶器官对胰岛素敏感性降低（胰岛素作用缺陷）引起的以血糖水平升高、可伴有血脂异常等为特征的代谢性疾病。糖尿病是常见病、多发病，是严重威胁人类健康的世界性公共卫生问题。近30年来，我国糖尿病患病率显著增加，并呈现年轻化趋势。2010年，18岁及以上人群糖尿病患病率为9.7%，而2015—2017年中华医学会内分泌学分会在全国31个省级行政区进行的糖尿病流行病学调查结果显示，这一人群的患病率已达11.2%。我国糖尿病的流行特点是以2型糖尿病为主，占90.0%以上，且男性高于女性（2015—2017年全国2型糖尿病男女患病率分别为12.1%和10.3%）。第七次全国人口普查数据显示，2020年我国65岁及以上人口占总人口的13.5%，约1.9亿。2015—2017年全国糖尿病流行病学调查结果显示，老年糖尿病患病率为30.0%，其中2型糖尿病是老年糖尿病的主要类型。老年糖尿病存在临床症状不典型，知晓率、诊断率、治疗率及治疗达标率不高的特点，以糖尿病并发症或伴发缺血性心脑血管疾病为首发表现就诊的情况较为常见。从2010年、2013年两次大规模流行病学调查结果来看，在按照美国糖尿病学会（American Diabetes Association，ADA）的相关标准诊断的糖尿病病人中，糖尿病的知晓率分别为30.1%和36.5%，治疗率分别为25.8%和32.2%，控制率分别为39.7%和49.2%，虽然知晓率、治疗率和控制率均有所提高，但仍处于较低水平。此外，2015—2017年全国糖尿病流行病学调查结果还显示，新诊断的糖尿病病人占糖尿病总患病人数的54.0%。综上所述，糖尿病的发病率在以不可忽视的速度增长，糖尿病的患病人群仍在继续扩大。

二、消渴并发症概述

消渴治疗不当、病程日久、未及时医治以及病情严重者，常可并发其他病证。一是阴损及阳，导致阴阳俱虚。阴虚为本、燥热为标是消渴的基本病机特点，由于阴阳互根，若病程日久，阴损及阳，可致阴阳俱虚，其中以肾阳虚及脾阳虚较为多见；严重者可因阴液极度耗损，虚阳浮越，而见烦躁、头痛、呕恶、呼吸深快等，甚至出现昏迷、肢厥、脉细欲绝等阴竭阳亡的危象。二是病久入络，血脉瘀滞。消渴是一种病及多个脏腑的疾病，气血运行失常，阴虚内热，耗伤津液，又可致血行不畅、血脉瘀滞。消渴并发症大致可分为兼脏腑病证、兼五官病证、兼皮肤病证等，如肺喜润恶燥，肺失濡养，日久可并发肺痨；阴虚燥热，血脉瘀滞可致胸痹，脑脉闭阻或血溢脉外可发为中风等；肾阴亏损，肝失濡养，肝肾精血不足，不能上承耳目，可并发圆翳内障、雀目、耳聋等；燥热内结，脉络瘀阻，毒蕴成脓，可发为疮疖痈疽。

（一）消渴合并脑病

消渴合并脑病归属于中医"消瘅""中风""偏枯""偏废不仁""偏风""消渴厥"等范畴，现代医学称之为糖尿病合并脑梗死。消渴合并脑病是在消渴的基础上发展而来的，早期以"三多一少"等消渴的证候表现为主，无明显的肢体活动不利及言语不利，后期发展为半身不遂、口眼歪斜等中风的证候表现。早在《黄帝内经》就有形体肥胖、过食膏粱厚味是消渴与中风的主要病因的记载。《素问·通评虚实论》曰："凡治消瘅、仆击、偏枯、痿厥、气满发逆，肥贵人则高粱之疾也。"明代戴思恭在《秘传证治要诀及类方》中明确指出消渴日久可出现中风，并曰："三消久之，精血既亏，或目无见，或手足偏废，如风疾非风。"《续名医类案》载有孙文垣治一腰膝以下软、卧床不起的消渴病人的医案，从症状来看，应为消渴合并脑病的范畴。

（二）消渴合并心病

中医历代文献虽无消渴合并心病这一病名，但有消渴并发心痛、心悸、心胸烦闷、怔忡等记载。汉代张仲景《金匮要略·消渴小便不利淋病脉证并治第十三》曰："消渴，气上冲心，心中疼热，饥而不欲食，食即吐蛔，下之不肯止。"《诸病源候论》曰："消渴重，心中疼。"《丹溪心法》亦曰："其热气上腾，心虚受之，心火散慢，不能收敛，胸中烦躁……病属上焦，谓之消渴。"文献记载了许多治疗消渴兼心病的方剂，如《普济方·消渴门》所载"麦门冬散出圣惠方 治消渴心燥烦热、不得眠卧""天门冬煎出圣济总录 治消渴烦躁、惊悸不安""葛根汤出圣惠方 治消渴烦热，心中狂乱，皮肤干燥。宜服"。

（三）消渴合并胃病

中医无消渴合并胃病这一病名，根据其典型症状，消渴合并胃病可归属于中医"痞满""呕吐""泄泻""便秘"等范畴。中医文献中虽未见消渴合并胃病的直接论述，但消渴伴发的胃、大肠二腑的相关症状，早已被古代医家所认识。《素问·奇病论》曰："此五气之溢也，名曰脾瘅……此肥美之所发也，此人必数食甘美而多肥也，肥者令人内热，甘者令人中满，故其气上溢，转为消渴。"《金匮要略》亦指出消谷引食，大便必坚，小便即数。戴思恭《秘传证治要诀及类方》指出："三消小便既多，大便必秘。"可见历代医家早已认识到消渴的小便多、肠道津亏可致便秘。《圣济总录·消渴门》中提出："消渴饮水过度，内溃脾土，土不制水，故胃胀则为腹满之疾也。"张景岳的《景岳全书·三消干渴》也提到"不能食而渴"。可知古代医家通过长期临床观察发现消渴日久，脾胃受损，可出现腹胀、食少、消瘦、乏力的症状。

（四）消渴合并痹病

有关消渴合并痹病的古代文献众多，《黄帝内经》中设"痹"病专篇，对痹病的病因及证候分类已有明确的认识，并指出气血亏虚，容易发展为痿病和下肢痹病，如《灵枢·五变》记载血气皆少……善痿厥足痹；巢元方《诸病源候论·风痹手足不随候》记载风寒之邪客于肌肤以致血气停滞，手足不能动，"初始为痹，后伤阳经，随其虚处而停滞，与血气相搏，血气行则迟缓，使机关弛纵，故风痹而复手足不随也"。戴思恭《秘传证治要诀及类方·三消》记载消渴日久，精血亏耗，可致雀盲或四肢麻木疼痛，"三消久之，精血既亏，或目无见，或手足偏废，如风疾非风"；又如清代《王旭高医案·三消》记载有消渴日久见手足麻木、气血不能灌溉四末的医案。可见，古代医家已认识到消渴日久可引起手足麻、疼、凉等症状。

（五）消渴合并足病

消渴合并足病即现代医学的糖尿病足，中医古籍中并无此病名的记载，本病属于中医"脱疽""筋疽"等范畴。《诸病源候论·消渴病诸候》曰："其病变多发痈疽，此坐热气留于经络不引，血气壅涩，故成痈脓。"巢元方提出痈疽由消渴发展而来，并总结外感寒邪、情志内伤、饮食不节均为致病因素，五脏不和、阴阳失衡及营卫不和、经络气血壅滞为病机。《医宗金鉴·脱疽》记载："由膏粱药酒，及房术丹石热药，以致阳精煽惑，淫火猖狂，蕴蓄于脏腑，消烁阴液而成。"书中指出肾脏虚损，气竭精伤，内生燥热火毒，消阴烁脏，发为脱疽。

（六）消渴合并目疾

消渴合并目疾是在消渴的基础上发展而来的，属于消渴中后期出现的并发症。中医古籍文献并没有有关本病名的明确记载，但根据视力损害及自觉症状，可将其归属于中医"内障""云雾移睛""视瞻昏渺""暴盲""血灌瞳神"等范畴。历代中医文献中有关消渴目疾的描述很多，如刘完素《三消论》指出："夫消渴者，多变聋盲、疮癣、痤痱之类。"朱丹溪在《金匮钩玄》中也提到："水液既不能渗泄浸润于外，则阴燥竭而无以自养，故久而多变为聋盲、疮疡、痤痱之类而危殆，其为燥热伤阴也，明矣。"戴思恭在《秘传证治要诀及类方》中亦云："三消久之，精血既亏，或目无见，或手足偏废，如风疾非风。"

（七）消渴合并肾病

中医历代文献中亦无消渴合并肾病这一病名，但对其症状及病机却早有描述，根据其证候表现，可归属于中医"络病""水肿""肾消""水疾""虚劳""关格"等范畴。《圣济总录》指出消渴"久不愈，能为水肿痈疽之病"，并进一步解释病机为消渴病久，肾气受伤，肾主水，肾气虚衰，气化失常，开阖不利，水液聚于体内而出现水肿，或"土气弱则不能制水，消渴饮水过度，脾土受湿而不能有所制，则泛溢妄行于皮肤肌肉之间。聚为浮肿胀满而成水也"。《丹溪心法》曰："下消者，肾也，小便浊淋如膏之状，面黑而瘦。"《秘传证治要诀及类方》亦云："三消久而小便不臭，反作甜气，在溺桶中滚涌，其病为重。更有浮在溺面如猪脂……此精不禁，真元竭矣。"消渴病久而出现水肿、小便浊如脂的肾病症状，与现代医学的糖尿病肾病症状极为相似。

（八）消渴合并皮肤瘙痒

皮肤瘙痒症是现代医学糖尿病的常见并发症之一，属于中医"痒风""风瘙痒"等范畴。《诸病源候论》中可见"风瘙痒"的有关记载，"风瘙痒者，是体虚受风，风入腠理，与血气相搏，而俱往来在于皮肤之间。邪气微，不能冲击为痛，故但瘙痒也"。朱丹溪《金匮钩玄》云："久而多变为聋盲、疮疡、痤痱之类而危殆。"这些文献记载说明古代医家很早就已认识到瘙痒症为消渴的变证之一。

（九）消渴合并神经源性膀胱疾病

消渴合并神经源性膀胱疾病为现代医学的糖尿病神经源性膀胱，根据其尿频、尿急、小便不尽、尿潴留等症状，可将其归属于中医"癃闭""淋证""劳淋"等范畴。《圣济总录》指出"消渴日久，肾气受伤……开阖不利"，消渴合并神经源性膀胱疾病由消渴日久，素体虚弱，耗气伤阴，瘀血阻络，肾阳衰惫，气化不及，膀胱失约所致，即所谓气虚则无以推动血液运行，阴虚则无力资助阳气化生。《医宗必读》指出"脾土主运行""肾水主五液"，若脾肾失调，必然会出现水液代谢失常，痰水瘀血互结于膀胱，气化不利而溺不得出。

（十）消渴合并汗证

消渴合并汗证即现代医学的糖尿病自主神经病变造成的汗出异常，归属于中医"消渴""自汗""盗汗"范畴。《素问·阴阳别论》载"阳加于阴谓之汗"，认为汗液乃人体阳气蒸化津液的代谢产物。《景岳全书·汗证》云："自汗盗汗亦各有阴阳之证，不得谓自汗必属阳虚，盗汗必属阴虚也。"《严氏济生方·诸汗门》云："人之气血应乎阴阳，和则平，偏则病。阴虚阳必凑，故发热自汗；阳虚阴必乘，故发厥自汗。"《丹溪心法》载"自汗属气虚、血虚、湿、阳虚、痰""盗汗属血虚、阴虚"。清代王清任首次提出血瘀致汗，《医林改错·血府逐瘀汤所治症目》指出"不知血瘀亦令人自汗、盗汗，用血府逐瘀汤，一两付而汗止"。血瘀致汗病机总属阴阳失调，腠理不固，营卫失和，汗液外泄失常。

三、消渴源流概述

（一）秦汉时期

这一时期，古代医家对于消渴因机证治的认识主要集中于《黄帝内经》《伤寒杂病论》二书。《黄帝内经》中记载的与消渴相关的病名有十余种，分别为消瘅、脾瘅、肺消、鬲消、风消、漏风、消渴、肾热病、消中、食亦等；除病名外，该书还阐述了消渴的概念及其"内热"的基本病机，认为内热病机占据了消渴病发的主导地位。《素问·奇病论》曰："此人必数食甘美而多肥也，肥者令人内热，甘者令人中满，故其气上溢，转为消渴。"该书在治疗上主张"治之以兰，除陈气也"。这些内容的论述为后世医家研究和治疗消渴提供了理论依据。

消渴病机大多以阴虚燥热立论。《素问·阴阳别论》曰："二阳结谓之消。"书中指出胃肠热结、耗伤津液是消渴病发的关键。张仲景在《金匮要略》中对消渴的病因病机、治法方药逐一进行论述，为后世奠定了消渴辨证论治的基础。《金匮要略·消渴小便不利淋病脉证并治第十三》曰："趺阳脉浮而数，浮即为气，数即消谷而大坚。气盛则溲数，溲数即坚，坚数相搏，即为消渴。""趺阳脉"指的是胃候，胃热亢盛，肠燥便秘，溲数津亏肠燥，阳亢无以制约，则胃热更甚，二者相互影响以致消渴，在治疗上张氏创立了"白虎加人参汤"，"渴欲饮水，口干舌燥者，白虎加人参汤主之"。除内热病机外，张仲景又创造性地提出消渴的肾虚病机，"渴欲饮水不止者，文蛤散主之""男子消渴，小便反多，以饮一斗，小便一斗，肾气丸主之"。上述三方在后世的古籍文献中也常被提及，特别是肾气丸，开创了消渴治肾的先河，是临床治疗消渴肾阳亏损证的常用方剂。

（二）晋隋唐时期

晋隋唐时期盛行玄学，为求得长寿或壮阳纵欲，而滥服金石丹药之风盛行。《小品方》在进一步深化肾虚致消理论的同时，提出了服石致消理论，消渴、房事不节与肾之间的关系有了新的发现。"少时服五石诸丸散者，积经年岁，人转虚耗，石热结于肾中，使人下焦虚热……亦作消渴"。巢元方《诸病源候论》亦曰："由少服五石诸丸散，积经年岁，石势结于肾中，使人下焦虚热。"且巢氏所列"消渴八候"中有五个证候与服食金石丹药有关，服食金石丹药使得石热积于肾，肾虚则导致消渴。孙思邈在继承前人过食肥甘、房事不节可引起消渴的基础上，强调了嗜酒贪杯在消渴发病中的重要作用。《备急千金要方》曰："凡积久饮酒未有不成消渴……积年长夜，酣兴不解，遂使三焦猛热，五脏干燥，木石犹且焦枯，在人何能不渴。"孙氏认为，酒者为热谷之品，其气悍而急，过量易积热于里，三焦火盛，消耗体内大量津液，津亏日久，于是五脏干燥而成消渴。

在消渴的证候表现上,《小品方》记载患消渴者尿甜,"消渴者,原其发动,此则肾虚所致,每发即小便至甜"。《诸病源候论》将消渴证候归纳为"消渴候""消病候""大病后气虚候""渴利候""渴利后虚损候""渴利后发疮候""内消候"与"强中候"八候。

根据晋隋唐时期医家对消渴病因病机的认识,这一时期的治则主要为清热、滋阴、补肾。陈延之在《小品方》中提出因过服五石诸丸散引起的下焦虚热、小便数利,治疗应以滋养清润为主,可用猪肾荠苨汤和鸭通汤治疗肾中石热。孙思邈提出以清热泻火、生津止渴之法治疗消渴。《备急千金要方》载方众多,针对消渴诸症均有详细记述,针对消渴的不同证候,分别提出对应的治法方药,书中所载玉泉丸、黄连丸、玉壶丸等方沿用至今。该书提出"治消渴,除肠胃热实方""治胃腑实热,引饮常渴,泄热止渴,茯神汤方""猪肚丸,治消渴方"。

(三) 宋金元时期

《太平圣惠方》除论述消渴常见的口渴多饮、多尿、甚则随饮随消、消瘦、易饥多食的症状外,还提出了消渴的兼变证,涉及十四个类型。《圣济总录·消渴门》分别阐释了消渴、消中、肾消的症状,"一曰消渴,以渴而不利,引饮过甚言之,二曰消中,以不渴而利,热气内消言之,三曰肾消,以渴而复利,肾燥不能制约言之"。《仁斋直指方论》将消渴按部位划分为上、中、下三焦,"热气上腾,心虚受之,心火散漫……病属上焦,谓之消渴""热蓄于中,脾虚受之,伏阳蒸胃……病属中焦,谓之消中""热伏于下,肾虚受之……病属下焦,谓之消肾"。《太平圣惠方》《圣济总录》继承了肾虚为本致消的理念,同时重视嗜食肥甘厚味以及经久服石、肾中积热在消渴病发中的作用。《太平圣惠方》首次提出"热毒"一词,并指出热毒内蕴亦可致消,"凡人好食热酒炙肉,或服乳石壅滞之药,热毒在内……热气蒸于脏腑,津液枯竭,则令心肺烦热,咽喉干燥。故令渴不止,而饮水过度也"。陈言认为消渴的病因涉及内因、外因及不内外因,以气实血虚为消渴的病机,气实者,热气盛也;血虚者,气盛伤津也。《三因极一病证方论》曰:"夫消渴,皆由精血走耗,津液枯乏……推其所因,涉内外与不内外。"

刘完素在《黄帝内经》病机十九条的基础上,创造性地提出消渴病机的燥热怫郁之说,《三消论》有云"如此三消者,其燥热一也,但有微甚耳""况消渴之病者,本湿寒之阴气极衰,燥热之阳气太甚"。刘完素依据三焦部位及各自的证候表现对消渴进行了分类，"若饮水多而小便多者，名曰消渴；若饮食多而不甚饥，小便数而渐瘦者，名曰消中；若渴而饮水不绝，腿消瘦而小便有脂液者，名曰肾消"。

张从正继承了刘完素的燥热怫郁之说，在《儒门事亲》中论述消渴的病理因素为"火"，主张三消之说当从火断。张从正认为，凡是消渴，上、中、下三消都应视火为病机，"夫一身之心火，甚于上，为膈膜之消；甚于中，则为肠胃之消；甚于下，为膏液之消"。

朱丹溪倡导相火妄动致消论，在《丹溪心法·消渴》中总结出消渴的三消证候，"上消者，肺也，多饮水而少食，大小便如常；中消者，胃也，多饮水而小便赤黄；下消者，肾也，小便浊淋如膏之状，面黑而瘦"。

在治疗上，宋代的医家在继承清热、滋阴、补肾治疗消渴的基础上，对于治疗消渴的方药分类更为细致，多采用"三消"分治之法。如《太平圣惠方》设三消论篇，将消渴划分为不同的证型，提出用不同的方药进行论治，虽载方数量庞大，但治疗思路较为单一，以清热生津为主。除清热养阴外，《三因极一病证方论》还注重补益精血，如应用补肝汤、鹿茸丸、澄源丹、参苓饮等。杨士瀛认为清热法适用于消渴内有实热者，同时还要重视养脾、养肾，并在《仁斋直指方论》中引叔和言："虚热不可大攻，热去则寒起，请援此以为治法。"具体用药"当服真料参苓白术散，可以养脾，自生津液。兼用好粳米煮粥……可以清心止渴"。刘完素以燥热为本论消渴，主张宜用宣津布液、寒凉滋润之法，组方以白虎汤、宣明黄芪汤、神白散等为主，并总结消渴治当"补肾水阴寒之虚，而泻心火阳热之实，除肠胃燥热之甚，济一身津液之衰，使道路散而不结，津液生而不枯，气血利而不涩，则病日已矣"。《丹溪治法心要》记载消渴总的治法应以"养肺降火生血为主"，且分上、中、下三焦论治，"上消者，肺也……治宜流湿润燥；中消者，胃也……宜下，至不饮而愈；下消者，肾也……宜养血而肃清，分其清浊而自愈"。

（四）明清时期

明清时期延续了宋金元医家学术争鸣之风，无论是官方医家还是民间医家对消渴病因病机的理论溯源都做出了重要贡献，这一时期的医学著作众多，主要是对此前医家的学术思想进行整理与传承。对于消渴有创新性认识的医家有戴思恭、唐容川、费伯雄等人。

戴思恭强调气实血虚、上热下寒、阴阳不交为消渴的病机，在《秘传证治要诀及类方》中云"三消得之气之实，血之虚也。久久不治，气尽虚则无能为力矣""上消、中消，心脾既如此热，小便涩少而反无禁，盖燥热在上，虚冷在下，阴阳不交，所以成消渴"。秦景明在《症因脉治》中根据病因不同将消渴分为外感三消和内伤三消。

唐容川主张瘀血致渴论，认为瘀血化热入里是贯穿消渴的重要病因病机，其根源在于阴虚燥热，瘀血发渴，渴而在肾，肾虚致渴。《血证论》云："瘀血发渴者……皆在胞中。胞中有瘀血，则气为血阻，不得上升，水津因不能随气上布。但去下焦之瘀，则水津上布，而渴自止。"

费伯雄主张痰湿是引起消渴的主要病理因素，《医醇剩义·三消》曰："上消者，肺病也……盖火盛则痰燥，其消烁之力，皆痰为之助虐也……中消者，胃病也。胃为谷海，又属燥土。痰入胃中，与火相乘，为力更猛，食入即腐，易于消烁。"

明清医家继承了宋金元时期有关消渴的分类方法，将消渴分为上消、中消、下消。王肯堂在《类方证治准绳·消瘅》中对三消的临床分类进行了规范，"渴而多饮为上消，经谓膈消；消谷善饥为中消，经谓消中；渴而便数有膏为下消，经谓肾消"。沈金鳌在《杂病源流犀烛·消渴源流》中归纳总结了消渴的证候表现，"上消者，舌赤裂，咽如烧，大渴引饮，日夜无度。中消者，多食易饥，肌肉燥，口干饮水，大便硬，小便如泔。下消者，烦躁引饮，耳轮焦，便溺不摄，或便如胶油"。

随着对三消理论的研究，明清医家逐渐以三消分论消渴，如程国彭《医学心悟》曰："治上消者，宜润其肺，兼清其胃，二冬汤主之；治中消者，宜清其胃，兼滋其肾，生地八物汤主之；治下消者，宜滋其肾，兼补其肺。"同时，当时的医家尤为重视辨证论治，如《景岳全书》认为凡治消之法，最当先辨虚实；徐春甫在《古今医统大全》中认为消渴本乎热也，而热有内外虚实之分。

这一时期的医家不拘泥于前人采用寒凉之剂治消渴的治则，提出应慎用苦寒之药的观点。如戴思恭《秘传证治要诀及类方》言："若因色欲过度，水火不交，肾水下泄，心火自炎，以致渴浊，不宜备用凉心冷剂，宜坚肾水以济心火。"温肾以治消渴首创于张仲景，明清医家推崇该治法并加以发挥，进一步深化了脾、肾在消渴中的地位，治疗时多注重健脾益气以复阴生液，补益命门以蒸液润燥，同时大力提倡温补肾阳以治消渴。如陈修园主张治消先治肾，在《医学从众录》中引赵氏言："治消之法，无分上中下，先治肾为急。惟六味、八味及加减八味丸随症而服，降其心火，滋其肾水，则渴自止矣。"黄元御在《四圣心源》一书中对消渴提出了"从肝论治"的观点，费伯雄则提出从痰论治消渴的观点，唐容川则从活血化瘀的角度论治消渴。

总之，自秦汉至明清时期，医家们对消渴因机证治的见解、认识日趋深刻和全面。

四、病脉证并治思维概述

"病脉证并治"出自张仲景《伤寒杂病论》，开辟了中医学独特的临床诊疗模式。《伤寒杂病论》以"辨某某病脉证并治"为篇名，"观其脉证，知犯何逆，随证治之"即是对"病脉证并治"这一临床诊疗模式的高度概括。张仲景经方经久不衰正是因为其所创立的病脉证并治诊疗决策模式完全适用于现实诊病施治的全过程，临床医师按该模式进行诊疗活动，取得了良好的疗效。

本书依托国家重点研发计划项目所建的知识元标引数据库，基于"中医古籍'病脉证并治'知识元标引系统"中的 600 本已出版的通行本中医古籍，梳理了历代文献中与消渴相关的主要疾病名称、因机证治等内容。将知识元理论运用于中医古籍梳理不仅可以大幅度提升传统中医古籍整理的效率，还进一步细化了古籍文献知识元，使学者对消渴中医古籍知识的运用与管理更加便捷。本书运用文献学、目录学研究方法，对知识元标引系统中的 600 本已出版的通行本中医古籍中与消渴相关的内容进行全面搜集与整理，并列出书目清单，选取具有代表性的消渴文献，对消渴的病名沿革、病因病机、治法方药、预防调护等内容进行系统的整理与研究，全面梳理了消渴的历史演变进程。

第二章 辨 病

一、辨病证名

中医病名是在长期医疗实践中产生和发展起来的，是中医学术体系的重要组成部分。中医学流派众多，受限于古代交通情况等，各流派之间交流不够，故一病多名的现象非常普遍。如消渴一病，仅《黄帝内经》中与本病相关的病名就有十余种。古代消渴缺乏统一的命名标准，不同的消渴病名体现出不同的病因、病机、病位、证候表现以及相应的理法方药等内涵。有些消渴病名在不同历史发展时期又有不尽相同的含义，厘清这些病名的内涵与脉络，对于开展消渴的各项研究是极有价值的，故在此对古籍文献中消渴的病名作简要概述。

消，有尽、散、息、灭、衰、弱、退等多层含义。《说文解字》曰："消，尽也，从水，肖声。"段注：未尽而将尽也。消作为疾病早就见于先秦时期的文献，如《淮南子·说山训》曰："嫁女于病消者，夫死则后难复处也。"《素问·阴阳别论》对"消"的意思做了进一步解释："二阳结谓之消。""二阳"指阳明，阳明热盛阴伤，症见消谷善饥，饮食不荣肌肉，故称消。明代张景岳将消分为阴和阳，在《景岳全书·三消干渴》中记载："消证有阴阳，尤不可不察。如多渴者曰消渴，善饥者曰消谷，小便淋浊如膏者曰肾消。凡此者，多由于火。"至清代，"消"已代指为"三消"。

"消渴"一词作为病名最早见于《黄帝内经》，《素问·奇病论》曰："夫五味入口，藏于胃……故其气上溢，转为消渴。"消渴在不同时期有着不同的含义。在《伤寒杂病论·辨太阳病脉证并治》中，消渴即口渴，"太阳病，发汗后……若脉浮，小便不利，微热消渴者，五苓散主之"。在唐代《外台秘要方》中，消渴指口渴、多饮、多尿而小便甜的病证，书中曰："渴而饮水多，小便数，无脂，似麸片，甜者，皆是消渴病也。"宋代《太平圣惠方》认为消渴是以口渴、尿少为主症的一种疾病。《证治汇补》言消渴泛指具有多饮、多食、多尿症状的疾病，且分为上消、中消、下消三种，曰："上消者，心也，多饮少食，大便如常，溺多而频；中消者，脾也，善渴善饥，能食而瘦，溺赤便闭；下消者，肾也，精枯髓竭，引水自救，随即溺下，稠浊如膏。""消渴疾"一词首见于《史记·司马相如列传》，该书曰："相如口吃而善著书。常有消渴疾。"

纵观历代医家、医著对于消渴病名的认识，可以发现不同历史时期对于消渴病名、因机证治的认识存在差异，但总体趋势是由分散的、独立的概念逐步走向统一。秦汉时期关于消渴相关病名、病因病机的认识主要集中在《黄帝内经》一书中，该书所载消渴的相关病名主要有"肺消""鬲消（膈消）""食亦（食㑊）""消中""脾瘅""消瘅""风消"，多属于广义消渴的范畴，其内涵不尽相同，但证候多以口渴、多饮为主要表现，病理因素多为热邪。晋隋唐时期关于消渴病名的新认识，主要集中体现在南北朝《小品方》和唐代《备急千金要方》二书中。《小品方》从消渴的证候表现、病机方面提出"消利""渴利""内消"等病名；《备急千金要方》一书提出的"食晦"，从其"食饮多，身羸瘦"的证候表现来看，更加接近糖尿病前期"三多一少"的症状。宋金元时期医家对于消渴病名的认识，逐渐从以证候表现、病因病机论消渴，演变到以病位论消渴，即通过消渴病变部位的不同来命名。如朱丹溪在《丹溪心法·消渴》中直接指出上消属肺、中消属胃、下消属肾，该分类方法沿用至今。明清时期医家对于消渴因机证治的认识已趋向统一，故对于本病病名的认识亦逐渐统一，绝大多数医家以"消渴""三消"作为本病的统称。同时又有新的病名被提出，如张景岳提出的"阳消""阴消"、陈士铎提出的"胃消"，从病机来看，这些新的病名同样属于以病位论消渴。现列举历代与消渴相关的病证名及条文于下。

（1）肺消。首见于《素问·气厥论》，该书曰："心移寒于肺，肺消。肺消者饮一溲二，死不治。"《黄帝内经》认为肺消是由寒而引发，王冰、杨上善等注解此句时皆认为寒邪仅为诱因，寒逆传于肺，闭久郁热，以致肺消，即阳虚肺寒所致的多饮多溲。叶桂认为从小便即可辨别肺消寒热，其在《景岳全书发挥》中注解："若有火消耗，溲必黄赤而短少。以此辨之，寒热自明。"还有医家认为肺消是由心火刑肺、肺燥津耗所致，如《辨证录·消渴门》记载："消渴之病，有气喘痰嗽，面红虚浮，口舌腐烂，咽喉肿痛，得水则解，每日饮水约得一斗，人以为上消之病也，谁知是肺消之症乎。"治疗以清心润肺为主，选用清上止消丹、二冬苓车汤等方。

（2）鬲消（膈消）。始见于《素问·气厥论》，该书曰："心移热于肺，传为鬲消。"鬲消的病机为"心移热于肺"。王冰在《重广补注黄帝内经素问》中也言鬲消为"消渴而多饮"。后世张景岳在《景岳全书·三消干渴》中认为鬲消即上消。通过历代医家的批注可以看出，鬲消的主要临床症状为口渴、多饮。张志聪注解《素问·气厥论》曰："鬲消者，鬲上之津液耗竭而为消渴也。"

（3）食亦（食㑊）。首见于《素问·气厥论》，该书曰："大肠移热于胃，善食而瘦，谓之食亦。胃移热于胆，亦曰食亦。"唐代王冰注《素问·气厥论》曰："胃为水谷之海，其气外养肌肉，热消水谷，又烁肌肉，故善食而瘦。"明代张景岳《类经》认为食亦是"阳明主肌肉而热烁之，则虽食亦病而瘦"，病机在于胃有内热，其症多食而形体消瘦，为肠胃和胆有燥热所致。

【文献举例】 黄帝问曰：五脏六腑，寒热相移者何？岐伯曰：肾移寒于脾原作"肝"，据明抄本、《太素》、《甲乙经》改，痈肿少气。脾移寒于肝，痈肿筋挛。肝移寒于心，狂，隔中。心移寒于肺，肺消。肺消者饮一溲二，死不治。肺移寒于肾，为涌水，涌水者，按腹不坚，水气客于大肠，疾行则鸣濯濯，如囊裹浆，水之病也。脾移热于肝，则为惊衄。肝移热于心，则死。心移热于肺，传为鬲消。肺移热于肾，传为柔痓。肾移热于脾，传为虚，肠澼死，不可治。胞移热于膀胱，则癃溺血。膀胱移热于小肠，鬲肠不便，上为口糜。小肠移热于大肠，为虙瘕，为沉。大肠移热于胃，善食而瘦人，谓之食亦。胃移热于胆，亦曰食亦。胆移热于脑，则辛频鼻渊，鼻渊者，浊涕下不止也，传为衄蔑瞑目。故得之气厥也。

《素问·气厥论》

（4）消中。首见于《素问·腹中论》，该书曰："夫子数言热中、消中，不可服膏粱。"王冰注："多食数溲，谓之消中。"消中病位在中焦脾胃。宋代杨士瀛《仁斋直指方论》释义："热蓄于中，脾虚受之，伏阳蒸胃，消谷善饥，饥食倍常……小便数而甜，病属中焦，谓之消中。"消中的病机为脾虚和伏阳蒸胃，导致消谷善饥，饮食倍于常量；病位在中焦脾胃，而称为"消中"。至金代时，刘完素提出"中消"病名后，后世医家才用"中消"替代"消中"。《杂病源流犀烛·三消源流》记载："中消者，多食易饥，肌肉燥，口干饮水，大便硬，小便如泔。"

【文献举例】帝曰：夫子数言热中、消中，不可服膏粱芳草石药，石药发癫，芳草发狂。夫热中、消中者，皆富贵人也，今禁膏粱，是不合其心，禁芳草石药，是病不愈，愿闻其说。岐伯曰：夫芳草之气美，石药之气悍，二者其气急疾坚劲，故非缓心和人，不可以服此二者。帝曰：不可以服此二者，何以然？岐伯曰：夫热气慓悍，药气亦然，二者相遇，恐内伤脾。脾者土也而恶木，服此药者，至甲乙日更论。

《素问·腹中论》

（5）脾瘅。始见于《素问·奇病论》，该书曰："帝曰：有病口甘者，病名为何？何以得之？岐伯曰：此五气之溢也，名曰脾瘅。"并具体阐述其病因病机为"此肥美之所发也""肥者令人内热，甘者令人中满"。张景岳注解曰："肥者，味厚助阳，故能生热；甘者，性缓不散，故能留中。热留不去，久必伤阴，其气上溢，故转变为消渴之病。""瘅"作何释义？从文献中可知其大致有三种含义。一是指热邪、热气盛，如《素问·脉要精微论》曰："瘅成为消中。"《素问·举痛论》曰："瘅热焦渴。"二是通"疸"，即黄疸，如《素问·玉机真藏论》曰："肝传之脾，病名曰脾风，发瘅，腹中热，烦心出黄。"三是读四声为"dàn"，《说文解字》解释为劳病。从病因病机来看，《黄帝内经》所言的脾瘅即由于饮食不节、过食肥甘厚味以致中焦脾胃热盛，耗液伤津，从而引发的消渴。《圣济总录·消渴门》亦言："消瘅者，膏粱之疾也，肥美之过积为脾瘅，瘅病既成，乃为消中。"考其病因病机可知，"脾瘅"应属糖尿病前期的范畴。

【文献举例】帝曰：有病口甘者，病名为何？何以得之？岐伯曰：此五气之溢也，名曰脾瘅。夫五味入口，藏于胃，脾为之行其精气，津液在脾，故令人口甘也，此肥美之所发也。此人必数食甘美而多肥也，肥者令人内热，甘者令人中满，故其气上溢，转为消渴。治之以兰，除陈气也。

《素问·奇病论》

（6）消瘅。始见于《灵枢·五变》，该书曰："人之善病消瘅者，何以候之？少俞答曰：五脏皆柔弱者，善病消瘅。"杨上善《黄帝内经太素·诊候之二》注曰："瘅，热也，内热消瘦，故曰消瘅。"《灵枢·五变》曰："此人薄皮肤，而目坚固以深者……刚则多怒……此言其人暴刚而肌肉弱者也。"此处消瘅以肌肉消瘦、情绪急躁、目坚、直视露光等为证候表现。

【文献举例】人之善病消瘅者，何以候之？少俞答曰：五脏皆柔弱者，善病消瘅。黄帝曰：何以知五脏之柔弱也？少俞答曰：夫柔弱者，必有刚强，刚强多怒，柔者易伤也。黄帝曰：何以候柔弱之与刚强？少俞答曰：此人薄皮肤，而目坚固以深者，长冲直扬，其心刚，刚则多怒，怒则气上逆，胸中蓄积，血气逆留，髋皮充肌，血脉不行，转而为热，热则消肌肤，故为消瘅。此言其人暴刚而肌肉弱者也。

《灵枢·五变》

（7）消利、渴利。首见于陈延之的《小品方·治渴利诸方》，该书曰："消利之病，不渴而小便自利也……渴利之病，随饮小便也。"隋代巢元方在《诸病源候论·消渴病诸候》注解"渴利"时记载："渴利者，随饮随小便故也。由少时服乳石，石热盛时，房室过度，致令肾气虚耗，下焦生热，热则肾燥，燥则渴。肾虚又不得传制水液，故随饮随小便。"

【文献举例】说曰：少时服五石诸丸散者，积经年岁，人转虚耗，石热结于肾中，使人下焦虚热，小便数利，则作消利。消利之病，不渴而小便自利也，亦作消渴，消渴之疾，但渴不利也。又作渴利，渴利之病，随饮小便也。又作强中病，强中病者，茎长兴，终不痿，溺液自出。亦作痈疽之病。凡如此等，宜服猪肾荠苨汤，制其肾中石势，将饵鸭通丸便瘥也。

南北朝陈延之《小品方·治渴利诸方》

（8）内消。首见于南北朝陈延之的《小品方·治渴利诸方》，该书曰："夫内消之为病，皆热中所作也。"内消的病机为热所致消渴之证，《诸病源候论·消渴病诸候》对于"内消"的解释为："内消病者，不渴而小便多是也。由少服五石，石热结于肾内，热之所作也。"《备急千金要方》曰："内消之为病，当由热中所作也。小便多于所饮，令人虚极短气。夫内消者，食物消作小便也，而又不渴。"《张氏医通》认为内消即强中病，并曰："肾消之病，古曰强中，又谓内消。"

【文献举例】夫内消之为病，皆热中所作也。小便多于所饮，令人虚极短气。内消者，食物皆消作小便去而不渴也，治之枸杞汤。

南北朝陈延之《小品方·治渴利诸方》

（9）食晦。首见于《备急千金要方·胃腑》，该书曰："腹中气胀引脊痛，食饮多，身羸瘦，名曰食晦，先取脾俞，后取季胁。"《医心方·治虚劳羸瘦方》引《黄帝明堂经》注解为："食饮多，身羸瘦，名曰食晦。注云：晦月尽谓阴气尽，阳气盛，所以消食羸瘦。"可见，食晦是以多饮、多食、身体消瘦为证候表现的病证。

【文献举例】腹中气胀引脊痛，食饮多，身羸瘦，名曰食晦，先取脾俞，后取季胁。

唐代孙思邈《备急千金要方·胃腑》

（10）肾消。首见于王焘的《外台秘要方·消中消渴肾消方八首》，该书引《古今录验方》曰："渴，饮水不能多，但腿肿，脚先瘦小，阴痿弱，数小便者，此是肾消病也。"由此可见，肾消属消渴的下消范畴。

【文献举例】消渴病者有三：一渴而饮水多，小便数，无脂，似麸片，甜者，皆是消渴病也；二吃食多，不甚渴，小便少，似有油而数者，此是消中病也；三渴，饮水不能多，但腿肿，脚先瘦小，阴痿弱，数小便者，此是肾消病也，特忌房劳。若消渴者，倍黄连；消中者，倍栝楼；肾消者，加芒硝六分，服前件铅丹丸，得小便咸苦如常，后恐虚惫者，并宜服此花苁蓉丸方。

唐代王焘《外台秘要方·消中消渴肾消方八首》

（11）三消。首见于宋代《太平圣惠方·三消论》，该书曰："夫三消者，一名消渴，二名消中，三名消肾。"三消为消渴的总称。

【文献举例】论曰：三消者，本起肾虚，或食肥美之所发也。肾为少阴，膀胱为太阳。膀胱者，津液之府，宣行阳气，上蒸入肺，流化水液，液连五脏，调养骨髓，其次为脂肤，为血肉，上余为涕泪，经循五脏百脉，下余为小便。黄者血之余也，臊者五脏之气，咸者润下之味也。腰肾冷者，阳气已衰，不能蒸上谷气，尽下而为小便。阴阳阻隔，气不相荣，故阳阻阴而不降。阴无阳而不升，上下不交，故成病矣。夫三消者，一名消渴，二名消中，三名消肾。

宋代王怀隐《太平圣惠方·三消论》

（12）上消、中消。刘完素在《素问病机气宜保命集·消渴论》中提出"上消""中消"的病名，"消渴之疾，三焦受病也，有上消、中消、肾消"。

按上、中、下三焦划分消渴始见于宋代黎民寿的《黎居士简易方论》，该书记载："渴疾有三：曰消渴，曰消中，曰消肾，分上、中、下焦而言之。"朱丹溪《丹溪心法·消渴》曰："上消者，肺也，多饮水而少食，大小便如常；中消者，胃也，多饮水而小便赤黄；下消者，肾也，小便浊淋如膏之状，面黑而瘦。"朱丹溪将"肾消"和"消肾"用上、中、下消之"下消"替代，至此，"上消""中消""下消"的病名确立并沿用至今。上消以大渴引饮为主症，或见小便甜，多由心肺火炽所致；治法宜以清心肺为主，兼清其胃；方用消渴方、麦冬饮子、二冬汤、人参白虎汤、止消润燥汤等。亦可由命火上浮所致。《医贯·消渴论》曰："下焦命门火不归原，游于肺则为上消，游于胃即为中消，以八味肾气丸，引火归原，使火在釜底，水火既济，气上熏蒸，俾肺受湿润之气而渴疾愈矣。"《素问病机气宜保命集·消渴论》指出中消以善饥多食、形体消瘦为主要证候，或见小便甜，或由脾胃燥热所致；治宜清胃泻火、滋阴润燥；可用白虎汤、抽薪饮、黄连猪肚丸、生地八物汤、调胃承气汤等方。或因命门火衰，火不归原，游于胃而成中消，宜用八味丸。

【文献举例】论曰：消渴之疾，三焦受病也，有上消、中消、肾消。上消者，上焦受病，又谓之膈消病也，多饮水而少食，大便如常，或小便清利，知其燥在上焦也，治宜流湿润燥。中消者，胃也，渴而饮食多，小便黄，《经》曰：热则消谷，知热在中，法云：宜下之，至不欲饮食则愈。肾消者，病在下焦，初发为膏淋，下如膏油之状，至病成而面色鶬黑，形瘦而耳焦，小便浊而有脂，治法宜养血以肃清，分其清浊而自愈也。

金代刘完素《素问病机气宜保命集·消渴论》

（13）高消。出自李东垣《兰室秘藏·消渴门》，该书曰："高消者，舌上赤裂，大渴引饮，《逆调论》云心移热于肺，传为膈消者是也，以白虎加人参汤治之。""高"与"鬲"字形相近，故"高消"为"鬲消"之误，实际应为鬲消，即膈消，属上消范畴。

【文献举例】岐伯曰：脉实，病久可治；脉弦小，病久不可治。后分为三消。高消者，舌上赤裂，大渴引饮，《逆调论》云心移热于肺，传为膈消者是也，以白虎加人参汤治之。中消者，善食而瘦，自汗，大便硬，小便数，叔和云：口干饮水，多食亦饥，虚痹成消中者是也，以调胃承气、三黄丸治之。下消者，烦躁引饮，耳轮焦干，小便如膏，叔和云：焦烦水易亏，此肾消也，以六味地黄丸治之。

金代李东垣《兰室秘藏·消渴门》

（14）阳消、阴消。始见于张景岳《景岳全书·三消干渴》，该书曰："消证有阴阳，尤不可不察……凡此者，多由于火，火盛则阴虚，是皆阳消之证也。至于阴消之义，则未有知之者。"此处的"阳消"应为由火盛阴虚引起的肾消，至于"阴消"，有学者认为阴消由阴寒偏胜、阳虚所致，如素体脾胃虚寒，或病后脾胃阳伤，则气从寒化、浊阴积蓄等。悉可知，"阳消""阴消"应属下消范畴。

【文献举例】消证有阴阳，尤不可不察。如多渴者曰消渴，善饥者曰消谷，小便淋浊如膏者曰肾消。凡此者，多由于火，火盛则阴虚，是皆阳消之证也。至于阴消之义，则未有知之者。盖消者，消烁也，亦消耗也，凡阴阳血气之属日见消败者，皆谓之消，故不可尽以火证为言。何以见之？如气厥论曰：心移寒于肺，为肺消，饮一溲二，死不治。此正以元气之衰，而金寒水冷，故水不化气，而气悉化水，岂非阳虚之阴证乎？又如邪气脏腑病形篇言五脏之脉细小者，皆为消瘅，岂以微小之脉而为有余之阳证乎？此《内经》阴消之义固已显然言之，而但人所未察耳。故凡治三消证者，必当察其脉气、病气、形气，但见本元亏竭及假火等证，必当速救根本，以资化源。若但知为火而专务清理，未有不阴阳俱败者矣。

明代张景岳《景岳全书·三消干渴》

（15）胃消。见于陈士铎《辨证录·消渴门》，该书曰："消渴之病，大渴恣饮，一饮数十碗，始觉胃中少快，否则胸中嘈杂，如虫上钻，易于饥饿，得食渴减，不食渴尤甚，人以为中消之病也，谁知是胃消之病乎。"陈氏认为该种消渴"大约成于膏粱之人者居多"。究其病因，主要是"燔熬烹炙之物，肥甘醇厚之味，过于贪饕，酿成内热，津液干涸，不得不求济于外水"。即由胃火炽盛、津液干涸而致消渴。主要证候为嘈杂易饥、大渴恣饮、饮一溲二。治宜滋阴泻火。陈氏主张用闭关止渴汤、止消汤等方。

【文献举例】消渴之病，大渴恣饮，一饮数十碗，始觉胃中少快，否则胸中嘈杂，如虫上钻，易于饥饿，得食渴减，不食渴尤甚，人以为中消之病也，谁知是胃消之病乎。胃消之病，大约成于膏粱之人者居多。燔熬烹炙之物，肥甘醇厚之味，过于贪饕，酿成内热，津液干涸，不得不求济于外水。水入胃中，不能游溢精气，上输于肺，而肺又因胃火之炽，不能通调水道，于是合内外之水建瓴而下，饮一溲二，不但外水难化，且平日素酝，水精竭绝，而尽输于下，较暴注、暴泻为尤甚，此竭泽之火，不尽不止也。使肾水未亏，尚可制火，无如膏粱之人，肾水未有不素乏者也，保火之不烁干足矣，安望肾水之救援乎。内水既不可制，势必求外水之相济，而外水又不可以济也，于是思食以济之。食入胃中，止可解火于须臾，终不能生水于旦夕，不得不仍求水以救渴矣。治法宜少泻其胃中之火，而大补其肾中之水，肾水生而胃火息，肾有水，而关门不开，胃火何从而沸腾哉。

清代陈士铎《辨证录·消渴门》

（16）消肌。出自清代的幼科专著《幼科铁镜·三消》，该书曰："消肌，脾火动而消中，中消于脾，移热于胃，喜多食，食无足时，小便色黄，名曰中消。"可见消肌为小儿消渴，以胃热、多食易饥、小便黄为证候表现。治宜养胃生津，方用白虎加人参汤加减。

【文献举例】 消肌，脾火动而消中，中消于脾，移热于胃，喜多食，食无足时，小便色黄，名曰中消。宜用石膏、知母、甘草、人参，倍加石膏，外加粳米，次宜生津养脾。

清代夏鼎《幼科铁镜·三消》

（17）消浊。《幼科铁镜·三消》记载："消浊，火动消肾，移热于膀胱。"《幼幼集成》曰："消浊，乃上消之传变。肺胃之热久不清，乃致动而消肾，移热于膀胱，小便浑浊，色如膏脂，名曰下消。"可见消浊同样为小儿消渴，又名肾消。治宜滋阴清热；方用加味地黄汤，或四物汤加莲子、知母、芡实、麦冬。

【文献举例】 消浊，火动消肾，移热于膀胱，小便浑浊，色如膏脂，名曰下消。宜用莲子、知母、芡实、麦冬，入四物汤服之。

清代夏鼎《幼科铁镜·三消》

（18）消上。出自《幼科铁镜·三消》，该书曰："消渴，心火动而消上，上消乎心，移热于肺，渴饮茶水，饮之又渴，名曰消上。"消上为小儿消渴之一，由心火移热于肺，致气液消耗而发为消渴。治疗上以滋阴养液为主，宜用莲花饮（甘草、知母、莲花须、黄连、瓜蒌仁、五味子、人参、干葛、白茯苓、生地黄、竹叶）；次可润燥养心，宜用生津四物汤。

【文献举例】 消渴，心火动而消上，上消乎心，移热于肺，渴饮茶水，饮之又渴，名曰消上。治宜莲花饮（七五）为主，次以生津四物汤，川芎八分，归身一钱，生地一钱酒洗，知母一钱，白芍一钱用水纸包煨，麦冬一钱去心，川连八分，乌梅肉五分，天花粉七分，薄荷、石莲肉、川黄柏蜜炒、甘草炙，各五分。

清代夏鼎《幼科铁镜·三消》

综上所述，通过梳理分析不同历史发展时期消渴病名的内涵与脉络可知，自《黄帝内经》提出十余种消渴相关病名以来，历代医家在不断继承前人学说的基础上，从不同角度分别阐述了对消渴的认识，病名也逐渐从广义消渴的范畴演变为狭义的上消、中消、下消。对于病证的命名，早期往往以直观的证候表现为依据，如消瘅、高消（膈消）、肺消、食晦、消利、渴利、肾消、消肾、上消、中消、下消、三消等。相较于此种命名方式，以病机命名的方式更为多见。从《黄帝内经》以消渴的证候表现、病因病机命名，过渡到宋金元时期以上消、中消、下消的病位来进行命名，再到明清时期以"消渴""三消"作为本病的统称，可以看出古代医家对于消渴的认识是不断丰富且变化的，由百家争鸣逐渐统一。

二、辨病因病机

古代医家对于消渴病因病机的认识可追溯至秦汉时期，后随着医学的发展，消渴的病因病机逐渐得到了丰富与完善。

（一）消渴病因病机概述

1. 五脏虚弱，阴虚阳亢

《灵枢·五变》记载："五脏皆柔弱者，善病消瘅。"由此可见，古代医家很早就认识到人体五脏虚弱，易致阴虚阳亢，从而引发消渴。

唐代《外台秘要方》认为消渴出现"下泄为小便"的症状，是由于"精气不实于内"，"精气不实于内"还会导致羸瘦；并认为肺病"津液无气管摄，而精微者亦随溲下"，出现"饮一溲二，溲如膏油"的症状，当"筋骨血脉无津液以养之"时，则会"渐形瘦焦干"。这一时期的医家已经认识到脏腑虚弱、功能减退是消渴发生的主要病机。

宋代医家主张消渴的病因病机为脏腑虚弱，尤以肾脏虚弱为关键。《太平圣惠方》认为"腑脏因虚，而生热气，则津液竭，故渴也"，"消渴饮水过度"的病机是"肾虚心热，三焦不和"，又指出"三消者，本起肾虚""消渴之病，本于肾气不足，下焦虚热""消渴者，原其发动，此则肾虚所致"，明确指出了消渴多与肾虚有关。"腰肾冷者，阳气已衰"，导致肾"不能蒸上谷气"，则"尽下而为小便"，主要病机为"阴阳阻隔，气不相荣"，导致"阳阻阴而不降，阴无阳而不升，上下不交"，引发消渴。《圣济总录》又进一步指出"人因劳伤腑脏，或大病后未复"，出现"荣血不足，阴虚于内"，由此而生内热，内热形成，则"津液燥少"而口渴引饮。

明清时期的医家认为，消渴的病因病机与心、肺、脾、肾四脏功能失调密切相关，同时强调了肾脏在其中的主要作用，从而形成了脏腑系统的全面认识观。王肯堂在《医镜》《医学津梁》中均提到消渴"乃心脾与肾三经之火症也"，在这三者中，"心脾二经之热，又皆由于肾火"，因为"肾水一虚，则无以制余火"，而"火旺不能扑灭，煎熬脏腑，火因水竭而益烈，水因火烈而益干，阳盛阴衰，构成此病"，强调了肾脏在消渴的发生中的重要地位。

《辨证奇闻》指出消渴的发生是"脾坏而肾败"，脾坏则"土不胜水"，肾败则"水难敌火"。《医方类聚》也认为"土不能胜水，肾液不上溯"是消渴的病机。《医门法律》认为"若肾胃之水不继，则五脏之真阴随耗"，从而导致三消的发生。《本草崇原》则认为"五脏正气不足，邪气内生，而为热中、消渴之病"。

2. 过食肥甘，饮酒积热

三消之疾中尤以中消（消中）与饮食的关系最为密切，饮食又以多食肥甘之品和过度饮酒为主。秦汉时期，《黄帝内经》已经认识到"人必数食甘美而多肥……其气上溢，转为消渴"，又进一步阐释"五味入口，藏于胃，脾为之行其精气，津液在脾，故令人口甘也，此肥美之所发也"。

《诸病源候论》明确阐释过食肥甘之品的病机为"令人内热，甘者令人满，故其气上溢，转为消渴"。《中藏经》又云"饥饱失节，饮酒过量……久而积成，使之然也"。此二书均明确指出过食肥甘之品、饮酒过量可导致内热的形成，从而暗耗津液，令人作渴。

宋代医家继承了上述认识并有所发展。《圣济总录》认为消瘅是"膏粱之疾"，过食肥美之品，易积成脾瘅，"瘅病既成，乃为消中"，其病机为"皆单阳无阴，邪热偏胜故也"。

《仁斋直指方论》扩大了饮食致消的范围，认为过食"炙煿糟藏、咸酸酢醃、甘肥腥膻之属"也会导致消渴，病机为"炎火上熏，腑脏生热，燥气炽盛，津液干焦"，出现"渴引水浆而不能自禁"的证候。金元、明清时期的医家多秉承上述观点，《辨证录》总结病因病机为"胃消之病，大约成于膏粱之人者居多"，这些"燔熬烹炙之物，肥甘醇厚之味"，如果过于贪饕，则会酿成内热，使津液干涸，导致不得不求济于外水，而外水入胃中后，不能游溢精气，上输于肺，肺又因胃火之炽，不能通调水道，于是合内外之水建瓴而下，饮一溲二，外入之水又因平日素酣而水精竭绝，尽输于下。酒为阴中之阳物，易生内热而耗伤津液以成消渴。《医学入门》《医学纲目》中均有"其性善升，大伤肺气，助火生痰，变为诸病""病之深者，为消渴"的论断。

过食肥甘、嗜酒成性者，易生痰湿之气，而痰湿作为继生之邪，又易导致气机阻滞，继而内生化火，内火耗伤津液，故渴而引饮增多，加重水液在体内运行的负担，因此有些消渴又会伴随水肿、小便反而不利之症，经久下焦肾脏虚弱，不能气化水液而出现小便增多之象。在古代能够做到过食肥甘炙腻及嗜酒成性者，当是非富即贵之人，所以《黄帝内经》及后世医家在论述此类发病人群时，均认为"皆富贵人病之，而贫贱者鲜有也"。

3. 滥服丹石，房事不节

丹石之品的服食历史较为久远，因此而出现不良后果的记载也较多。秦汉时期的医家已经认识到丹石之气剽悍，易伤人体精气。《素问·腹中论》曰："夫芳草之气美，石药之气悍，二者其气急疾坚劲，故非缓心和人，不可以服此二者。"之后《小品方》阐述了"少时服五石诸丸散者，积经年岁，人转虚耗，石热结于肾中，使人下焦虚热"，从而患消渴。后世医家又认识到服食丹石、房事不节与肾消有着密切的联系，《外台秘要方》认为"由肾盛之时，不惜真气，恣意快情"，致使精气虚耗，又以为服用丹石之品可以补充精气，而丹石之气剽悍属阳，于是"石热孤盛，则作消中"，出现"不渴而小便多"的证候。《备急千金要方》也认识到"凡人生放恣者众，盛壮之时，不自慎惜，快情纵欲，极意房中，稍至年长，肾气虚竭，百病滋生。又年少惧不能房，多服石散，真气既尽，石气孤立，惟有虚耗"，致使多饮以补阴液，又肾虚不能节制水液而小便多，或石气过盛，反致不小便，出现肾消之疾。宋代医家更加确定长期服食丹石和纵欲是肾消的主要病机，《三因极一病证方论》云："消肾属肾，盛壮之时，不自谨惜，快情纵欲，极意房中，年长肾衰，多服丹石，真气既丧，石气孤立。"金元时期医家认识到服用丹石不仅会导致肾消，也能导致消中。《儒门事亲》认为"夫石药之气悍，适足滋热，与热气相遇，必内伤脾"，属于"药石之渴"。明代医家在继承前人认识的基础上，进一步认识到纵欲与服丹石不仅会导致肾水枯竭，还会导致心火燔炽、五脏干燥，尤其是服丹石，其热毒在体内瘀积，"不得宣通，关膝闭塞，血脉不行，热气蒸于脏腑，津液枯竭，则令心肺烦热，咽喉干燥"，故令人烦渴而饮水过度。综上所述，纵欲导致精气亏耗，欲以丹石补肾气，但丹石之气剽悍，长期服食，脏腑易生燥热，从而加重津液耗伤，并影响脏腑运化水液，加重了肾气肾精的亏耗，必然导致消渴，其中肾消和中消最为常见。

4. 燥热怫郁，气液不通

《医学心悟》总结三消的病因病机为燥热结聚，不可谓不准确。刘完素为火热论的创始人，其在《黄帝素问宣明论方》中阐述的消渴病因病机多从燥热而论，其曰"燥热郁甚而成消渴，多饮而数小便"，又认为"狂阳心火燥其三焦"，致使"肠胃燥热怫郁，而水液不能宣行也，则周身不得润泽"。燥热消渴而欲饮水，但"水液不能浸润于肠胃之外，汤不能止渴"，从而使"小便多出"。说明燥热可使气机怫郁不畅，三焦水液代谢障碍，水液不能宣行，周身不得润泽进而出现消渴。张从正认为三消之证虽不同，但"归之火则一也"。朱丹溪也认为人平日淫欲恣情过度，过食肥甘腥膻、酒面炙煿，又以服食丹石为补等，将致使"炎火上熏，脏腑生热，燥气炽盛，津液干焦，渴引水浆而不能自禁矣"，"热气上腾，心虚受之，心火散熳，不能收敛，胸中烦躁，舌赤唇红"，渴而引饮，在上者为上消；若"热蓄于中，脾虚受之，伏阳蒸胃，消谷善饥，饮食倍常，不生肌肉，此渴亦不甚烦，但欲饮冷，小便数而甜"，为中消；若"热伏于下，肾虚受之，腿膝枯细，骨节酸痛，精走髓虚，引水自救"，为消肾。热燥或火热使气机怫郁，水液不得宣行。

明代张景岳则在火热认识的基础上，将火热分为实火与虚火，认为实火"以邪热有余"，虚火"以真阴不足"，强调消渴要以虚实火来辨证。

王肯堂在《医镜》中阐述三消之证"乃心脾与肾三经之火症也"，与心、脾、肾三脏之火有直接关系，而"心脾二经之热，又皆由于肾火"，如果"肾水一虚，则无以制余火，火旺不能扑灭，煎熬脏腑，火因水竭而益烈，水因火烈而益干，阳盛阴衰，构成此病，而三消之患始剧矣"，强调了肾脏在三消病机中的重要作用。

《辨证录》又认为"人以为心肾二火之沸腾，谁知是三焦之气燥乎"，而所谓的"消症有上、中、下之分，其实皆三焦之火炽也"，而三焦水液运行又"必得肾中之水以相制"，主张"下焦之火宜静而不宜动"。无论何种原因，体内燥火既是气机怫郁之果，又是气机不畅之因，最终导致机体气机功能失常，影响水液的运行输布，耗伤津液而出现消渴之象。

5. 命门火衰，气化不利

消渴的病因病机有从命门火衰论处者。明代医家重视命门在机体生理方面的作用，从命门角度去认识疾病的观点逐渐凸显。张景岳的《景岳全书》即从命门着手阐述消渴的病因病机，认为古人论三消之证从三焦论火的观点"是固然矣"，"三焦之火多有病本于肾，而无不由乎命门者"。因为"命门为水火之腑"，"凡水亏证固能为消为渴"，而火亏证亦能为消为渴。其病机在于"水不济火，则火不归原"，因此"有火游于肺而为上消者，有火游于胃而为中消者，有火烁阴精而为下消者"，这些"皆真阴不足、水亏于下之消证"。也有"真阳不足、火亏于下之消证"，皆是"阳不化气则水精不布，水不得火则有降无升，所以直入膀胱而饮一溲二，以致泉源不滋，天壤枯涸"，命门真阳之火衰而不能气化水液，致使"水精不布"，水不得气化而只降不升，才有饮一溲二之症。《医贯》也认为消渴之证"总之是下焦命门火不归原，游于肺则为上消，游于胃即为中消"。

6. 厥阴为病，消渴病生

古人在消渴病因病机方面的认识还有一个独特之处，即厥阴为病也是消渴发生的原因。黄元御《四圣心源》曰："消渴，皆厥阴之病也。"并分析"厥阴风木之气，性主疏泄，泄而不藏，津液失亡，则为消渴""厥阴乙木，位居水火之中，火盛于上，则风木疏泄而病消渴"。黄氏又认为"厥阴风木之病，厥阴水母而子火，病则风木疏泄，火不根水，下寒而上热。上热则善渴，故饮水一斗，下寒则善溲，故小便一斗"，明确指出厥阴怫郁而风动，也可致太阴脾土运化失职，出现土湿木遏、郁而生风燥之象，津液耗损而致消渴。郑寿全《医理真传》进一步从手足厥阴角度来分析消渴病生之理，认为"消症生于厥阴，风木主气，盖以厥阴下木而上火，风火相煽，故生消渴诸症"，以厥阴阐述三消病机，上消是因为"心包之火，挟肝风而上刑于肺"，致"肺金受克，不能资其化源"，内水无以上升，因此需要"乞外水为援"，出现渴而多饮之象；中消是"心包之火，挟肝风而刑于胃"导致"胃中风火相煽，食入犹如转轮"，消谷善饥而成；下消是因为"心包之火，挟肝风而搅动海水，肾气不能收摄"，而出现小便为多之象。厥阴为病，主要是风火为本，"厥阴风木在下，厥阴心包在上，风借火势，火借风威，澈上澈下，而消症从此生矣"。

曹颖甫认为消渴起于厥阴，还因肝脏血虚而内风生。唐宗海《金匮要略浅注补正》认为"消证，后人有上消、中消、下消之分，而其病原总属厥阴"，其病机为"厥阴风木中见少阳相火，风郁火燔"。沈明宗《金匮要略编注》也认为"邪居厥阴，木邪挟火，纵横无忌，乘吸胃中津液，兼耗肾水，上渴下消，故饮水多而小便少，谓之消渴"。

7. 二阳结，发为消渴

《素问·阴阳别论》曰："二阳结，谓之消。"二阳指的是足阳明胃经和手阳明大肠经。《素问·气厥论》又曰："大肠移热于胃，善食而瘦。"关于《黄帝内经》二阳结而致消理论，后世均从二腑燥热内结的角度解释。刘完素《三消论》认为"二阳结，胃及大肠俱热结也。肠胃菀热，善消水谷"。李东垣《东垣试效方》认为"手阳明大肠主津"，而热结则"津不足"，"足阳明胃主血，热则消谷善饥，血中伏火，乃血不足也"。林珮琴《类证治裁》认为二阳结是"水火不交，燥热伤阴所致"，"二经燥结失润"从而导致消渴。喻昌《医门法律》则明确认为"手阳明大肠，热结而津不润。足阳明胃，热结而血不荣，证成消渴"。因此，《黄帝内经》提出的二阳结而致消的结论，其内涵是足阳明胃经与手阳明大肠经在燥热内结之时，导致津、血两方面的亏耗与不足，进而形成消渴之象。

（二）消渴病因病机古代文献汇总

1. 秦汉时期

（1）上消病因病机。

秦汉时期无与上消病因病机相关的文献记载。

（2）中消病因病机。

1）帝曰：有病口甘者，病名为何？何以得之？岐伯曰：此五气之溢也，名曰脾瘅。夫五味入口，藏于胃，脾为之行其精气，津液在脾，故令人口甘也，此肥美之所发也。此人必数食甘美而多肥也，肥者令人内热，甘者令人中满，故其气上溢，转为消渴。

《素问·奇病论》

2）厥阴之为病，消渴，气上冲心，心中疼热，饥而不欲食，食即吐蛔，下之不肯止。

寸口脉浮而迟，浮即为虚，迟即为劳；虚则卫气不足，劳则营气竭。趺阳脉浮而数，浮即为气，数即消谷而大坚；气盛则溲数，溲数即坚，坚数相搏，即为消渴。

汉代张仲景《金匮要略·消渴小便利淋病脉证并治第十三》

（3）下消病因病机。

帝曰：夫子数言热中、消中，不可服膏粱芳草石药，石药发癫，芳草发狂。夫热中、消中者，皆富贵人也，今禁膏粱，是不合其心，禁芳草石药，是病不愈，愿闻其说。岐伯曰：夫芳草之气美，石药之气悍，二者其气急疾坚劲，故非缓心和人，不可以服此二者。帝曰：不可以服此二者，何以然？岐伯曰：夫热气慓悍，药气亦然，二者相遇，恐内伤脾。脾者土也而恶木，服此药者，至甲乙日更论。

《素问·腹中论》

（4）三消病因病机汇总。

消渴之疾久不愈，令人患水气，其水临时发散，归于五脏六腑，则生为病也。消渴者，因冒风冲热，饥饱失节，饮酒过量，嗜欲伤频，或饵金石，久而积成，使之然也。

汉代华佗《中藏经·论水肿脉证生死候》

2. 晋隋唐时期

（1）上消病因病机。

又肺为五脏之华盖，若下有暖气，蒸即肺润；若下冷极，即阳气不能升，故肺干则热，故《周易》有否卦，乾上坤下，阳阻阴而不降，阴无阳而不升，上下不交，故成否也。譬如釜中有水，以火暖之，其釜若以板盖之，则暖气上腾，故板能润也。若无火力，水气则不上，此板终不可得润也。火力者，则为腰肾强盛也。常须暖将息，其水气即为食气，食气若得暖气，即润上而易消下，亦免干渴也。

南北朝陈延之《小品方·治渴利诸方》

（2）中消病因病机。

1）寸口脉浮而迟，浮则为虚，迟则为劳。虚则卫气不足，迟则荣气竭。

趺阳脉浮而数，浮则为气，数则消谷而坚。气盛则溲数，溲数则坚，坚数相搏，则为消渴。

晋代王叔和《脉经·平消渴小便利淋脉证》

2）曰：有病口甘者，病名曰何，何以得之？曰：此五气之溢也，名曰脾瘅。夫五味入口，藏于胃，脾为之行其精气，津液在脾，故令人口甘，此肥美之所发也。此人必数食美而多食甘肥，肥令人内热，甘令人中满，故其气上溢，转为消瘅 (素问作渴)。

晋代皇甫谧《针灸甲乙经·五气溢发消渴黄瘅》

3）夫内消之为病，皆热中所作也，小便多于所饮，令人虚极短气。内消者，食物皆消作小便去而不渴也，治之枸杞汤。

南北朝陈延之《小品方·治渴利诸方》

4）有病口甘者，名为何？何以得之？此五气之溢也，名曰脾瘅。夫五味入于口，藏于胃，脾为之行其精，气溢在脾，令人口甘，此肥美之所发。此人必数食甘美而多肥，令人内热，甘者令人满，故其气上溢，转为消渴。

隋代巢元方《诸病源候论·消渴病诸候》

5）论曰：凡积久饮酒未有不成消渴，然则大寒凝海而酒不冻，明其酒性酷热，物无以加，脯炙盐咸，此味酒客耽嗜，不离其口，三觞之后，制不由己，饮啖无度，咀嚼鲊酱，不择酸咸，积年长夜，酣兴不解，遂使三焦猛热，五脏干燥，木石犹且焦枯，在人何能不渴。

唐代孙思邈《备急千金要方·消渴》

（3）下消病因病机。

1）说曰：少时服五石诸丸散者，积经年岁，人转虚耗，石热结于肾中，使人下焦虚热，小便数利，则作消利。消利之病，不渴而小便自利也，亦作消渴，消渴之疾，但渴不利也。又作渴利，渴利之病，随饮小便也。

南北朝陈延之《小品方·治渴利诸方》

2）消渴候。夫消渴者，渴不止，不小便是也。由少服五石诸丸散，积经年岁，石势结于肾中，使人下焦虚热。及至年衰，血气减少，不复能制于石。石势独盛，则肾为之燥，故引水而不小便也。其病变多发痈疽，此坐热气留于经络不引，血气壅涩，故成痈脓。

3）内消候。内消病者，不渴而小便多是也。由少服五石，石热结于肾内，热之所作也。所以服石之人，小便利者，石性归肾，肾得石则实，实则消水浆，故利。利多不得润养五脏，脏衰则生诸病。由肾盛之时，不惜其气，恣意快情，致使虚耗，石热孤盛，则作消利，故不渴而小便多也。

4）强中候。强中病者，茎长兴盛不痿，精液自出。是由少服五石，五石热住于肾中，下焦虚。少壮之时，血气尚丰，能制于五石，及至年衰，血气减少，肾虚不复能制精液。若精液竭，则诸病生矣。

5）渴利候。渴利者，随饮随小便故也。由少时服乳石，石热盛时，房室过度，致令肾气虚耗，下焦生热，热则肾燥，燥则渴。肾虚又不得传制水液，故随饮随小便。以其病变，多发痈疽。以其内热，小便利故也。小便利，则津液竭，津液竭，则经络涩，经络涩，则荣卫不行，荣卫不行，则由热气留滞，故成痈疽。

以上文献均出自隋代巢元方《诸病源候论·消渴病诸候》

6）但小便利而不饮水者，肾实也。经云：肾实则消。消者，不渴而利是也。所以服石之人，于小便利者，石性归肾，肾得石则实，实则能消水浆，故利。

7）论曰：凡人生放恣者众，盛壮之时，不自慎惜，快情纵欲，极意房中，稍至年长，肾气虚竭，百病滋生。又年少惧不能房，多服石散，真气既尽，石气孤立，惟有虚耗，唇口干焦，精液自泄。或小便赤黄，大便干实；或渴而且利，日夜一石；或渴而不利；或不渴而利；所食之物，皆作小便，此皆由房室不节之所致也。

以上文献均出自唐代孙思邈《备急千金要方·消渴》

8）又，强中之病者，茎长兴盛不痿，精液自出也。消渴之后，即作痈疽，皆由石热。凡如此等，宜服猪肾荠苨汤，制肾中石热。

又将服白鸭通丸，便瘥。

又，平人夏月喜渴者，由心王也。心王便汗出，汗出则肾中虚燥，故令渴而小便少也。冬月不汗出，故小便多而数也。此皆是平人之候，名曰肾渴。但小便利，而不饮水者，名肾实也。

《经》曰：肾实则消。消者，不渴而利是也。所以服石之人，其于小便利者，石性归肾，肾得石则实，实则能消水浆故利，利多则不得润养五脏，脏衰则生诸病也。

张仲景曰：若热结中焦，则为坚热也；热结下焦，则为尿血，亦令人淋闭不通。明知不必悉患小便利，信矣。内有热者，则喜渴也，除其热则止。渴兼虚者，须除热而兼宜补虚，则病愈。

唐代王焘《外台秘要方·强中生诸病方六首》

9）此由劳伤于肾，肾气虚冷故也。肾主水而关窍在阴，阴为尿便之道。胞冷肾损，故小便白而如脂，或如麸片也。

唐代王焘《外台秘要方·虚劳小便白浊如脂方四首》

3. 宋金元时期

(1) 上消病因病机。

论曰消渴烦躁者，阳气不藏，津液内燥，故令烦渴而引饮且躁也，内经谓诸躁狂越，皆属于火，盖以心肾气衰，水火不相济故也。

宋代赵佶《圣济总录·消渴门》

(2) 中消病因病机。

1）消瘅者，膏粱之疾也，肥美之过积为脾瘅，瘅病既成，乃为消中，皆单阳无阴，邪热偏胜故也。

2）常食热面炙煿诸干燥物，及服热补药，因热酒冲肺，日久即患消渴，饮水无度，小便旋利，心中热闷烦躁。

3）胃气实则生热，热则土气内燥，津液不通，咽膈烦满，故渴而引饮。内经谓脾气热则胃干而渴，盖藏真濡于脾，脾合为胃行其津液者也，脾既受热，津液不濡于胃，胃干则渴不止也。

以上文献均出自宋代赵佶《圣济总录·消渴门》

4）夫消中病者，由渴少而饮食多是也。此由脾脏积热，故使消谷也。亦有服五石之药，热结于肾内，石性归肾，肾得石则实，实则生热，热则消水，故小便少也。又有脏腑虚冷，小便利多，津液枯竭，不得润养五脏，而生诸疾，皆由劳伤过度，爱欲恣情，致使脾肾气虚，石势孤盛，则作消中，故渴少食多，而小便赤黄也。

宋代王怀隐《太平圣惠方·三消论》

5）如因肥甘石药而渴者，《奇病论》曰：有口甘者，病名为何？岐伯曰：此五气之所溢也，病名脾瘅。瘅为热也，脾热则四脏不禀，故五气上溢也脾属土，土属五，故曰五气，非谓五脏之气也。先因脾热，故曰脾瘅。又，经曰：五味入口，藏于胃，脾为之行其精气。津液在脾，故令人口甘也。此肥美之所发也。此人必数食甘美而多肥也。肥者令人内热，甘者令人中满，故其气上溢，转而为消渴。《通评虚实论》曰：消瘅、仆击，偏枯、痿厥，气满发逆，肥贵之人膏粱之疾也。

6）又如胃与大肠热结而渴者，《阴阳别论》：二阳结之为消。注曰：二阳结，胃及大肠俱热结也。肠胃蕴热，善消水谷。又《气厥论》曰：大肠移热于胃，善食而瘦。《脉要精微论》曰：瘅成为消中，善食而瘦。

7）盖燥热太甚，而三焦肠胃之腠理怫郁结滞，致密壅塞，而水液不能渗泄浸润于外，荣养百骸。故肠胃之外燥热太甚，虽复多饮于中，终不能浸润于外，故渴不止。小便多出者，如其多饮，不能渗泄于肠胃之外，故数溲也。

8）夫数饮而不得中，其大便必不停留。然则消渴数饮而小便多者，止是三焦燥热怫郁而气衰也，明矣。岂可以燥热毒药助其强阳，以伐弱阴乎！此真实实虚之罪也。夫消渴者，多变聋盲、疮癣、痤痱之类，皆肠胃燥热怫郁，水液不能浸润于周身故也。或热甚而膀胱怫郁，不能渗泄，水液妄行而面上肿也。

以上文献均出自金代刘完素《三消论》

9）《阴阳别论》云：二阳结，谓之消。《脉要精微论》云：瘅成为消中。夫二阳者，阳明也，手阳明大肠主津，病消则目黄口干，是津不足也。足阳明胃主血，热则消谷善饥，血中伏火，乃血不足也。结者，津液不足，结而不润，皆燥热为病也。

金代李东垣《兰室秘藏·消渴门》

10）风消者，二阳之病。二阳者，阳明也。阳明者，胃与大肠也。心受之，则血不流，故女子不月；脾受之，则味不化，故男子少精，皆不能成隐曲之事。火伏于内，久而不已，为风所鼓，消渴肠胃，其状口干，虽饮水而不咽，此风热格拒于贲门也。

金代张从正《儒门事亲·三消之说当从火断二十七》

11）又如胃膈瘅热烦满，饥不欲食，或瘅成消中，善食而瘦，或燥热郁甚而成消渴，多饮而数小便（或因热病，或恣酒欲、误服热药，以致脾胃真阴阳损虚，肝心衰弱也）。

狂阳火燥其三焦肠胃，燥热怫郁而水液不能宣行也。周身不得润泽，故瘦悴黄黑也。而燥热消渴，日夜狂饮，亦其水液不能浸润于肠胃之外，汤不能止渴，徒注为小便多出。俗未明，妄为下焦虚冷，误人多矣。又如周身热燥怫郁，故变为雀目，或内障、痈疽疮疡。上为咳嗽、喘，下为痔痢。或停积而湿热内甚不能传化者，变为水肿湿胀也。世传消渴病及消瘦弱，或小便有脂液者，为消肾也。此为三消病也。消渴，消中，消肾，经意但皆热之所致也。

金代刘完素《黄帝素问宣明论方·燥门》

（3）下消病因病机。

1）夫消中病者，由渴少而饮食多是也。此由脾脏积热，故使消谷也。亦有服五石之药，热结于肾内，石性归肾，肾得石则实，实则生热，热则消水，故小便少也。又有脏腑虚冷，小便利多，津液枯竭，不得润养五脏，而生诸疾，皆由劳伤过度，爱欲恣情，致使脾肾气虚，石势孤盛，则作消中，故渴少食多，而小便赤黄也。

2）论曰：三消者，本起肾虚，或食肥美之所发也。肾为少阴，膀胱为太阳。膀胱者，津液之府，宣行阳气，上蒸入肺，流化水液，液连五脏，调养骨髓，其次为脂肤、为血肉，上余为涕泪，经循五脏百脉，下余为小便。黄者血之余也，臊者五脏之气，咸者润下之味也。腰肾冷者，阳气已衰，不能蒸上谷气，尽下而为小便，阴阳阻隔，气不相荣，故阳阻阴而不降，阴无阳而不升，上下不交，故成病矣。

3）夫消肾者，是肾脏虚惫，膀胱冷损，脾胃气衰，客邪热毒转炽，纵然食物，不作肌肤，腿胫消细，骨节酸疼，小便滑数，故曰消肾也。凡人处生，放恣者众。盛壮之时，不自慎惜，极意房中，稍至年长，肾气虚弱，百病既生。又年少惧不能房，多服石散，而取极情，遂致过度，肾气既尽，石气孤立。唯有虚耗，唇口干焦，精液自泄，或小便白浊，大便干实，或渴而且利，或渴而不利，或不渴而利，所食之物，皆作小便，肾气消损，故名消肾也。

4）夫消肾，小便白浊如脂者，此由劳伤于肾，肾气虚冷故也。肾主水，而开窍在阴，阴为小便之道，胞冷肾损，故小便白而如脂，或如麸片也。

5）夫消渴者，为虽渴而不小便是也。由少年服五石诸丸散，积经年岁，石势结于肾中，使人下焦虚热，及至年衰，血气减少，不复能制于石，石势独盛，则肾为之燥，故引水而小便少也。

6）夫渴利者，为随饮即小便也。由少时服乳石，乳石热盛，房令过度，致令肾气虚耗，下焦生热，热则肾躁则渴也；令肾气已虚，又不得制于水液，故随饮即小便也。以其病变，但发痈疽；以其内热，故小便利。小便利则津液竭，津液竭则经络涩，经络涩则荣卫不行，荣卫不行则热气留滞，故成痈疽也。

7）夫渴利之病，随饮即小便也。谓服石药之人，房室过度，肾气虚耗故也。下焦既虚，虚则生热，热则肾躁，肾躁则渴，渴则饮水。肾气既虚，又不能制水，故小便利也。其渴利虽瘥，热犹未尽，发于皮肤，皮肤先有风湿，湿热相搏，所以生疮也。

8）夫消渴烦躁者，由肾气虚弱，心脏极热所致也。肾主于水，心主于火，肾水枯竭，则不能制于火，火炎上行，而干于心，心气壅滞，则生于热也。此皆由下焦久虚，因虚生热，积热不散，伏留于上焦之间，故令渴而烦躁也。

以上文献均出自宋代王怀隐《太平圣惠方·三消论》

9）论曰：消渴者，渴而引饮，乃复溲少是也。得之五石之气内燥津液，肾气不化，故渴甚而溲少也。久不治则经络壅涩，留于肌肉，变为痈疽。

10）论曰：消渴之病，本于肾气不足，下焦虚热。若病久不愈者，邪热蕴积，荣卫涩滞，精血衰微，病多传变，宜知慎忌。凡忌有三：一饮酒，二房室，三咸食及面。又消渴病，经百日以上者，当忌灸刺，若灸刺则疮上漏水，变成痈疽矣。

11）论曰：消渴小便利多随饮而出，故名渴利。此盖少服乳石，房室过度，致肾虚精耗，热气独留，肾为之燥，故渴而引饮，肾虚不能制水，则饮随小便利也。病久津液耗竭，经络否涩，荣卫不通，热气留滞，必变痛脓也。

12）论曰：病消中者，不渴而多溲，一名内消。以邪热熏烁五脏，然后外及肌肉形体也。得之年少饵石，房室太甚，真气耗惫，石气孤立，结于肾则实，肾实则消水浆，故不渴而小便利多，不得润养五脏，使所食之物，皆消为小便。治宜滋肾水养津液。则瘥。

13）消肾者，由少服石药，房室过度，精血虚竭，石势孤立，肾水燥涸，渴引水浆，下输膀胱，小便利多，腿胫消瘦，骨节酸疼，故名消肾。

以上文献均出自宋代赵佶《圣济总录·消渴门》

14）消肾属肾，盛壮之时，不自谨惜，快情纵欲，极意房中，年长肾衰，多服丹石，真气既丧，石气孤立，唇口干焦，精溢自泄，不饮而利。

宋代陈言《三因极一病证方论·三消脉证》

15）热伏于下，肾虚受之，腿膝枯细，骨节酸痛，精走髓虚，引水自救，此渴水饮不多，随即溺下，小便多而浊，病属下焦，谓之消肾。自消肾而析之，又有五石过度之人，真气既尽，石气独留，而肾为之石，阳道兴强，不交精泄，谓之强中。

宋代杨士瀛《仁斋直指方论·消渴》

16）唐丞相李恭公扈从，在蜀中日患眼，或涩，或生翳膜，或即疼痛，或见黑花如豆大，累累数十不断，或见如飞虫翅羽，百方治之不效。僧知深云：相公此病缘受风毒，夫五脏实则泻其子，虚则补其母，母能令子实，子能令母虚，肾是肝之母，今肾受风毒，故令肝虚，肝虚则目中恍惚，五脏亦然。脚气，消中，消渴，诸风等皆由肾虚也，地黄元悉主之。

宋代王璆《是斋百一选方·第十二门》

17）此病由心肺气虚，多食生冷，冰脱肺气，或色欲过度，重伤于肾，致津不得上荣而成消渴。盖肾脉贯咽喉系舌本，若肾水枯涸，不能上荣于口，令人多饮而小便反少，方书作热治之，损其肾元，误人甚多。

宋代窦材《扁鹊心书·消渴》

18）人唯淫欲恣情，酒面无节，酷嗜炙煿糟藏，咸酸酢醢，甘肥腥膻之属，复以丹砂玉石济其私，于是炎火上熏，腑脏生热，燥气炽盛，津液干焦，渴饮水浆而不能自禁。其热气上腾，心虚受之，心火散熳，不能收敛，胸中烦躁，舌赤唇红，此渴引饮常多，小便数而少，病属上焦，谓之消渴。热蓄于中，脾虚受之，伏阳蒸胃，消谷善饥，饮食倍常，不生肌肉，此渴亦不甚烦，但欲饮冷，小便数而甜，病属中焦，谓之消中。热伏于下，肾虚受之，腿膝枯细，骨节酸疼，精走髓空，引水自救，此渴水饮不多，随即溺下，小便多而浊，病属下焦，谓之消肾。

元代朱丹溪《丹溪心法·消渴》

（4）三消病因病机汇总。

1）消瘅者，膏粱之疾也，肥美之过积为脾瘅，瘅病既成，乃为消中，皆单阳无阴，邪热偏胜故也……复饫肥甘，或醉醇醴，贪饵金石以补益，引温热以自救，使热气熏蒸，虚阳暴悍，肾水燥涸，无以上润于心肺，故内外消烁，饮食不能滋荣，原其本则一，推其标有三。一曰消渴，以渴而不利，引饮过甚言之；二曰消中，以不渴而利，热气内消言之；三曰肾消，以渴而复利，肾燥不能制约言之。此久不愈，能为水肿痈疽之病，慎此者、服药之外，当以绝嗜欲薄滋味为本。

宋代赵佶《圣济总录·消渴门》

2）渴病有三，曰消渴、消中、消肾。消渴属心，故烦心，致心火散蔓，渴而引饮。经云：脉软散者，当病消渴。诸脉软散，皆气实血虚也。消中属脾，瘅热成，则为消中。消中复有三，有寒中、热中、强中。寒中，阴胜阳郁，久必为热中。经云：脉洪大，阴不足，阳有余，则为热中；多食数溲，为消中；阴狂兴盛，不交精泄，则为强中。三消病至强中，不亦危矣。消肾属肾，盛壮之时，不自谨惜，快情纵欲，极意房中，年长肾衰，多服丹石，真气既丧，石气孤立，唇口干焦，精溢自泄，不饮而利。经云：肾实则消。不渴而小便自利，名曰消肾，亦曰内消。

宋代陈言《三因极一病证方论·三消脉证》

3）消渴之疾，皆起于肾。盛壮之时，不自保养，快情纵欲，饮酒无度，喜食脯炙醢醯，或服丹石，遂使肾水枯竭，心火燔炽，三焦猛烈，五脏干燥，由是消渴生焉。

医经所载，有消渴、内消、强中三证。消渴者，多渴而利；内消者，由热中所作，小便多，于所饮食物皆消作小便，而反不渴，令人虚极短气；强中者，茎长兴盛，不交精液自出。皆当审处，施以治法。

大抵消渴之人，愈与未愈，常防患痈疾。其所慎者有三：一饮酒，二房劳，三碱食及面。能慎此者，虽不服药而自可愈。不如此者，纵有金丹，亦不可救，深思慎之。

宋代严用和《严氏济生方·消渴论治》

4）夫消渴者。日夜饮水百盏，尚恐不足。若饮酒则愈渴，三消之疾。自风毒气酒色所伤予上焦，久则其病变为小便频数，其色如浓油，上有浮膜，味甘甜如蜜，淹浸之久，诸虫聚食，是恶候也，此名消渴。中焦得此病，谓之脾消，气食倍常，往往加三两倍。只好饮冷，入口甚美，早夜小便频数，腰膝无力，小便如泔，日渐瘦弱，此名消中也。下焦得此病，谓之肾消。肾宫日耗，饮水不多，吃食渐少，腰脚细瘦，遗沥散尽，手足久如竹形，其疾已牢矣。如此不见痊期，疾久之，或变为水肿，或发背疮，或足膝发恶疮漏疮，至死不救。

宋代张永《卫生家宝方·第十一门》

5）消渴虽有上中下之分，总由于损耗津液所致。盖肾为津液之源。脾为津液之本，本源亏而消渴之证从此致矣。上消者，《素问》谓之膈消，渴而多饮，小便频数。中消者，《素问》谓之消中，消谷善饥，身体消瘦。下消者，《素问》谓之肺消，渴而便数，有膏，饮一溲二，后人又谓之肾消。肾消之证，则已重矣。若脉微而涩，或细小，身体瘦瘁溺出味甘者，皆不治之证也。大法以救津液，壮水火为主。

宋代窦材《扁鹊心书·消渴》

6）渴之为病有三：曰消渴，曰消中，曰消肾，分上中下三焦而应焉。热气上腾，心虚受之，心火散漫，不能收敛，胸中烦躁，舌赤唇红，此渴引饮常多，小便数而少，病属上焦，谓之消渴。热蓄于中，脾虚受之，伏阳蒸胃，消谷善饥，饮食倍常，不生肌肉，此渴亦不甚烦，但欲饮冷，小便数而甜，病属中焦，谓之消中。热伏于下，肾虚受之，腿膝枯细，骨节酸痛，精走髓虚，引水自救，此渴水饮不多，随即溺下，小便多而浊，病属下焦，谓之消肾。自消肾而析之，又有五石过度之人，真气既尽，石气独留，而肾为之石，阳道兴强，不交精泄，谓之强中。消渴轻也，消中甚焉，消肾又甚焉，若强中则其毙可立待也。虽然，其水不充，日从事于杯勺之水，其间小便或油腻，或赤黄，或泔白，或渴而且利，或渴而不利，或不渴而利，但所食之物，皆从小便出焉。甚而水气浸渍，溢于肌肤，则胀为肿满，猛火自炎，留于肌肉，则发为痈疽，此又病之深而证之变者也。总前数者，其何以为执剂乎？吁！此虚阳炎上之热也。

宋代杨士瀛《仁斋直指方论·消渴》

7）试取《内经》凡言渴者，尽明之矣。有言心肺气厥而渴者；有言肝痹而渴者；有言脾热而渴者；有言肾热而渴者；有言胃与大肠热结而渴者；有言脾痹而渴者；有言小肠瘅热而渴者；有因病疟而渴者；有因肥甘石药而渴者；有因醉饱入房而渴者；有因远行劳倦遇大热而渴者；有因伤害胃干而渴者；有因病热而渴者；有因病风而渴者。虽五脏之部分不同，而病之所遇各异，其归燥热一也。

8）夫数饮而不得中，其大便必不停留。然则消渴数饮而小便多者，止是三焦燥热怫郁而气衰也，明矣。岂可以燥热毒药助其强阳，以伐弱阴乎！此真实实虚虚之罪也。夫消渴者，多变聋盲、疮癣、痤痱之类，皆肠胃燥热怫郁，水液不能浸润于周身故也。或热甚而膀胱怫郁，不能渗泄，水液妄行而面上肿也。

以上文献均出自金代刘完素《三消论》

9）夫一身之心火甚于上，为膈膜之消；甚于中，则为肠胃之消；甚于下，为膏液之消；甚于外，为肌肉之消。上甚不已则消及于肺，中甚而不已则消及于脾，下甚而不已则消及于肝肾，外甚而不已则消及于筋骨，四脏皆消尽，则心始自焚而死矣。

故《素问》有消瘅、消中、消渴、风消、膈消、肺消之说，消之证不同，归之火则一也。

金代张从正《儒门事亲·三消之说当从火断二十七》

10）泄漏消渴，多者不知其书，谓因下部肾水虚，不能制其上焦心火，使上实热而多烦渴，下虚冷而多小便。若更服寒药，则元气转虚，而下部肾水转衰，则上焦心火尤难治也。但以暖药补养元气，若下部肾水得实，而胜退上焦心火，则自然渴止，小便如常，而病愈也。吁！若此未明阴阳虚实之道也。夫肾水属阴而本寒，虚则为热。心火属阳而本热，虚则为寒。若肾水阴虚，则心火阳实，是谓阳实阴虚，而上下俱热矣。

元代朱丹溪《金匮钩玄·三消之疾燥热盛阴》

4. 明清时期

（1）上消病因病机。

1）消渴先明气血分，经曰：二阳结谓之消渴。二阳者，手阳明大肠，主津液；足阳明胃，主血，津血不足，发为消渴。又有燥结者，肺与大肠为表里也。有气分渴者，因外感传里，或服食僭燥，热耗津液，喜饮冷水，当与寒凉渗剂，以清利其热，热去则阴生，而渴自止矣；有血分渴者，因内伤劳役，精神耗散，胃气不升，或病后胃虚亡津，或余热在肺，口干作渴，喜饮热汤，当与甘温酸剂，以滋益其阴，阴生则燥除，而渴自止矣。

明代李梴《医学入门·杂病分类》

2）诸书称渴而多饮者为上消。为心包之火，挟肝风而上刑于肺，肺金受克，不能资其化源，海枯水涸，不能上升。欲乞外水为援，故渴而多饮。古人用人参白虎汤以救之。心包之火，挟肝风而刑于胃，胃中风火相煽，食入犹如转轮，食而易饥，故为中消。以调胃承气汤治之。心包之火，挟肝风而搅动海水，肾气不能收摄，遂饮一溲二而为下消，以大剂麦味地黄汤治之。此皆对症之方，法可遵从。更有先天真火浮游于上，而成上消，浮游于中而成中消，浮游于下而成下消，即以辨阳虚诀治之。

清代郑寿全《医理真传·杂问》

3）一消渴，气喘痰嗽，面红虚浮，口舌腐烂，咽喉肿痛，得水则解，日饮水汁一斗。人谓上消，谁知肺消乎？肺属金，宜清肃，何火炽如此？心火刑也。心火刑肺，何竟成消渴？火刑肺，肺金干燥，肺又因肾虚，欲下顾肾。肺燥，肺中津液自顾不遑，安能顾肾？肺既无津养肾，又恐肾水涸，乃索外水以济。然肺得补水，只可救本官之炎，终无益于肾。肾得外水不受，与膀胱为表里，故饮水即溲，似宜专泄心火，救肺热。然肺因火热发渴，日饮外水，必有水停心下，水日侵心，则心火留肺不归心，久成虚寒。是寒凉反为心恶。且寒凉不能上存，势必下趋脾胃。夫肺火盛不可解者，正苦于脾胃虚，土不能生金也。再用寒凉，必损脾胃气，肺又何养？必仍治肺金，少加补土，则土旺肺气自生，清肃行，口渴止。

清代陈士铎《辨证奇闻·消渴》

4）上消者，胃以其热上输于肺，而子受母累，心复以其热移之于肺，而金受火刑，金者，生水而出高源者也。饮入胃中，游溢精气而上，则肺通调水道而下，今火热入之，高源之水，为暴虐所逼，合外饮之水，建瓴而下，饮一溲二，不但不能消外水，且并素酝水精，竭绝而尽输于下，较大府之暴注暴泄，尤为甚矣，故死不治也。至于胃以其热由关门下传于肾，肾或以石药耗其真，女劳竭其精者，阳强于外，阴不内守，而小溲浑浊如膏，饮一溲二，肾消之病成矣。

清代张璐《张氏医通·杂门》

（2）中消病因病机。

1）消脾，缘脾经燥热，食物易化，皆为小便，转食转饥。然脾消又自有三，曰消中，曰寒中，曰热中。

明代戴思恭《秘传证治要诀及类方·大小腑门》

2）脾土浇灌四旁，与胃行其津液者也。脾胃既虚，则不能敷布其津液，故渴。其间纵有能食者，亦是胃虚引谷自救。

明代赵献可《医贯·消渴论》

3）如热蓄中焦，脾虚受寒，伏热郁胃，消谷善饥，其症饮食倍常，不生肌肉，渴不甚，烦，但欲饮冷，小便数而频。此热在中焦，谓之中消。

明代汪机《医学原理·三消门》

4）清凉饮子：治消中，能食而瘦，口舌干燥，自汗，大便秘结，小便频数。此皆风热盛壅所致。盖风能助肝伤脾胃，乃引食自救；但邪热恣狂，故虽善食，不为肌肤，风热燥损津血，是以口舌干燥。风则伤卫，卫伤则不能固护皮毛，是以其汗自出；汗泄则津液愈枯，是以大便结燥，小便频数。

明代汪机《医学原理·燥门》

5）三锡曰：津液三焦枯润，火邪独盛，水弱不能灌溉，随脏腑

40

之虚而变。多生于厚味酒色之徒，藜藿山林，庸或有之。方书云：能食者，必传发背脑疽，即膏粱之变。饮食之毒，聚于肠胃，消谷善饥久久毒发，殆莫能救。可见，皆真水消耗之所致。人之津液、气血、精髓自有限量，醇酒、炙煿、情欲无涯，宁不消耗？积耗成枯，死期迫矣。

明代张三锡《治法汇·三消门》

6）补遗人参白术汤。治胸膈痞热，烦满不欲食，或痞成为消中，善食而瘦，或燥郁甚而消渴，多饮而数小便，或热病，或恣酒色，误服热药者，致脾胃真阴血液损虚，肝心相搏，风热燥甚，三焦肠胃燥热怫郁，而水液不能宣行，则周身不得润泽，故瘦瘁黄黑，而燥热消渴，虽多饮而水液终不能浸润于肠胃之外，渴不止而便注为小便多也。

明代王肯堂《类方证治准绳·杂门》

7）消者，易消之谓也。邪火内烁，真阴枯竭，善渴善饥，不为肌肤，饮食入胃，顷刻消尽，故曰消症。以其上中下三焦受热，故曰三消。所谓三消者何？曰消渴，曰消中，曰消肾，乃心脾与肾三经之火症也，而心脾二经之热，又皆由于肾火。盖肾之所主者，水也，真水不竭，自足以滋养乎脾，而上交于心，何至有干枯消渴之病乎。惟肾水一虚，则无以制余火，火旺不能扑灭，煎熬脏腑，火因水竭而益烈，水因火烈而益干，阳盛阴衰，构成此病，而三消之患始剧矣，其根岂非根于肾耶。

明代王肯堂《医镜·三消》

8）本草云：酒性大热有毒，大能助火，一饮下咽，肺先受之，肺为五脏之华盖，属金本燥，酒性喜升，气必随之，痰郁于上，溺涩于下，肺受贼邪，不生肾水，水不能制心火，诸病生焉。其始也病浅，或呕吐，或自汗，或疮疥，或鼻齄，或泄利，或心脾痛，尚可散而出也。其久也病深，或为消渴，为内疽，为肺痿，为痔漏，为鼓胀，为黄疸，为失明，为哮喘，为劳嗽，为吐衄，为颠痫，为难状之病，倘非高明，未易处治。凡嗜酒者，可不慎乎！

明代龚廷贤《寿世保元·补益》

9）徐东皋曰：消渴虽有数者之不同，其为病之肇端则皆膏粱肥甘之变，酒色劳伤之过，皆富贵人病之，而贫贱者鲜有也。

明代张景岳《景岳全书·三消干渴》

10）消渴之病，大渴恣饮，一饮数十碗，始觉胃中少快，否则胸中嘈杂，如虫上钻，易于饥饿，得食渴减，不食渴尤甚，人以为中消之病也，谁知是胃消之病乎？胃消之病，大约成于膏粱之人者居多。燔熬烹炙之物，肥甘醇厚之味，过于贪饕，酿成内热，津液干涸，不得不求济于外水，水入胃中，不能游溢精气，上输于肺，而肺又因胃火之炽，不能通调水道，于是合内外之水建瓴而下，饮一溲二，不但外水难化，且平日素酝，水精竭绝，而尽输于下，较暴注、暴泻为尤甚，此竭泽之火，不尽不止也。使肾水未亏，尚可制火，无如膏粱之人，肾水未有不素乏者也，保火之不烁干足矣，安望肾水之救援乎？内水既不可制，势必求外水之相济，而外水又不可以济也，于是思食以济之。食入胃中，止可解火于须臾，终不能生水于旦夕，不得不仍求水以救渴矣。治法宜少泻其胃中之火，而大补其肾中之水，肾水生而胃火息，肾有水，而关门不开，胃火何从而沸腾哉。

清代陈士铎《辨证录·消渴门》

11）经谓治消瘅仆击，偏枯痿厥，气满发逆，肥贵人则膏粱之疾也，此中消之所由来也。肥而不贵，食弗给于鲜；贵而不肥，餐弗过于饕；肥而且贵，醇酒厚味，孰为限量哉，久之食饮酿成内热，津液干涸，求济于水，然水入尚能消之也，愈消愈渴，其膏粱愈无已，而中消之病成矣。夫既瘅成为消中，随其或上或下，火热炽盛之区，以次传入矣。

清代张璐《张氏医通·杂门》

12）有病口甘者，病名为何？何以得之？此五气之溢也，名曰脾瘅。瘅，热也。脾热则四脏同禀，故五脏上溢也。甘因脾热，故曰脾瘅。夫五味入口，藏于胃，脾为之行其精气，津液在脾，故令人口甘也。脾热内渗，津液在脾，胃谷化余，精气随溢，口通脾气，故口甘。津液在脾，是脾之津湿。此肥美之所发也。此人必数食甘美而多肥也。肥者，令人内热，甘者，令人中满，故其气上溢，转为消渴。食肥则腠理密，阳气不得外泄，故肥令人内热。甘者，性气和缓而发散逆，故令人中满。然内热则阳气炎上，炎上则欲饮而嗌干，中满则陈气有余，有余则脾气上溢，故曰其气上溢，转为消渴也。

清代冯兆张《冯氏锦囊秘录·内经纂要》

13）饮酒过度，则脏腑受伤。肺因之而痰嗽，脾因之而倦怠，胃因之而呕吐，心因之而昏狂，肝因之而善怒，胆因之而忘惧，肾因之而烁精，膀胱因之而溺赤，二肠因之而泄泻。甚则劳嗽失血，消渴、黄疸、痔漏、痈疽，为害无穷。

清代汪昂《医方集解·勿药元诠》

14）朔客白小楼中消善食，脾约便难。察其形瘦而质坚，诊其脉数而有力，时喜饮冷气酒，此酒之湿热内蕴为患。遂以调胃承气三下，破其蕴热，次与滋肾丸，数服涤其余火，遂全安。

清代魏之琇《续名医类案·消》

15）酒，大热，有毒，辛者能散，苦者能降，甘者居中而缓，厚者尤热而毒，淡者利小便，用为向导，可以通行一身之表，引药至极高之分。热饮伤肺，温饮和中，少饮则和血行气，壮神御寒，辟邪逐秽，暖水脏，行药势，过饮则伤神耗血最能乱血，故饮之身面俱赤，损胃烁精，动火生痰，发怒助欲，致生湿热诸病相火昌炎，肺经受烁，致生痰嗽，脾因火而困怠，胃因火而呕吐，心因火而昏狂，肝因火而善怒，胆因火而忘惧，肾因火而精枯，以致吐血消渴，劳伤蛊膈，痈疽失明，为害无穷。

清代吴仪洛《本草从新·谷部》

16）寸口脉浮，阴不内守，故卫外之阳浮，即为虚也；寸口脉迟，阳不外固，故内守之阴迟，即为劳也。总因劳伤营卫，致寸口脉虚而迟也。然营者水谷之精气，卫者水谷之悍气，虚而且迟，水谷之气不上充而内郁，已见膈虚胃热之一斑矣。更参以趺阳脉之浮数，浮则为气，即《内经》热气熏胸中之变文。数则消谷而大坚，昌前论中既如以水投石，水去而石自若，偶合胃中大坚，消谷不消水之象。可见火热本足消水也，水入本足救渴也，胃中坚燥，全不受水之浸润，转从火热之势，急奔膀胱，故溲数，溲去其内愈燥，所以坚数相搏，即为消渴。

17）若有所劳倦，伤其大气、宗气，则胸中之气衰少，胃中谷气因而不盛，谷气不盛，胸中所伤之气，愈益难复而不能以充行，于是谷气留于胃中，胃中郁而为热，热气熏入胸中，混合其衰少之气，变为内热，胸胃间不觉易其冲和之旧矣。求其不消不渴，宁可得乎？

18）所以经文又云，二阳结，谓之消。手阳明大肠，热结而津不润。足阳明胃，热结而血不荣，证成消渴。

以上文献均出自清代喻昌《医门法律·伤燥门》

19）《经》谓凡治消瘅仆系、偏枯痿厥、气满发逆，肥贵人则膏粱之疾也，此中消所由来也。肥而不贵，食弗给于鲜；贵而不肥，餐弗过于饕；肥而且贵，醇酒厚味，孰为限量哉？久之食饮，酿成内热，津液干涸，求济于水，然水入尚能消之也，愈消愈渴，其膏粱愈无已，而中消之病遂成矣。夫既瘅成为消中，随其或上或下，火热炽盛之区，以次传入矣。上消者，胃以其热上输于肺，而子受母累，心复以其热移之于肺，而金受火刑。金者，生水而出高源者也。饮入胃中，游溢精气而上，则肺通调水道而下。今火热入之，高源之水为暴虐所逼，合外饮之水建瓴而下，饮一溲二，不但不能消外水，且并素酝水精，竭绝而尽输于下，较大腑之暴注暴泄，尤为甚矣，故死不治也。

清代喻昌《医门法律·消渴门》

20）脾瘅证，经言因数食甘肥所致。盖甘性缓，肥性腻，使脾气遏郁，致有口甘内热中满之患，故云治之以兰，除陈气也。陈气者，即甘肥酿成陈腐之气也。夫兰草即为佩兰，俗名为省头草，妇人插于鬓中，以辟发中油秽之气。其形似马兰而高大，其气香，其味辛，其性凉，亦与马兰相类，用以醒脾气、涤甘肥也。今二案中虽未曾用，然用人参以助正气，余用苦辛寒以开气泄热，枳实以理气滞，亦祖兰草之意，即所谓除陈气也。此证久延，即化燥热，转为消渴，故前贤有膏粱无厌发痈疽，热燥所致，淡薄不堪生肿胀，寒湿而然之论。余于甘肥生内热一证，悟出治胃寒之一法。若贫人淡薄茹素，不因外邪，亦非冷饮停滞，其本质有胃寒证者，人皆用良姜、丁香、荜茇、吴萸、干姜、附子等以温之，不知辛热刚燥能散气，徒使胃中阳气逼而外泄，故初用似效，继用则无功，莫若渐以甘肥投之，或稍佐咸温，或佐酸温，凝养胃阳，使胃脂胃气日厚，此所谓药补不如食补也。又有肾阳胃阳兼虚者，曾见久服鹿角胶而愈，即此意也。未识高明者以为然否？

清代叶桂《临证指南医案》

21）渴而多饮为上消，肺热也。多食善饥为中消，胃热也。渴而小便数，膏浊不禁为下消，肾热也。皆火盛而水衰也。经曰：心移热于肺，传为膈消。又曰：二阳结，谓之消。二阳者，阳明也。手阳明大肠主津，病消则目黄口干，是津不足也。足阳明胃主血，热则消谷善饥，是血中伏火，血不足也。未传能食者，必发脑疽痈疮。不能食者，必传中满鼓胀，皆不治之证也。

清代冯兆张《冯氏锦囊秘录·消渴大小总论合参》

22）寸口脉，浮而迟，浮即为虚，迟即为劳，虚则卫气不足，劳则营气竭。

跌阳脉，浮而数，浮即为气，数即消谷而大坚，气盛则溲数，溲数则坚，坚数相搏，即为消渴。

诊寸口而知营卫之并虚，诊跌阳而知胃气之独盛，合而观之，知为虚劳内热而成消渴也。夫所谓气盛者，非胃气盛也，胃中之火盛也。火盛，则水谷去，而胃乃坚，如土被火烧而坚硬如石也，故曰"数即消谷而大坚"。胃既坚硬，水入不能浸润，但从旁下转，而又为火气所迫而不留，故曰"气盛则溲数，溲数则坚"，愈数愈坚，愈坚愈数，是以饮水多而渴不解也。

清代尤怡《金匮要略心典·消渴小便不利淋病脉证治第十三》

23）盖消渴之病，在胃不在脾。《素问·阴阳别论》：二阳结，谓之消。二阳者，阳明也。手阳明以燥金主令，金燥则消水而便坚；足阳明从燥金化气，土燥则消谷而溲数。消渴者，手足阳明之合气，而燥结于肠胃者也。

清代黄元御《金匮悬解·消渴小便不利淋十三章》

24）寸口脉浮而迟，浮不因表，即气不下敛而为虚，迟不因寒，即荣不充而为劳。气既不敛，而虚则卫行脉外之气不足；荣既不充而劳则荣，行脉中之气亦竭，心荣肺卫，膈消之治法可悟也。然荣者水谷之精气，卫者水谷之悍气，虚而且迟，水谷之气不上充而内郁，则胃热矣。此上消、中消，可分而可合之旨。更诊其跌阳脉浮而数，浮即为气，经所谓热气蒸胸中是也。数即为气盛，气有余便是火，火盛则消谷而大坚，坚而不能消水，如以水投石，水去而石自若也。且夫气之盛即火之盛也，火热本足消水也，水入本足解渴也。今胃中坚燥，全不受水之浸润，转从火热之势，急奔膀胱，则溲数，溲数则坚，愈数愈坚，愈坚愈数，坚数相搏，即为消渴。

清代唐宗海《金匮要略浅注补正·消渴

25）若饮水多而小便多，名曰消渴；若饮食多不甚渴，小便数而消瘦者，名曰消中；若渴而饮水不绝，腿消瘦而小便有脂液者，名曰肾消。一皆以燥热太甚，三焦肠胃之腠理脉络怫郁壅滞，虽多饮于中，终不能浸润于外，营卫百骸，故渴不止而小便多出，或数溲也。

清代薛雪《医经原旨·疾病第十二》

26）【正义】兰草芳香，故能解毒辟秽，而生于水中，则能利水，功用亦于泽兰无甚大别。

【广义】东垣谓其气清香，生津止渴，治消渴脾瘅。盖消渴皆脾胃热窒，气愈郁则热愈炽，清芳可以导浊，则热气疏通。《内经》谓肥美所发，令人口甘，治之以兰，除陈气也。石顽《逢源》亦谓呃呕脾瘅，口中时时溢出甜水者，非此不除。芳香辛温，调肝和脾，功倍藿香，善散积久陈郁之气。

27）【正义】葛根气味俱薄，性本轻清，而当春生长迅速，故最能升发脾胃清阳之气，气又偏凉，则能清热。鲜者多汁，尤能助胃之津液，且离土未久，凉气更足，则专治胃火。《本经》以为消渴主药。《别录》亦称生葛汁大寒，专疗消渴，其旨如是。盖古人之所谓生者，即今之所谓鲜者也。且消渴为病，虽曰胃热炽甚，然其病机不仅在于火旺，而在燥令太过，胃气下行，有降无升，所以饮虽多而渴不解，食虽多而人益羸，多饮多溲，病皆因于降之太速。惟葛根既能胜热，又升清气，助胃输化而举其降气之太过，斯消可减而渴可已，此病情物理之自然感应者。

以上文献均出自清代张山雷《本草正义·草部》

28）李杲曰：二阳之病发心脾，女子不月，其传为风消，为息贲，死不治。妇人脾胃久虚，形羸气血衰，致经不行。病中消，胃热善食，渐瘦液枯，夫经者血脉津液所化，为热所烁，肌肉消瘦，时燥渴，血海枯竭，病名血枯经绝。宜泻胃之燥热，补益气血，经自行矣。

清代沈金鳌《妇科玉尺·月闭》

（3）下消病因病机。

1）消肾为病，比诸为重，古方谓之强中，又谓之内消。多因恣意色欲，或饵金石，肾气既衰，石气独在，精水无所养，故常发虚阳，不交精出，小便无度，唇口干焦。

明代戴思恭《秘传证治要诀及类方·大小腑门》

2）消肾为病，比诸为重，古方谓之强中，又谓之内消。多因恣意色欲，或饵金石，肾气既衰，石气独在，精水无所养，故常发虚阳。不交精出，小便无度，唇口干焦，黄芪饮吞玄菟丹，八味丸、鹿茸丸、加减肾气丸、小菟丝子丸、灵砂丹，皆可选用。未效，黄芪饮加苁蓉、五味、山茱萸各四分，荠苨汤、苁蓉丸。

明代张三锡《治法汇·三消门》

3）三消证，古人以上焦属肺，中焦属胃，下焦属肾，而多从火治，是固然矣。然以余论之，则三焦之火多有病本于肾，而无不由乎命门者。夫命门为水火之腑，凡水亏证固能为消为渴，而火亏证亦能为消为渴者，何也？盖水不济火，则火不归原，故有火游于肺而为上消者，有火游于胃而为中消者，有火烁阴精而为下消者，是皆真阴不足、水亏于下之消证也。又有阳不化气则水精不布，水不得火则有降无升，所以直入膀胱而饮一溲二，以致泉源不滋，天壤枯涸者，是皆真阳不足，火亏于下之消证也。

4）《巢氏病源》曰：夫消渴者，渴不止、小便多者是也。由少年服五石诸丸散，积经年岁，石气结于肾中，使人下焦虚热，及至年衰血气减少，不能复制于石，石势独盛，则肾为之燥，故上为饮水，下为小便不禁也。其病变多发痈疽，此因热气留于经络，血涩不行，故成痈脓。

以上文献均出自明代张景岳《景岳全书·三消干渴》

5）消渴症小便多者，皆由火虚难以化水，故饮一溲一，上见口渴而水不消，小便多者，每用益火之源以消阴翳而获效。若属中消，每用黄草汤下其热。又不可拘执成法，而不达变通以误人者。另有治验详言之，集溢不赘。

明代王肯堂《肯堂医论·杂记》

6）因命门火衰，不能蒸腐水谷，水谷之气，不能熏蒸，上润于肺，如釜底无薪，锅盖干燥，故渴。至于肺亦无所禀，不能四布水津，并行五经，其所饮之水，未经火化，直入膀胱，正谓饮一升溲一升，饮一斗溲一斗。试尝其味，甘而不咸可知矣。

明代赵献可《医贯·消渴论》

7）冯楚瞻曰：天一生水，故肾为万物之原，乃人身之宝也。奈人自伐其源，则本不固，而劳热作矣。热则精血枯竭，憔悴羸弱，腰痛足酸，自汗盗汗，发热咳嗽，头晕目眩，耳鸣耳聋，遗精便血，消渴淋沥，失音喉疮舌燥等症，靡不因是悉形。非不滋水镇火，无以制其炎烁之势。

清代黄宫绣《本草求真·卷一补剂》

8）或问下消无水，用六味丸以滋少阴肾水矣，又加附子、肉桂者何？盖因命门火衰，不能熏腐水谷，水谷之气，不能熏蒸上润乎肺，如釜底无薪，锅盖干燥，故渴。至于肺亦无所禀，不能四布水精，并行五经，其所饮之水，未经火化，直入膀胱，正谓饮一升溺一升，饮一斗溺一斗。观其尿味甘而不咸可知矣，故用桂、附之辛热，壮其少阴之火，灶底加薪，枯笼蒸溽，槁苗得雨，生意维新，惟明者知之，昧者鲜不以为迂也。

清代陈修园《医学从众录·消渴》

9）上消者，谓心移热于肺；中消者，谓内虚胃热。皆认火热为害，故或以白虎或以承气，卒致不救。总之，是下焦命门火不归原，游于肺则为上消，游于胃即为中消，以八味肾气丸引火归原。使火在釜底，水火既济，气上熏蒸，肺受湿气而渴疾愈矣。

清代冯兆张《冯氏锦囊秘录·消渴大小总论合参》

10）惟赵献可言消症之起皆由水枯火胜，津液竭槁，煎熬既久，五脏燥烈。能食者必发脑疽背痈，不能食者必发中满鼓胀。治者不必分上中下，概用六味丸加麦冬、五味，上焦小剂，下制大剂。其有命门火衰，火不归原，游于肺为上消，游于胃为中消，必用八味丸冰冷服之，引火归原，渴病如失。若过用寒凉，内热未除，中寒复起。一有消中而口苦者，为胆热也，口甘者为脾热也，治同上。

清代景日眕《嵩崖尊生书·周身部》

11）若火亏而消铄者，以阳不化气，则水精不布，水不得火，则有降无升，所以直入膀胱，而饮一溲二，以致泉源不滋，天壤枯涸，是皆真阳不足，火亏于下之消症也。

清代罗美《古今名医汇粹·病能集二》

12）凡三焦之火，多有病本于肾，而无不由乎命门。夫命门为水火之腑，水亏者，固能为消为渴，此肾中之阴虚也，宜用六味。火甚加黄柏、知母，或再加麦冬、五味。壮水清金以制火，人固有知之者；谓阳虚无火，亦能为消、为渴，则人不信。不知水不得火，是无阳不化，有降无升，所以饮水直入膀胱，而饮一溲二，以致泉源不滋而枯涸为病者，是皆真阳不足，火亏于下之消证也。知用桂附于滋阴药中，则水得火而温，如釜底加薪，而氤氲上顶矣。此生杀之微权，若不详明，再用苦寒以伐生气，则消者日甚，不能止矣。凡内伤劳病，有火亏不能归原，泛游于外，而为假热证者，亦宜知此，而用之乃妙。阅者宜深思之，不得忽过。

清代罗国纲《罗氏会约医镜·论三消》

13）孙文垣治一书办，年过五十，沉湎酒色，忽患下消之症，一日夜小便二十余度，清白而长，味且甜，少顷凝结如脂，色有油光，治半年无效。腰膝以下软弱，载身不起，饮食减半，神色大瘁。脉之六部皆无力。《经》云：脉至而从，按之不鼓，诸阳皆然。法当温补下焦，以熟地黄六两为君，鹿角霜、山萸肉各四两，桑螵蛸、鹿胶、人参、白茯苓、枸杞子、远志、菟丝、山药各三两为臣；益智仁一两为佐，大附子、桂心各七钱为使，炼蜜为丸，梧桐子大。每早晚淡盐汤送下七八十丸，不终剂而愈。或曰：凡消者皆热症也，今以温补何哉？曰：病由下元不足，无气升腾于上，故渴而多饮，以饮多小便亦多也。今大补下元，使阳气充盛，熏蒸于上，口自不渴。譬之釜盖，釜虽有水，必釜底有火，盖乃润而不干也。

清代魏之琇《续名医类案·消》

（4）三消病因病机汇总。

1）三消之症，尽由津液枯涸，火热炽盛所致。故河间云：湿寒之阴气极衰，燥热之阳火炽甚是也。但有上、中、下三者之分，故以三消名焉。其上消者，乃热结上焦，虚火散漫，不能收敛。经云：心移热于肺。为上焦是也。其症胸中烦躁，舌赤唇红，大渴引饮。其中消者，由热郁中焦，伏火蒸胃，故使消谷善饥，因其正气衰败，津液枯涸，水火偏胜，故能善食不为肌肤。其下消者，乃热结下焦，膀胱伏火，肾为火燥，引水自救，故多饮水，由其燥热炽炽，肠胃腠理怫密，壅塞水液不得外渗以荣百髓，惟止下流膀胱而为溺，其膀胱伏火，煎熬水液，是以溺浑浊如膏。

明代汪机《医学原理·三消门》

2）《内经》曰：二阳结谓之消。《注》曰：二阳结，谓胃及大肠俱热结也。肠胃藏热，则喜消水谷也。手阳明大肠主津液，所生病，热则目黄、口干，是津液不足也。足阳明胃主血，所生病，热则消谷善饥，血中伏火，是血不足也。结者，津液不足，结而不润，皆燥热为病也。《东垣》消者烧也，如火烹烧，物理者也。《入门》心移寒于肺为肺消，肺消者饮一溲二，死不治。《注》曰：金受火邪，肺脏消烁，气无所持，故饮一而溲二也。《内经》心移热于肺，传为膈消。《注》曰：心肺两间，中有斜膈膜，膈膜下际，内连于横膈膜，故心热入肺，久久传化，内为膈热，消渴而多饮也。瘅成为消中。《注》曰：瘅，谓消，热病也。多饮数溲，谓之热中。多食数溲，谓之消中。《内经》凡消瘅，肥贵人则膏粱之疾也。此人因数食甘美而多肥，故其气上溢，转为消渴。《注》曰：食肥则腠理密而阳气不得外泄，故肥令人内热。甘者性气和缓而发散逆，故甘令人中满。然内热则阳气炎上，炎上则欲饮而嗌干。中满则阳气有余，有余则脾气上溢，故转为消渴。《内经》喜渴者，由心热也。心主便、汗，便、汗出多则肾中虚燥，故令渴。凡夏月渴而汗出多，则小便少。冬月不汗，故小便多，皆平人之常也。《圣惠》

朝鲜许浚《东医宝鉴·消渴》

3）夫天一生水，肾实主之。膀胱为津液之腑，能宣行肾水，上润于肺，故肺为津液之脏。自上而下，三焦脏腑，皆围于天一真水之中，如水包天地也。经云：水之本在肾，末在肺，然真水不竭，何渴之有？人惟酒色是耽，嗜食辛辣厚味，或饵丹石药，于是火炎上熏，腑脏热炽，津液干枯而三消之病生焉。热气上腾，心受之，故烦渴引饮，小便频数而多，曰消渴。热蓄于中，脾受之，伏阳蒸胃，消谷善饥，能食肌瘦，不甚渴，便数，曰消中。热伏于下，肾受之，腿膝枯细，骨节酸疼，精竭髓枯，引水自救，饮而随溺，稠浊如膏，曰肾消。善治者，补肾水真阴之虚，泻心火燔灼之势，除肠胃燥热之甚，济心中津液之衰，使道路散而不结，津液生而不枯，气血利而不涩，则渴证自已矣。

消渴，热在上也，丹溪人乳膏、麦门冬饮子。

消中，热在胃也，白虎汤。方见中暑。麦冬饮。方见前。便结，调胃承气汤。

肾消，热在下也，大补阴丸。方见火证。肾虚，六味地黄丸。方见劳瘵。肾消小便白如膏，清心莲子饮。大便秘结，大承气汤。

明代皇甫中《订补明医指掌·三消证九》

4）消渴之症有三。欲饮而无度者是也。盖水包天，先贤之说异矣，然则入身之水，亦可以包涵五脏乎，夫天一之水。肾实主之。膀胱为津液之府，所以宣行化令，而肾水上乘于肺，故识者以肺为津液之藏，通彻上下，随气升降，是以三焦脏腑，皆圉乎真水之中，素问以水之本在于肾，末在于肺者。此也，真水不竭，安有所谓渴哉，人惟淫欲恣情，酒色是耽，好食炙爆辛辣动火之物，或多服升阳金石之剂，遂使水火不能既济，火挟热而上行，脏腑枯涸而燥炽，津液上竭而欲水，日夜好饮而难禁，以成三消者也，然三消者何，彼多饮水而少食，大小便甚常，或数而频少，烦躁舌赤，此为上消，乃心火炎于肺也，宜当泻心火补肾水，使肺得清化之令，则渴自止，若饮水多而小便赤黄，善饥不烦，但肌肉消瘦者，乃为中消，此邪热留于胃也，宜当清胃火而益肾水，则脾得健运之机，水得清化之令，自然不渴者矣，若小便淋如膏糊，欲饮不多，随即溺下，面黑体瘦，骨节酸疼，是为下消，此邪积于肾也。宜当清膀胱之湿热，益肾水之本源，使健运之令有常，生化之机不失，渴自无矣，又有强中消渴，其死可立而待也，此虚阳之火，妄动于下，强中之气，泄而不休，致使肾脏枯竭，欲得茶水相救，殊不知愈饮而愈渴也，元气衰弱，水积不行，小腹胀满，小便疼而难出，事岂宜乎有必死之理也，慎之慎之。

明代方隅《医林绳墨·消渴》

5）夫三消之病，消渴、消中、消肾，皆火也。入水之物，无物不润；入火之物，无物不消。盖消渴之疾，将饮水至斗，亦不能止其渴，相火燥其膈膜，此膈消也。治法调之而不下，固无以杀炎上之势。

明代李汤卿《心印绀珠经·演治法第七》

6）三消上中既平，不复传下，上轻、中重、下危，总皆肺被火邪，熏蒸日久，气血凝滞，故能食者，末传痈疽，水自溢也；不能食者，末传胀满，火自炎也，皆危。

明代李梴《医学入门·杂病分类》

7）河间曰：五脏六腑四肢，皆禀气于脾胃。行其津液，以濡润养之。然消渴之病，本湿寒之阴气极衰，燥热之阳气太盛故也。治当补肾水阴寒之虚，而泻心火阳热之实。除肠胃燥热之甚，济身中津液之衰，使道路散而不结，津液生而不枯，气血和而不涩。则病自已矣。况消渴者，因饮食服饵之失宜，肠胃干涸，而气不得宣平；或精神过违其度而耗乱之；或因大病，阴气损而血液衰，虚阳悍，而燥热郁甚之所成也。若饮水多而小便多，名曰消渴。若饮食多，不甚渴，小便数而消瘦者，名曰消中。若渴而饮水不绝，腿消瘦而小便有脂液者，名曰肾消。一皆以燥热太甚，三焦肠胃之腠理，怫郁结滞，致密壅滞，复多饮于中，终不能浸润于外，荣养百骸，故渴不止，小便多出或数溲也。

明代王绍隆《医灯续焰·三消脉证第五十五》

8）消渴之患，常始于微而成于著，始于胃而极于肺肾，始如以水沃焦，水入犹能消之，既而以水投石，水去而石自若。至于饮一溲一，饮一溲二，则燥火劫其真阴，操立尽之术而势成熇熇矣。《内经》有其论无其治，《金匮》有论有治矣。而集书者，采《伤寒论》厥阴经消渴之文凑入，后人不能抉择，斯亦不适于用也。盖伤寒传经热邪，至厥阴而尽，热势入深，故渴而消水，及热解则不渴且不消矣，岂杂证积渐为患之比乎？谨从《内经》拟议言之。《经》谓凡治消瘅、仆系偏枯、痿厥、气满发逆，肥贵人则膏粱之疾也，此中消所由来也。肥而不贵，食弗给于鲜；贵而不肥，餐弗过于饕；肥而且贵，醇酒厚味，孰为限量哉？久之食饮，酿成内热，津液干涸，求济于水，然水入尚能消之也，愈消愈渴，其膏粱愈无已，而中消之病遂成矣。夫既瘅成为消中，随其或上或下，火热炽盛之区，以次传入矣。上消者，胃以其热上输于肺，而子受母累，心复以其热移之于肺，而金受火刑。金者，生水而出高源者也。饮入胃中，游溢精气而上，则肺通调水道而下。今火热入之，高源之水，为暴虐所逼，合外饮之水建瓴而下，饮一溲二，不但不能消外水，且并素酝水精，竭绝而尽输于下，较大腑之暴注暴泄，尤为甚矣，故死不治也。所谓由心之肺，谓之死阴，死阴之属，不过三日而死者，此之谓也。故饮一溲二，第一危候也。至于胃以其热由关门下传于肾，肾或以石药耗其真、女色竭其精者，阳强于外，阴不内守，而小溲浑浊如膏，饮一溲一，肾消之证成矣。经谓石药之性悍，又谓脾风传之肾，名曰疝瘕，少腹冤热而痛，出白液，名曰蛊，明指肾消为言。医和有云：女子阳物也，晦淫则生内热或蛊之疾。此解冤热及蛊义甚明。王太仆谓消烁肌肉，如蛊之蚀，日渐损削，乃从消字起见，浅矣浅矣！夫惑女色以丧志，精泄无度，以至水液浑浊，反从火化，亦最危候。经云君火之下，阴精承之。故阴精有余，足以上承心火，则其人寿；阴精不足，心火直下肾中，阳精所降，其人夭矣。故肾者胃之关也，关门不开，则水无输泄而为肿满；关门不闭，则水无底止而为消渴。消渴属肾一证，《金匮》原文未脱，其曰饮一斗溲一斗者，肾气丸主之。于以蒸动精水，上承君火，而止其下入之阳光。此正通天手眼，张子和辄敢诋之。既诋仲景，复诮河间，谓其神芎丸以黄芩味苦入心，牵牛、大黄驱火气而下，以滑石引入肾经，将离入坎，真得《黄庭》之秘，颠倒其说，阿私所好，识趣卑陋若此，又何足以入仲景之门哉？何柏斋《消渴论》中已辨其非，昌观戴人吐下诸案中，从无有治消渴一案者，可见无其事即无其理矣。篇首论火一段，非不有其理也，然以承气治壮火之理，施之消渴，又无其事矣。故下消之火，水中之火也，下之则愈燔；中消之火，竭泽之火也，下之则愈伤；上消之火，燎原之火也，水从天降可灭，徒攻肠胃，无益反损。夫地气上为云，然后天气下为雨，是故雨出地气，地气不上，天能雨乎？

刘河间论三消之疾，本湿寒之阴气极衰，燥热之阳气太甚，六气中已遗风、火二气矣。且以消渴、消中、消肾，分名三消，岂中、下二消无渴可言耶？及引经言有心肺气厥而渴，有肝痹而渴，有痹热而渴，有胃与大肠结热而渴，有脾痹而渴，有肾热而渴，有小肠痹热而渴，愈推愈泛，其不合论消渴，但举渴之一端，为燥热亡液之验，诚不可解。《玉机微义》深取其说，发暖药补肾之误。吾不知暖药果为何药也，世岂有以暖药治消渴之理哉？其意盖在非《金匮》之主肾气丸耳。夫肾气丸蒸动肾水，为治消渴之圣药，后世咸知之，而何柏斋复辨之，昌恐后学偶阅子和、宗厚之说，反滋疑眩，故再陈之。

9）瘅成为消中，胃热极深，胃火极炽，以故能食、易饥、多渴，诸家咸谓宜用大承气汤下之矣。不知渐积之热，素蕴之火，无取急下，下之亦不去，徒损肠胃，转增其困耳。故不得已而用大黄，当久蒸以和其性，更不可合枳实、厚朴同用，助其疾趋之势。洁古用本方，更其名曰顺利散，隐然取顺利，不取攻劫之意。方下云：治中消热在胃而能食，小便赤黄微利，至不欲食为效，不可多利。昌恐微利至不欲食，胃气已不存矣，承气非微利之法而可渎用哉？子和更其方为加减三黄丸，合大黄、芩、连用之，不用枳、朴矣。方下云：治丹石毒及热渴。以意测度，须大实者方用，曾不思消渴证，真气为热火所耗，几见有大实之人耶？然则欲除胃中火热，必如之何而后可？昌谓久蒸大黄与甘草合用，则急缓互调；与人参合用，则攻补兼施。如充国之屯田金城，坐困先零，庶几可图三年之艾。目前纵有乘机斗捷之着，在所不举，如之何欲取效眉睫耶？昔贤过矣。

以上文献均出自清代喻昌《医门法律·消渴门》

10）三消之由：上消肺也，由肺家实火，或上焦热，或心火煅炼肺金。中消脾也，由脾家实火，或伏阳蒸胃。下消肾也，由肾阴虚，或火伏下焦。经曰：心移寒于肺，为肺消，肺消者，饮一溲二，死不治。又曰：心移热于肺，传为鬲消。又曰：奇病有消渴，皆上消也，多饮而渴不止者也。盖肺主气，其能通调水道而有制者，赖心君火，时与以温气而为之主，以润燥金，故肺之合皮，其主心也，若心火不足，不能温金，而反移以寒，寒与金化，则金冷气沉而不得升，犹下有沟渎，上无雨露，是以饮一溲二也，是肺气以下而枯索也，故曰肺消死不治，此因于寒者也。肺本燥金，心腹以热移之，为火燥相印，因而鬲上焦烦，饮水多而善消，此因于热者也。可见上消之由，有阴有阳，不可不辨。而多饮易消，火气炎郁，所以为奇病也。经又曰：瘅成为消中。又曰：胃中热则消谷，令人善饥。又曰：二阳结，谓之消，皆中消也。此盖结于本气，阳明气盛热壮，然以血多津守，未尝有所结，今言其结，则阳邪盛而伤阴，枯其津液，故结在中焦。阳明亢甚，故消谷善饥。又热亢能消，精液不荣肌肉，故名曰消也。经又曰：溲便频而膏浊不禁，肝肾主之，此下消也。盖缘肾水亏损，津液枯竭，水亏火旺，蒸烁肺金，肺被火邪，不能生肾，故成下消也。赵献可言三消之症，总由煎熬既久，五脏燥烈，能食者必发胸疽背痈，不能食者必发中满鼓胀，治者不必分上下，概用清肺滋肾之药，上消小剂，中消中剂，下消大剂宜概用六味丸加麦冬、五味子。其或命门火衰，火不归原，游于肺为上消，游于胃为中消，必用引火归原之法，渴病若失矣宜八味丸，冷水服之。若过用寒凉，恐内热未除，中寒又起。献可此言诚能于消病中寻源讨流，但必切脉合症，确然审是命门火衰，然后可用桂附，若由热结所致，下咽立毙矣，慎之谨之。

11) 又经云：二阳之病发心脾，有不得隐曲，女子不月。阳明位太阴之表而居中，于腑则胃当之，非若手阳明大肠之以经络为阳明比也。其病发心脾者，胃与心为生土之母子，而脾与胃为行津之表里。发者，发足之义。人之情欲，本以伤心，劳倦忧思，本以伤脾，脏既伤，则必连及于腑，又必从其能连及者，如母病必及子。故凡内而伤精，外而伤形者，皆能病及胃，此二阳之病，发自心脾也。然阳明为生化之本，其气盛，其精血下行，化荣卫而润宗筋，化源既病，则阳道外衰，故不得隐曲而枯涩，女子则不月。盖心脾为真阴之主，胃为真阳之主，伤真阴必使真阳无守，二阳既病，仓廪空而饷道绝，为生死之关，然必自真阳之伤为之，故曰发心脾也。治亦同三消，参其症而用方主之可也。

　　　　以上文献均出自清代沈金鳌《杂病源流犀烛·三消源流》

12)《内经》曰：二阳结谓之消。东垣曰：二阳者，阳明也。手阳明大肠主津液，若热则目黄口渴，乃津液不足也。足阳明胃主血，若热则消谷善饥，血中伏火，乃血不足也。结谓热结也。虽有三消之分，其原皆本于胃。土者，万物所归，无所不有。凡煎炒炙煿，过饮醇酒，助其胃火，耗竭津液，传于气分，则为上消。传于血分，则为下消。若房事撙节，阴气未损者，燥热只在胃经，但见消谷善饥而已。上消其病在肺，舌上赤裂，大渴引饮。此因胃火先传于肺，心复继之。经云：心移热于肺，传为膈消。举其最重者而言，其实先由胃火而起也。中消其病在胃，善食而饥，自汗时出，大便坚硬，小便频数，亦有口干饮水者，较之上消下消为少耳。今医治此，俱有甘露饮子，非不有理，但滋阴养血，落后一层，而清热生津，尤为急着，柴胡芍药汤，良不易也。仲景治伤寒论云：口渴者，风发也，以饮食消息止之。见得口中作渴，不但胃火所使，而肝胆风热亦复乘之，徒求药石，不能速愈。须以饮食之中，甘蔗梨汁，频频食之，庶可免死。此亦治消渴之妙法也。此言历练有准，非虚伪浮夸之谈。下消其病在肾，耳叶焦枯，小便如膏，其中伏有至理，人所不知。盖小便如膏，似属肾虚，凉药治之无益。不知肾消一症，不但胃热下流，而心之阳火，亦因下趋于肾，宜用当归六黄汤，或六味地黄汤，加犀角以治心火，其消乃愈。向使见其遗精，不敢用凉，岂不误乎！《总录》云：未传能食者，必发脑疽背疮，为其邪火太盛也。不能食者，必传中满臌胀，以其治之太过，上热未除，中寒复生也。岐伯曰：脉实病久可治，脉弦小病久不可治。盖洪数之脉，邪火有余，津液犹未枯竭。若脉细无力者，津液既绝，胃气亦亡，故不可治。不得已而药之，宜于柴芍汤中，加入人参，甚则八味地黄丸，或可起死。

清代陈岐《医学传灯·三消》

13）问曰：三消症起于何因？

答曰：消症生于厥阴。风木主气，盖以厥阴下木而上火。风火相煽，故生消渴诸症。消者，化之速，如风前之烛。易于化烬，诸书称渴而多饮者为上消。为心包之火，挟肝风而上刑于肺，肺金受克，不能资其化源，海枯水涸，不能上升。欲乞外水为援，故渴而多饮。古人用人参白虎汤以救之。心包之火，挟肝风而刑于胃，胃中风火相煽，食入犹如转轮，食而易饥，故为中消。以调胃承气汤治之。心包之火，挟肝风而搅动海水，肾气不能收摄，遂饮一溲二而为下消，以大剂麦味地黄汤治之。此皆对症之方，法可遵从。更有先天真火浮游于上，而成上消，浮游于中而成中消，浮游于下而成下消，即以辨阳虚诀治之，法宜导龙归海，如潜阳、封髓二丹，或四逆、白通皆可酌用。查此病缘因风火为本，厥阴风木在下，厥阴心包在上。风借火势，火借风威，潋上潋下，而消症从此生矣。但治其火，火熄而风亦熄。治其风，风散而火亦亡。推其至极，风即是气，气即是火，以一火字统之便了，即以一风字括之亦可。风字宜活着，一年六气即是六风。佛家以风轮主持大世界。人之一呼一吸便是风，离风人即死。人活风，犹鱼之活水，鱼离水顷刻即死，学者须知。

清代郑寿全《医理真传·杂问》

14）人有消渴饮水，时而渴甚，时而渴轻，人以为心肾二火之沸腾，谁知是三焦之气燥乎？夫消症有上、中、下之分，其实皆三焦之火炽也。下焦火动，而上、中二焦之火翕然相从，故尔渴甚。迫下焦火息，而中、上二焦之火浮游不定，故又时而渴轻。三焦同是一火，何悉听于下焦之令？盖下焦之火，一发而不可遏，故下焦之火，宜静而不宜动，又易动而难静也。必得肾中之水以相制，肾旺而水静，肾虚而水动矣。

清代陈士铎《辨证录·燥证门》

三、辨病位

（一）消渴病位概述

消渴虽有上消、中消、下消的划分，但不外乎胃肾阴虚阳亢，火热上炎灼肺。如叶桂在《临证指南医案》记载："三消一症，虽有上中下之分，其实不越阴亏阳亢，津涸热淫而已。"故消渴的"三多"症状往往同时存在，但根据其表现程度不同，而有上、中、下三消之分，肺燥、胃热、肾虚之别。消渴病变的脏腑主要在肺、胃、肾，尤以肾为关键。肺主气，为水之上源，敷布津液。肺受燥热所伤，则津液不能敷布而直趋下行，随小便排出体外，故小便频数量多；肺不布津，则口渴多饮。正如《医学纲目·消瘅门》曰："盖肺藏气，肺无病则气能管摄津液之精微，而津液之精微者收养筋骨血脉，余者为溲。肺病则津液无气管摄，而精微者亦随溲下，故饮一溲二。"胃为水谷之海，主腐熟水谷，脾为后天之本，主运化，为胃行其津液。脾胃受燥热所伤，胃火炽盛，脾阴不足，则口渴多饮，多食善饥；脾气虚不能运化水谷精微，则水谷精微下流注入小便，故小便味甘；水谷精微不能濡养肌肉，故形体日渐消瘦。肾为先天之本，主藏精而寓元阴元阳。肾阴亏虚则虚火内生，上燔心肺则烦渴多饮，中灼脾胃则胃热消谷，肾失濡养，开阖固摄失权，则水谷精微直趋下泄，随小便而排出体外，故尿多味甜。

消渴病位虽有肺、胃、肾的不同，但往往又互相影响。如肺燥津伤，津液失于敷布，则脾胃不得濡养，肾精不得滋助；脾胃燥热偏盛，上可灼伤肺津，下可耗伤肾阴；肾阴不足则阴虚火旺，亦可上灼肺胃，终至肺燥胃热肾

57

虚，故"三多"之症常可并见。通常把以肺燥为主，多饮症状较突出者，称为上消；以胃热为主，多食症状较为突出者，称为中消；以肾虚为主，多尿症状较为突出者，称为下消。

（二）消渴病位古代文献汇总

1. 晋隋唐时期

《古今录验》论消渴病有三：一渴而饮水多，小便数，无脂，似麸片甜者，皆是消渴病也；二吃食多、不甚渴、小便少，似有油而数者，此是消中病也；三渴饮水不能多，但腿肿脚先瘦小，阴痿弱，数小便者，此是肾消病也。

唐代王焘《外台秘要方·消中消渴肾消方八首》

2. 宋金元时期

（1）夫三消者，一名消渴，二名消中，三名消肾。此盖由少年服乳石热药，耽嗜酒肉荤辛，热面炙煿，荒淫色欲，不能将理，致使津液耗竭，元气衰虚，热毒积聚于心肺，腥膻并伤于胃腑。脾中受热，水脏干枯，四体尪羸，精神恍惚，口苦舌干，日加燥渴。一则饮水多而小便少者，消渴也。二则吃食多而饮水少，小便少而赤黄者，消中也。三则饮水随饮便下，小便味甘而白浊，腰腿消瘦者，消肾也。

宋代王怀隐《太平圣惠方·三消论》

（2）上消者，《素问》谓之膈消，渴而多饮，小便频数。中消者《素问》谓之消中，消谷善饥，身体消瘦。下消者，《素问》谓之肺消，渴而便数有膏。饮一溲二，后人又谓之肾消，肾消之证，则已重矣。若脉微而涩，或细小，身体瘦瘁溺出味甘者，皆不治之证也。

宋代窦材《扁鹊心书·消渴》

（3）渴病有三，曰消渴、消中、消肾。消渴属心，故烦心，致心火散蔓，渴而引饮。经云：脉软散者，当病消渴。诸脉软散，皆气实血虚也。消中属脾，瘅热成，则为消中。消中复有三，有寒中、热中、强中。寒中，阴胜阳郁，久必为热中。经云：脉洪大，阴不足，阳有余，则为热中；多食数溲，为消中；阴狂兴盛，不交精泄，则为强中。三消病至强中，不亦危矣。消肾属肾，盛壮之时，不自谨惜，快情纵欲，极意房中，年长肾衰，多服丹石，真气既丧，石气孤立，唇口干焦，精溢自泄，不饮而利。经云：肾实则消。不渴而小便自利，名曰消肾，亦曰内消。

宋代陈言《三因极一病证方论·三消脉证》

（4）渴之为病有三：曰消渴，曰消中，曰消肾，分上中下三焦而应焉。热气上腾，心虚受之，心火散漫，不能收敛，胸中烦躁，舌赤唇红，此渴引饮常多，小便数而少，病属上焦，谓之消渴。热蓄于中，脾虚受之，伏阳蒸胃，消谷善饥，饮食倍常，不生肌肉，此渴亦不甚烦，但欲饮冷，小便数而泔，病属中焦，谓之消中。热伏于下，肾虚受之，腿膝枯细，骨节酸痛，精走髓虚，引水自救，此渴水饮不多，随即溺下，小便多而浊，病属下焦，谓之消肾。

宋代杨士瀛《仁斋直指方论·消渴》

（5）论曰：消渴之疾，三焦受病也，有上消、中消、肾消。上消者，上焦受病，又谓之膈消病也，多饮水而少食，大便如常，或小便清利，知其燥在上焦也，治宜流湿润燥。中消者，胃也，渴而饮食多，小便黄，《经》曰：热则消谷，知热在中；法云：宜下之，至不欲饮食则愈。肾消者，病在下焦，初发为膏淋，下如膏油之状，至病成而面色黧黑，形瘦而耳焦，小便浊而有脂，治法宜养血以肃清，分其清浊而自愈也。

金代刘完素《素问病机气宜保命集·消渴论》

（6）又如胃膈瘅热烦满，饥不欲食，或瘅成消中，善食而瘦，或燥热郁甚而成消渴，多饮而数小便……又如周身热燥怫郁，故变为雀目，或内障、痈疽、疮疡，上为咳嗽、喘，下为痔痢。或停积而湿热内甚，不能传化者，变为水肿、腹胀也。世传消渴病及消瘦弱，或小便有脂液者，为消肾也。此为三消病也，消渴、消中、消肾，经意但皆热之所致也。

金代刘完素《黄帝素问宣明论方·燥门》

（7）夫一身之心火，甚于上，为膈膜之消；甚于中，则为肠胃之消；甚于下，为膏液之消；甚于外，为肌肉之消。

金代张从正《儒门事亲·三消之说当从火断二十七》

（8）《阴阳别论》云：二阳结谓之消。《脉要精微论》云：瘅成为消中。夫二阳者，阳明也，手阳明大肠主津，病消则目黄口干，是津不足也；足阳明胃主血，热则消谷善饥，血中伏火，乃血不足也。结者，津液不足，结而不润，皆燥热为病也。此因数食甘美而多肥，故其气上溢，转为消渴，治之以兰，除陈气也。不可服膏粱、芳草、石药，其气剽悍，能助燥热也。越人云：邪在六腑则阳脉不和，阳脉不和则气留之，气留之则阳脉盛矣。阳脉大盛则阴气不得营也，故皮肤肌肉消削是也。经云：凡治消瘅、仆系、偏枯、痿厥、气满发逆，肥贵人则膏之疾也。岐伯曰：脉实，病久可治；脉弦小，病久不可治。后分为三消。高消者，舌上赤裂，大渴引饮。《逆调论》云"心移热于肺，传于膈消者"是也。以白虎加人参汤治之。中消者，善食而瘦，自汗，大便硬，小便数。叔和云：口干饮水，多食亦饥，虚瘅成消中者是也，以调胃承气、三黄丸治之。下消者，烦躁引饮，耳轮焦干，小便如膏。叔和云：焦烦水易亏，此肾消也。以六味地黄丸治之。

高消者，舌上赤裂，大渴引饮，《逆调论》云：心移热于肺，传为膈消者是也……中消者，善食而瘦，自汗，大便硬，小便数，叔和云口干饶饮水，多食亦饥，虚瘅成消中者是也……下消者，烦躁引饮，耳轮焦干，小便如膏。叔和云：焦烦水易亏，此肾消也。

金代李东垣《兰室秘藏·消渴门》

（9）【脉】心脉滑为渴，滑者阳气胜。心脉微小为消瘅……消瘅，脉实大，病久可治；悬小坚急，病久不可治。脉数大者生，实坚大者死。细浮短者死。

夫因则火一也，病则有上、中、下三也。盖心火盛于上，为膈膜之消。病则舌上赤裂，大渴引饮。论云：心移热于肺，传为膈消是也。

火盛于中，为肠胃之消。病则善食身瘦，自汗，大便硬，小便数。论云：瘅成为消中者是也。

火盛于下，为肾消。病则烦躁，小便浊，淋如膏油之状。论云：焦烦水易亏者是也。

元代朱丹溪《脉因证治·消渴》

（10）消渴之疾，三焦受病也。有上消、有中消、有消肾。上消者，肺也，多饮水而少食，大便如常，小便清利，知其燥热在上焦也，治宜疏湿以润其燥。

消中者，胃也。渴而饮食多，小便赤黄，热能消谷，知热在中焦也，宜下之。

消肾者，初发为膏淋，谓淋下如膏油之状，至病成而面色黧黑，形瘦而耳焦，小便浊而有脂液。治法宜养血以肃清，分其清浊而自愈也。

元代朱丹溪《活法机要·消渴证》

（11）上消者，肺也，多饮水而少食，大小便如常；中消者，胃也，多饮水而小便赤黄；下消者，肾也，小便浊淋如膏之状，面黑而瘦。

其热气上腾，心虚受之，心火散漫，不能收敛，胸中烦躁，舌赤唇红，此渴引饮，常多，小便数而少，病属上焦，谓之消渴；热蓄于中，脾虚受之，伏阳蒸胃，消谷善饥，饮食倍常，不生肌肉，此渴亦不甚烦，但欲饮冷，小便数而甜，病属中焦，谓之消中；热伏于下，肾虚受之，腿膝枯细，骨节酸疼，精走髓空，引水自救，此渴水饮不多，随即溺下，小便多而浊，病属下焦，谓之消肾。

元代朱丹溪《丹溪心法·消渴》

（12）因津血不足而然也。盖火甚于上为膈膜之消，病则舌上赤裂，大渴引饮，以白虎加参主之。火甚于中为肠胃之消，病善饮者，自瘦自汗，大便硬，小便数，以调胃承气、三黄汤等治之。火甚于下为肾消，病则烦躁，小便淋浊如膏油之状，以六味地黄丸治之。

元代朱丹溪《丹溪手镜·消渴》

3. 明清时期

（1）上消者，经谓之膈消。膈消者，渴而多饮是也。中消者，经谓之消中。消中者，渴而饮食俱多，或不渴而独饮是也。下消者，经谓之肾消。肾消者饮一溲二，其溲如膏油，即膈消、消中之传变。王注谓肺脏消燥，气无所持是也。盖肺藏气，肺无病则气能管摄津液，而津液之精微者，收养筋骨血脉，余者为溲。肺病则津液无气管摄，而精微者亦随溲下，故饮一溲二，而溲如膏油也。筋骨血脉无津液以养之，故其病成，渐形瘦焦干也。然肺病本于肾虚，肾虚则心寡于畏，妄行凌肺，而移寒与之，然后肺病消。故仲景治渴而小便反多，用肾气丸补肾救肺，后人因名之肾消及下消也。

（2）渴病有三：曰消渴，曰消中，曰消肾。热气上腾，心虚受之，心火散漫不能收敛，胸中烦躁，舌赤唇红，此渴引饮常多，小便数而少。病属上焦，谓之消渴。热蓄于中，脾虚受之，伏阳蒸胃，消谷善饥，饮食倍常，不生肌肉，此渴亦不甚烦，小便数而甜。病属中焦，谓之消中。热伏于下，肾虚受之，腿膝枯细，骨节酸痛，精走髓虚，引水自救，饮水不多，随即尿下，小便多而浊。病属下焦，谓之消肾。自消肾而析之，又有五石过度之人，真气既尽石势独留，阳道兴强，不交精泄，谓之强中。消渴轻也，消中甚焉，消肾又甚焉，若强中则其毙可立待也。《直指》。上消者肺也，又谓之膈消，多饮水而少食，大便如常，小便清利。中消者胃也，渴而饮食多，小便赤黄。下消者肾也，小便浊淋如膏油之状，面黑耳焦而形瘦，渴而多饮为上消，消谷善饥为中消，渴而尿数有膏油为下消。《纲目》。五脏六腑皆有津液，热气在内，则津液竭少，故为渴。夫渴者，数饮水，其人必头目眩，背寒而呕，皆因里虚故也。《类聚》。饮水而安睡者，实热也。饮水少顷即吐者，火邪，假渴耳。《入门》。

消渴，脉实大，病久可治。脉悬小坚，病久不可治。《内经》。消渴脉，当得紧实而数，反得沉涩而微者死。《难经》。消渴脉，数大者活，细小浮短者死。《脉诀》。心脉滑为渴，滑者阳气胜也。心脉微小为消瘅。脉数大者生，沉小者死。《脉经》。心脉滑甚为喜渴。《圣惠》。跌阳脉数，胃中有热，即消谷引饮，大便必坚。

（3）愚按河间曰饮水多而小便多者，名曰消渴，饮食多而不甚渴，小便数而消瘦者，名曰消中，渴而饮水不绝，腿消瘦而小便有脂液者，名曰肾消，此三者，其燥热一也。内经曰，二阳结谓之消，正此谓也。是故治此症者，补肾水阴寒之虚，而泻心火阳热之极，除肠胃燥热之胜，济阴中津液之衰，使阴阳和而不结，腑脏和而不枯，气血利而不涩，水火济而不滞，此治之大法也。

（4）【歌】消症良由燥热过，消中饮食善消磨。肾消溲浊腰肢瘦，消渴便多饮亦多。

热气上腾，心受之，故烦渴引饮，小便频数而多，日消渴。热蓄于中，脾受之，伏阳蒸胃，消谷善饥，能食肌瘦，不甚渴，便数，日消中。热伏于下，肾受之，腿膝枯细，骨节酸疼，精竭髓枯，引水自救，饮而随溺，稠浊如膏，日肾消。

明代皇甫中《订补明医指掌·三消证九》

（5）《总录》论消渴有三种：一日渴而饮水多，小便数，有脂似麸片而甜者，消渴病也；二者吃食多，不甚渴，小便少有似油而数者，消中病也；三者虽渴，饮水不能多，腿脚瘦小痿弱，小便数，此肾消也。

明代孙一奎《赤水玄珠·消瘅门》

（6）上消者，肺也，多饮水而少食，大小便如常；中消者，胃也，多饮食而小便赤黄；下消者，肾也，小便频数，浊淋如膏之状。

明代张洁《仁术便览·消渴》

（7）消渴者，口常渴也。小便不利而渴者，知内有湿也。湿宜泻之。小便自利而渴者，知内有燥也。燥宜润之。大抵三消者，俱属内虚有热也。

上消者，肺火。饮水多而食少也。

中消者，胃火。消谷易饥，不生肌肉，小水赤黄是也。

明代龚廷贤《万病回春·消渴》

（8）消渴等症。三消其症不同，消瘅、消中、消肾。《素问》云胃府虚，食斗不能充饥。肾脏渴，饮百杯不能止渴；及房劳不称心意，此为三消也。

明代杨继洲《针灸大成·八脉图并治症穴》

（9）渴而多饮为上消，经谓膈消；消谷善饥为中消，经谓消中；渴而便数有膏为下消，经谓肾消……若饮水多而小便多，日消渴。若饮食多，不甚渴，小便数而消瘦者，名曰消中。若渴而饮水不绝，腿消瘦而小便有脂液者，名曰肾消。

明代王肯堂《类方证治准绳·消瘅》

（10）上消者，肺也，多饮水而少食，小便如常。

下消者，肾也，小便数淋，如膏之状。

中消者，胃也，善食而瘦，小便赤黄。

明代张三锡《治法汇·三消门》

（11）口烦渴、口燥渴、口强中三证者，消渴也。多渴而利，燥渴者，由热中所作。但饮食皆作小便，自利不渴，令人虚极短气。强中者，阳具不交而精溢自出。凡消渴之人，当防患痈疽。

明代龚廷贤《寿世保元·消渴》

（12）上焦者，乃心消……渴引饮多，小便数而少，病属上焦，谓之消渴。中消者，乃脾消……消谷善饥，饮食倍常，不生肌肉，渴亦不甚烦，但欲饮冷，小便数如泔，病属中焦，谓之消中。下消者，是肾消……腿膝枯细，骨节酸疼，精泄髓冷，饮水自救，水饮不多，随溺而下，小便多而渴，病属下焦，谓之消肾。自消肾之下，又有肢体瘦弱，阳道兴强，不交精泄，谓之强中。

明代丁凤《医方集宜·消渴门》

（13）夫三消者，上焦受病，多饮而少食，小便多利而不禁，甚至舌干白苔或裂，属肺，名消渴，亦名膈消。中焦受病，渴而多食，食已即饥，属胃，名消中。下焦受病，小便淋浊如膏糊，甚至面色黧黑，形瘦耳焦，属肾，名肾消。

明代孙志宏《简明医彀·三消》

（14）心经既虚，邪火乘之，而又内夹心火，心火为邪火，一时腾起，不能制抑，熏蒸上焦，以致口干舌燥，咽喉如烧，引饮虽多而烦渴不止，小便频数而短少，所谓消渴者此也。脾经既虚，邪火乘之，而内炙脾土，脾家为火所烁，胃火亦从而起，仓廪之官失职，中宫之位已虚，令人消谷而易饥，饮食大倍于平日，肌肉渐瘦，小便如泔，虽甚烦渴而引饮不多，所谓消中者是也。肾经既虚，邪火乘之，水本能胜火，而今反为火胜，一杯之水易干，车薪之火方炽，则先天真一之精，煎熬殆尽，由是骨髓皆枯，肢节瘦细，腿膝酸疼，唇裂口燥，渴而引饮，饮虽不多而便溺时下，不能收摄，所谓消肾者是也。

消渴之症，上焦受热，渴多引饮。

消中之症，善饥多食。

消肾之症，骨瘦腿疼。

明代王肯堂《医镜·三消》

（15）三消之病，三焦受病也。上消者，渴证也，大渴引饮，随饮随渴，以上焦之津液枯涸。古云其病在肺，而不知心、脾、阳明之火皆能熏炙而然，故又谓之膈消也。中消者，中焦病也，多食善饥，不为肌肉，而日加削瘦，其病在脾胃，又谓之消中也。下消者，下焦病也，小便黄赤，为淋为浊，如膏如脂，面黑耳焦，日渐消瘦，其病在肾，故又名肾消也。

明代张景岳《景岳全书·三消干渴》

（16）上消者，舌上赤裂，大渴引饮，《逆调论》云心移热于肺，传为膈消者是也，以白虎汤加人参治之。中消者，善食而瘦，自汗，大便硬，小便数，叔和云口干饮水，多食饥，虚瘅成消中者是也，以调胃承气汤治之。下消者，烦躁引饮，耳轮焦干，小便如膏，叔和云焦烦水易亏，此肾消也。

明代赵献可《医贯·消渴论》

（17）上消者，肺也，其症多饮水而少食，大小便如常；中消者，胃也，其症多饮水而小便黄赤；下消者，肾也，其症小便浑浊如膏，面黑耳焦且瘦。

（18）其症胸中烦躁，舌赤唇红，饮水多而小便涩数……谓之上消。消谷善饥，其症饮食倍常，不生肌肉，渴不甚，烦，但欲饮冷，小便数而频……谓之中消……其症腿膝枯细，骨节酸痛，精之髓空，饮水自救，渴烦，多饮，小便淋浊如膏……谓之消肾。

以上文献均出自明代汪机《医学原理·三消门》

（19）三消之症，实热者少，虚热者多，不足之证也。若作有余治之，误矣。始而心肺消渴，或脾胃消中，或肾水消浊，传染日久则肠胃合消，五脏干燥，精神倦怠，以致消瘦四肢。

（20）消渴，心火动而消上，上消乎心，移热于肺，渴饮茶水，饮之又渴，名曰消上。

消肌，脾火动而消中，中消于脾，移热于胃。喜多食，食无足时，小便色黄，名曰中消。

消浊，火动消肾，移热于膀胱，小便浑浊，色如膏脂，名曰下消。

以上文献均出自清代夏鼎《幼科铁镜·三消》

（21）凡煎炒炙煿，过饮醇酒，助其胃火，耗竭津液，传于气分，则为上消；传于血分，则为下消。若房事撙节，阴气未损者，燥热只在胃经，但见消谷善饥而已。上消其病在肺，舌上赤裂，大渴引饮。中消其病在胃，善食而饥，自汗时出，大便坚硬，小便频数，亦有口干饮水者，较之上消下消为少耳。下消其病在肾，耳轮焦枯，小便如膏。

清代陈岐《医学传灯·三消》

（22）三消病得者，消渴、消中、消肾是也。上消主肺，中消主胃，下消主肾……消中者，胃中蓄热，善食而瘦，燥热郁甚，消渴多饮，小便多出……消肾者，燥热消渴，瘦弱面黑，小便浊淋，有脂液如膏者是也。

清代冯兆张《冯氏锦囊秘录·消渴大小总论合参》

（23）夫消渴者，枯燥之病也。凡渴而多饮为上消，肺热也；多食善饥为中消，胃热也；渴而小便数，膏浊不禁为下消，肾热也。

（24）小儿消渴，由心火动而消上，上消乎心，移热于肺，渴饮茶水，饮之又渴，名曰上消。小便最多，由其水不能停，所以饮水无厌，凡饮一溲一者可治，饮一溲二者不可治。

小儿消饥，由脾火动而消中，中消于脾，移热于胃，喜多食，食无足时，小便色黄，名曰中消。

小儿消浊，色如膏脂，名曰下消。

以上文献均出自清代陈复正《幼幼集成·消渴证治》

（25）上消者，渴证也，随饮随渴……中消者，中焦脾胃病也，多食善饥，而身日瘦，又谓之消中。下消者，下焦肾经病也，小便黄赤，或为淋浊，或如膏脂，面黑体瘦，又谓之肾消。

清代罗国纲《罗氏会约医镜·杂证》

（26）消分上中下三症，谓消渴、消谷、消肾也。皆水火不交，燥热伤阴所致。故经云：二阳结谓之消。手阳明大肠主津，足阳明胃主液，二经燥结失润，故为消。上消主肺，肺热化燥，渴饮无度，是为消渴，经所谓心移热于肺，传为鬲消也。中消主胃，胃热善饥，能食而瘦，是为消谷，经所谓瘅成为消中也。下消主肾，虚阳烁阴，引水自救，溺浊如膏，精髓枯竭，是为肾消，经所谓肾热病苦渴数饮身热也。三消之症，上轻、中重、下危。然上中不甚，则不传下矣。故肾消者，乃上中消之传变，肺胃之热入肾，消烁肾脂，饮一溲二，溲如膏油。盖肺主气，肺病则不能管束津液，上朝咽嗌，而尽输于下，其精微亦随溲下也。且消之由于火盛者，阳消症也。亦有气血消乏而为阴消症者，如经曰：心移寒于肺，为肺消，饮一溲二，死不治。景岳以为元阳大衰，金寒水冷，水不化气，而气悉化为水也。

清代林珮琴《类证治裁·三消》

（27）善食形瘦曰消，善饮口燥曰渴，《宣明论》列消渴于燥病，盖此症有燥无湿也。《易》云火就燥，风自火出，《内经》云其传为风消，正如暑月南风，赤地千里。病由阴虚火炽，热极生风者，乃劳证之末传，或由膏粱石药积热所发者，亦无异乎误药以成劳。析而言之，饮不解渴曰上消，即《内经》之膈消，《难经》之上损，以肺居膈上，而金受火刑，故成渴病；食不充饥曰中消，亦曰消中，《伤寒论》谓之除中，以胃位中枢而土为火烁，故成消病，胃阳发越则为除中；小溲如膏曰下消，即强中证，亦谓之肾消，以肾处下极，而精被火灼，故成枯病。统名之曰三消者，谓其肌肉消瘦也。万物得水则丰腴，得火则干瘪。善饮善食而干瘦，岂非火燔其液，风耗其津乎？

清代王学权《重庆堂随笔·卷上》

（28）上消者，肺病也。肺气焦满，水源已竭，咽燥烦渴，引饮不休，肺火炽盛，阴液消亡。

中消者，胃病也。胃为谷海，又属燥土。痰入胃中，与火相乘，为力更猛，食入即腐，易于消烁。

下消者，肾病也。坎之为象，一阳居于二阴之中。肾阴久亏，孤阳无依，不安其宅，于是饮一溲一，或饮一溲二，夹有浊淋，腿股枯瘦，而病益深矣。

清代费伯雄《医醇剩义·三消》

（29）饮水多而小便少者，水消于上名上消；食谷多而大便坚者，食消于中名中消；饮水多而小便反多者，水消于下名下消。上中二消属热，惟下消寒热兼之，以肾为水火之脏也。

清代唐宗海《金匮要略浅注补正·消渴
小便不利淋病脉证并治第十三》

（30）上消者，舌赤裂，咽如烧，大渴引饮，日夜无度。中消者，多食易饥，肌肉燥，口干饮水，大便硬，小便如泔。下消者，烦躁引饮，耳轮焦，便溺不摄，或便如胶油。

清代沈金鳌《杂病源流犀烛·三消源流》

(31) 上消者，心也，多饮少食，大便如常，溺多而频；中消者，脾也，善渴善饥，能食而瘦，溺赤便闭。下消者，肾也，精枯髓竭，引水自救，随即溺下，稠浊如膏。

清代李用粹《证治汇补·胸膈门》

第三章 平脉析证

平脉析证是"病脉证并治"临床诊疗过程的核心环节之一。《伤寒杂病论》曰:"观其脉症,知犯何逆,随证治之。""观其脉症"即平脉析证,对诊疗过程非常重要。消渴古籍文献研究借鉴"病脉证并治"思维模式,从相关古籍中归纳证候、解析脉象,以期为糖尿病的临床诊疗提供参考。因古籍中对消渴证候的描述内容十分庞杂且无统一标准,因而将所有证候归为上消、中消和下消三个基本大类,在每个大类之下,对相关古籍原文分条解析、分门别类,归纳总结各类证候并提炼形成证型,对每个证候的古籍原文进行罗列,同时进行分析解读,挖掘证候内涵。

一、消渴脉证

消渴是由于先天禀赋不足、饮食不节、情志失调、劳倦内伤等因素导致的阴虚内热,以多饮、多尿、乏力、形体消瘦或尿有甜味为主要症状的病证。秦汉时期,消渴的证候表现多指广义的消渴,"消"和"渴"的证候描述较为突出。晋隋唐时期,消渴开始有广义消渴和狭义消渴之分,如《小品方》有"消渴者,原其发动,此则肾虚所致,每发即小便至甜"的描述,这是狭义消渴最为典型的证候描述,也是糖尿病在古代文献记载中较早的案例之一。之后如《诸病源候论》《太平圣惠方》《圣济总录》等文献中关于消渴证候表现的记述,均是广义消渴和狭义消渴兼有而又以广义消渴为主。宋金元时期,《太平圣惠方·三消论》记载:"夫三消者,一曰消渴,二曰消中,三曰消肾。""三消"为消渴总称。刘完素在《三消论》中将消渴证候表现进行了分类,"若饮水多而小便多者,名曰消渴;若饮食多而不甚饥,小便数而渐瘦者,名曰消中;若渴而饮水不绝,腿消瘦而小便有脂液者,名曰肾消"。将三消按部位划分为上、中、下三焦的描述始见于宋代黎民寿的《黎居士简易方论》,该书曰:"渴疾有三:曰消渴,曰消中,曰消肾,分上中下焦而言之。"

朱丹溪《丹溪心法·消渴》曰："上消者，肺也，多饮水而少食，大小便如常；中消者，胃也，多饮水而小便赤黄；下消者，肾也，小便浊淋如膏之状，面黑而瘦。"明清时期，大多数医家继承了宋金元时期医家的三消分类方法。如王肯堂在《证治准绳·消瘅》中记载："渴而多饮为上消，经谓膈消；消谷善饥为中消，经谓消中；渴而便数有膏为下消，经谓肾消。"再如清代沈金鳌在《杂病源流犀烛·消渴源流》中记载"上消者，舌赤裂，咽如烧，大渴引饮，日夜无度""中消者，多食易饥，肌肉燥，口干饮水，大便硬，小便如泔""下消者，烦躁引饮，耳轮焦，便溺不摄，或便如胶油"。

消渴以多尿、多饮、多食、形体消瘦或尿有甜味为主要症状。消渴的多尿表现为排尿次数增多，尿量增加；与多尿同时出现的是多饮，喝水量及喝水次数明显增多；多食表现为食量超出常人，但病人常感疲乏无力，日久则形体消瘦；尿有甜味表现为小便浑浊如膏，有甜味。消渴病变涉及多个脏腑，未及时医治及病情严重者，常可并发其他病证，如肺喜润恶燥，肺失濡养，日久可并发肺痨；阴虚燥热，血脉瘀滞，可致胸痹、脑脉闭阻或血溢脉外，可发为中风等；肾阴亏损，肝失濡养，肝肾精血不足，不能上承耳目，可并发圆翳内障、雀目、耳聋等；燥热内结，脉络瘀阻，毒蕴成脓，可发为疮疖痈疽。

（一）上消证

肺热津伤证

主证：口舌干燥，咽干，面赤，烦躁，渴欲饮水，四肢倦怠，神疲乏力，气短懒言，烦热多汗，小便不利；脉浮。

析证：五志过极，心火炽炎，移热于肺，或嗜食肥甘酒类，胃热上乘于肺，或下源肾水亏乏，不能制火，火势上浮乘肺，均可刑伐肺金，肺为燥热所伤而无力敷布津液。肺为华盖，为水之上源，具有宣发肃降、通调水道的功能。肺脏娇嫩，不耐寒热，易被邪侵，若肺热炽盛，耗伤津液，则口渴多饮、口舌干燥；肺主治节，燥热伤肺，治节失职，水不化津，直趋于下，则尿量频多；热迫津液外泄，可见烦热多汗。

【文献举例】

（1）治消渴发热，心神烦躁，饮水不足……治消渴烦躁，体热不能食……治消渴，体热烦躁……治消渴烦躁，饮水不止，或成骨蒸之状……治消渴，心燥烦热，不得睡卧……治消渴，心热烦躁，口干颊赤……治消渴，烦躁，羸瘦乏力，不思饮食……治消渴烦躁，小便不利……治消渴烦躁，狂乱，皮肤干燥……治消渴烦躁，饮水无度……治消渴，心神烦躁，小便不利。

（2）治消渴，口舌干燥，烦热……治消渴，口舌焦干，精神恍惚，烦躁不安……治消渴，止虚烦，除口舌干燥……治消渴，口舌干燥，烦热，不能饮食……治消渴，口舌干燥，烦热狂乱……治消渴，口舌干燥，烦热，心神如狂……治消渴，口舌干燥，骨节烦热……治消渴，心神烦躁，口干舌涩。

（3）治消渴饮水，过多不止，心神恍惚，卧不安稳……治消渴，饮水过多，烦热不解……治消渴，饮水过多，烦渴不止……治消渴，饮水过多，不知足限……治消渴，日夜饮水，过多不足，口干燥，小便数……治消渴，饮水过度，烦热不解，心神恍惚，眠卧不安……治消渴饮水过度，渴尚不止，口舌干燥，心神烦乱，坐卧不安……治消渴饮水过多，小便不利……治消渴，饮水过多不瘥。

以上文献均出自宋代王怀隐《太平圣惠方·三消论》

（4）烦渴而引饮且躁也……治消渴热盛，烦躁恍惚……治消渴心脾中热，烦躁不止，下焦虚冷，小便多，羸瘦……治烦渴不止，咽干，燥热昏闷……治消渴心脾实，燥热多渴，化为小便……治消渴及心藏燥热，饮水无度……治消渴，心中烦躁……治消渴烦躁，心藏热引饮……治消渴发热，心神烦躁引饮……治消渴，上焦虚热，心中烦躁……治消渴烦躁，惊悸不安……治丹石发，关节毒气不宣，心肺燥热，渴不止，饮水旋作小便，久即为痈疽发背……治消渴，胸膈烦闷，燥渴饮水无度。

宋代赵佶《圣济总录·消渴门》

（5）肺消证主心肺。心移寒于肺，肺消，饮少溲多，当补肺平心，死而可治，乃心肺为贼也。黄芪汤主之，治肺消，饮少溲多，补肺平心。积寒在肺痿劣。

（6）膈消证主肺门。心移热于肺，名曰膈消，二者心膈有热，久则引饮为消渴耳，麦门冬饮子主之。治膈消，胸满烦心，津液燥少，短气，久为消渴。

以上文献均出自金代刘完素《黄帝素问宣明论方·诸证门》

（7）膈消，大渴饮水无度，舌上赤涩，上下齿皆麻，舌根强硬肿痛，食不下，腹时胀痛，浑身色黄，目白睛黄甚，四肢痿弱无力，面尘脱色，胁下急痛，善嚏，善怒，健忘，臀腰背寒，两丸冷甚。

金代李东垣《东垣试效方·消渴门》

（8）肾消善饮而食，小便频数，白浊如膏。张洁古曰：上消者，肺也，多饮水少食，大小便如常，此心火刑于肺金，而渴生焉。

明代龚信《古今医鉴·消渴》

（9）消渴之病，有气喘痰嗽，面红虚浮，口舌腐烂，咽喉肿痛，得水则解，每日饮水约得一斗，人以为上消之病也，谁知是肺消之症乎？

清代陈士铎《辨证录·消渴门》

（10）消病论，上消，舌赤裂，咽如烧，大渴引饮；中消，多食易饥，肌肉瘦，口干饮水，大便硬，小便如泔；下消，烦躁引饮，耳轮干枯，便溺不摄。

（11）消渴，饮水多，小便亦多……消渴胸满，心烦无精神……消渴便干，阴头短，舌白燥，唇裂，眼涩而昏……消渴后身肿……消渴，面目足膝肿，小便少……消渴咽干，面赤烦躁……消渴盛于夜。

以上文献均出自清代景日昣《嵩崖尊生书·周身部》

（12）上消者，大渴饮多，甚者舌亦赤裂，《经》谓心移热于肺，传为膈消者是也。二便如常，知其燥在上焦……小便少者，乃热消烁其水也，此消之一义也……若小便不利者，不利非少也，盖有水而不利耳……若小便利者，所谓饮多溲亦多也。

清代何梦瑶《医碥·消渴》

（二）中消证

1. 胃热炽盛证

主证：渴少，渴不止，消谷易饥，五心烦热，烦渴，低热颧红，口干，眠卧不安，能食而瘦，自汗，小便赤黄，尿甜，尿频量多，尿浊，饮一溲一，大便燥结。

析证：胃中热盛津伤，故口渴多饮；胃火炽盛，腐熟水谷力强，胃热则消谷易饥，故多食；阳明热盛，耗伤津血，无以充养肌肉，故形体消瘦；胃热熏心灼肺，故心烦、舌赤苔黄；肺气痿弱，不能敷布水谷精微以营养全身内外，故饮多而口舌干燥；胃津不足，大肠失其濡润，故大便燥结；肾气不固，水谷中精微从小便中排出，故身体渐瘦、尿量多而浑浊；胃热盛，则脉滑数。

2. 气阴两虚证

主证：口渴引饮，能食与便溏并见，饮食减少，精神不振，四肢乏力；舌质淡，苔白而干，脉弱。

析证：燥热之邪本易伤气，或兼治疗失当，过用苦寒之品，消渴未止，脾胃反伤；脾失健运，谷气下泄从大便出而便溏，津液不能上输，则口渴引饮；脾胃失健运之职，水谷不化精微而尽为糟粕，精微不得散布周身，则倦怠神靡、消瘦乏力；气虚血弱则舌淡苔白、脉细弱。

【文献举例】

（1）夫中热消瘅则便寒，寒中之属则便热。胃中热则消谷，令人县心善饥。

《灵枢·师传》

（2）厥阴之为病，消渴，气上冲心，心中疼热，饥而不欲食，食即吐蛔，下之不肯止。

寸口脉浮而迟，浮即为虚，迟即为劳；虚则卫气不足，劳则营气竭。趺阳脉浮而数，浮即为气，数即消谷而大坚；气盛而溲数，溲数即坚，坚数相搏，即为消渴。

汉代张仲景《金匮要略·消渴小便利淋病脉证并治第十三》

（3）消渴身热，面赤黄……消渴嗜饮……消瘅，善喘，气走喉咽而不能言，手足清，溺黄，大便难，嗌中肿痛，唾血，口中热，唾如胶……消渴黄瘅，足一寒一热，舌纵烦满……阴气不足，热中，消谷善饥，腹热身烦，狂言。

晋代皇甫谧《针灸甲乙经·五气溢发消渴黄瘅第六》

（4）有人病渴利，始发于春，经一夏服栝楼豉汁，得其力，渴渐瘥，然小便犹数甚，昼夜二十余行，常至三四升，极瘥不减二升也，转久便止。渐食肥腻，日就羸瘦，喉咽唇口焦燥，吸吸少气，不得多语，心烦热，两脚酸，食乃兼倍于常，故不为气力者。然此病皆由虚热所为耳。

唐代孙思邈《备急千金要方·消渴》

（5）治消渴，饮水过多，心腹胀满，不能下食……治消渴，饮水过多，心腹胀满，或胁肋间痛，腰腿沉重……治消渴，饮水，伤冷太过，致脾气虚，腹胁胀满，不思饮食……治消渴，饮水太过，胃气不和，腹胀，不思饮食……治消渴，饮水腹胀，烦热呕吐，不思食……治消渴，饮水不止，小便复涩，心腹连膀胱胀闷，胸膈烦热。

（6）治暴渴，烦热不退，少得睡眠……治暴渴饮水多，或干呕……治暴渴，心神烦闷，体热食少……治暴渴，心神烦闷，口舌干焦。

以上文献均出自宋代王怀隐《太平圣惠方·三消论》

（7）病消中者，不渴而多溲，一名内消……治初得消中，食已如饥，手足烦热，背膊疼闷，小便白浊……治内消，所食物皆作小便……治消中，饮食无度，小便日夜频数，转加羸瘦……治消中，脾胃热极，消谷引食，化为小便……治消中，小便数……治内消，肌肤羸瘦，或转筋，小便利甚……治消中，食已即饥，手足烦热，背膊疼闷，小便稠浊……治凡消渴变为消中者，饮食到胃即时消化，小便多而色白，所食多而不觉饱。

宋代赵佶《圣济总录·消渴门》

（8）右手关上脉浮，脾气不足，腹满不饮食，食不消化，积热在胃中，浮滑而疾速者，亦然浮缓，不思饮食。浮而实脾，胃虚，主消中，口干饮水，多食亦饥。

（9）右手关上脉实，脾脏虚弱，饮食减少热气蒸脾虚也，反胃气壅滞；实而浮，脾家热，主消中，唇口干燥，饶饮水浆，食多不饱，四体劳倦。

以上文献均出自宋代施发《察病指南·辨七表八里九道七死脉》

（10）消中能食而瘦，口舌干，自汗，大便结燥，小便频数。

肾消善饮而食，小便频数，白浊如膏。

中消者，胃也，多饮食而小便黄赤。盖足阳明胃主血，热则消谷善饥，血中伏火，则津液消烁而渴矣。

明代龚信《古今医鉴·消渴》

（11）消渴之病，大渴恣饮，一饮数十碗，始觉胃中少快，否则胸中嘈杂，如虫上钻，易于饥饿，得食渴减，不食渴尤甚，人以为中消之病也，谁知是胃消之病乎。

清代陈士铎《辨证录·消渴门》

（12）消病论，上消，舌赤裂，咽如烧，大渴引饮；中消，多食易饥，肌肉瘦，口干饮水，大便硬，小便如泔；下消，烦躁引饮，耳轮干枯，便溺不摄。

（13）消中，饮食多，不甚渴，小便数，肌肉瘦……消中，消谷善饥……能食而瘦，口干自汗，便结溺数……消中，后腿渐细是将成消肾。

以上文献均出自清代景日昣《嵩崖尊生书·周身部》

（14）中消者，善食而瘦，热能消谷也，此消之一义也；瘦，热灼肌肉消削也，此消之又一义也。渴，自汗，大便硬，小便频数、黄赤，是胃热盛。叔和所谓口干饮水，多食饥虚，成消中者是也。

清代何梦瑶《医碥·消渴》

（三）下消证

1. 阴虚阳亢证

主证：口渴喜饮，身体消瘦，尿量多而浑黄，尿有甜味，身痒，皮肤干燥；舌赤苔薄少，脉细数。

析证：消渴日久，胃阴肾精耗损，阴虚阳亢，故烦渴、易饥、消瘦；肾虚无以约束小便，所食水谷精微从小便排出，故尿频量多；肾失固摄，水谷精微下注，故小便浑浊如脂膏、有甜味；水谷之精微不能营贯于肌肤，故身痒肌肤干燥；舌赤苔薄少、脉细数，为阴虚的征象。

2. 阴虚阳弱证

主证：口渴，小便多，尿上浮有油沫，身体消瘦，耳轮焦枯，面色黧黑，阳痿；舌淡白，脉沉细。

析证：肾为藏精司水之脏，消渴日久，肾之精气俱亏，不能固摄阴精，上达以营于面，故耳轮焦枯、面色黧黑；全身失精血滋养，故身体消瘦；水谷之精微从小便排出，故尿多；肾气既虚，宗筋弛纵，故阳痿；舌淡白、脉沉细，为气血俱虚的征象。

【文献举例】

（1）男子消渴，小便反多，以饮一斗，小便一斗，肾气丸主之。

（2）脉浮，小便不利，微热消渴者，宜利小便发汗，五苓散主之。

（3）渴欲饮水不止者，文蛤散主之。

以上文献均出自汉代张仲景《金匮要略·
消渴小便利淋病脉证并治第十三》

（4）消渴者，原其发动，此则肾虚所致，每发即小便至甜，医者多不知其疾，所以古方论亦缺而不言，今略陈其要。

（5）消利之病，不渴而小便自利也。亦作消渴，消渴之疾，但渴不利也。又作渴利，渴利之病，随饮小便也。

以上文献均出自南北朝陈延之《小品方·治渴利诸方》

（6）又年少惧不能房，多服石散，真气既尽，石气孤立，惟有虚耗，唇口干焦，精液自泄；或小便赤黄，大便干实；或渴而且利，日夜一石；或渴而不利；或不渴而利，所食之物皆作小便。此皆由房事不节之所致也。

凡平人夏月喜渴者，由心王也，心王便汗，汗则肾中虚燥，故渴而小便少也。冬月不汗，故小便多而数也。此为平人之证也，名为消渴。但小便利而不饮水者，肾实也。《经》云：肾实则消。消者，不渴而利是也。所以服石之人，于小便利者，石性归肾，肾得石则实，实则能消水浆，故利。利多则不得润养五脏，脏衰则生诸病。

唐代孙思邈《备急千金要方·消渴》

（7）治大渴后，下元虚乏，日渐羸瘦，四肢无力，不思饮食……治大渴后，虚乏脚弱，小便数……治大渴后，上焦烦热不退，下元虚乏，羸瘦无力，小便白浊，饮食渐少……治大渴后，虚乏羸瘦，小便白浊，口舌干燥，不思饮食……治大渴后虚乏，小便滑数，腿胫无力，日渐羸瘦。

宋代王怀隐《太平圣惠方·三消论》

（8）久病消渴之人，荣卫不足，筋骨羸劣，肌肤瘦瘁，故病虽瘥，而气血未复，乃为虚乏……治消渴后，四肢羸弱，气虚乏……治虚热四肢羸乏，渴热不止……治消渴后气乏体羸，腿胫细瘦……治消渴羸瘦，小便不禁……治消渴，肌肤羸瘦，或转筋，小便利甚。

（9）治肾水燥渴，渴饮水浆，下输膀胱，小便利多，腿胫消瘦，骨节酸疼，故名消肾。治消肾脚胫瘦细，小便数，或赤似血色，脏腑虚冷……治消肾干渴，小便多，羸瘦少力……治消肾小便数……治消肾，多渴小便数……治消肾，自腰以下，瘦弱无力，小便数或不禁……治消肾，身体羸瘦，小便频数……治消肾，口干眼涩，阴萎手足烦疼，小便多……治消肾，小便白浊如凝脂，形体羸瘦……治消肾，小便白浊如凝脂，弱无力……治消肾渴燥……治三消病，小便频数，皮燥毛焦，饮食虽多，肌肉消瘦，渴燥引饮……治消肾，饮水无度，腿膝瘦细，小便白浊。

以上文献均出自宋代赵佶《圣济总录·消渴门》

（10）消中能食而瘦，口舌干，自汗，大便结燥，小便频数。

肾消善饮而食，小便频数，白浊如膏。

下消者，肾也，小便淋浊如膏，烦渴引饮，耳轮焦黑，小便频数。能食者，必发痈疽背疮；不能食者，必传中满腹胀。

明代龚信《古今医鉴·消渴》

（11）一论下消者，烦渴引饮，小便如膏，六味地黄丸主之。先有消渴善饮，而后小便如膏者，名曰下消。惧其燥热渐深，将无水矣，故用此方，以救肾水。地黄、茱萸质润味厚，为阴中之阴，故可以滋少阴之肾水。丹皮、泽泻取其咸寒，能制阳光。山药、茯苓取其甘淡，能疗消渴。

明代龚廷贤《寿世保元·补益》

（12）消渴之症，小便甚多，饮一斗溲一斗，口吐清痰，投之水中，立时散开，化为清水，面热唇红，口舌不峭，人以为下消之病也，谁知是肾水泛上作消乎。

（13）消渴之症，口干舌燥，吐痰如蟹涎白沫，气喘不能卧，但不甚大渴，渴时必须饮水，然既饮之后，即化为白沫，人亦以为下消之病也，谁知是肾火上沸之消症乎？

以上文献均出自清代陈士铎《辨证录·消渴门》

（14）消病论。上消，舌赤裂，咽如烧，大渴引饮；中消，多食易饥，肌肉瘦，口干饮水，大便硬，小便如泔；下消，烦躁引饮，耳轮干枯，便溺不摄。

（15）消肾，大渴大饮水，下部消瘦，小便脂液。

以上文献均出自清代景日昣《嵩崖尊生书·周身部》

（16）下消者，烦渴引饮，小便如膏，面色黧黑，耳轮焦枯，两腿消瘦，此肾热也，又名肾消……不交精出，小便淋浊，阳道常坚，古谓之强中也。

清代何梦瑶《医碥·消渴》

二、消渴并发症脉证

（一）消渴合并脑病

主证：表情呆钝，神情淡漠，语言謇涩，半身不遂，偏身麻木，健忘，智力减退，不思饮食，痞满不适，头重如裹，口渴多饮或不欲饮，肌肤甲错。

析证：本病属于消渴合并中风、痴呆、健忘等范畴，消渴合并脑病多出现在消渴后期，病人气虚、阴阳亏虚，又因劳倦内伤、忧思恼怒、嗜食肥甘厚味等因素诱发，以脏腑阴阳失调，气血逆乱，肾气亏虚，湿痰、瘀血、浊毒互结为基本病机。

消渴久病之后，元气耗伤，以致机体积损正衰，直冲犯脑，脑脉壅塞或血溢脉外而见半身不遂、口舌歪斜、舌强语涩或不语、偏身麻木；水不济火，心火扰乱，则烦躁失眠；或因消渴病久，气血不调或脾胃功能衰退，运化日渐乏力，气血生化乏源，脾肾不足，髓海空虚，心神失养，元神失用，以致表情呆钝、神情淡漠、不思饮食、痞满不适；或因痰瘀阻滞，血行不畅，痰浊、瘀血内阻，上蒙清窍，壅塞脑络，清窍失养，久则出现痴呆、健忘等证候表现。

（二）消渴合并心病

主证：口渴多饮，消谷善饥，形体消瘦，胸痛，胸闷，心悸，怔忡，气短，疲乏无力，心中烦热，口干，胸胁、脘腹胀满，水肿，四肢不温，面目黧黑。

析证：本病是因消渴病久，耗损心气，脏腑功能失调，致使心之气、血、阴、阳不足，脉络受损，阴寒、痰浊、瘀血等邪气留踞胸中，瘀阻脉络而致胸闷、心悸、怔忡、气短、疲乏无力、心中烦热、胸胁胀满等证候表现。《金匮要略·胸痹心痛短气病脉证治第九》云："阳微阴弦，即胸痹而痛。""阳微"即本虚，为心之阴阳气血的虚损；"阴弦"即标实，为邪气壅阻脉络。本病早期多以邪实为主，后期多为本虚标实、虚实夹杂。痰浊痹阻胸阳，久郁不解可郁而化热，形成痰热壅阻胸膈，或病延日久，耗气伤阳损阴，向心气不足或阴阳并损证转化；阴寒凝结，气失温煦，暴寒折阳，阳气受损，病向心肾阳微转化；瘀阻脉络，气血运行不畅，水停脉外，聚湿成痰，痰瘀互结，瘀血不去，新血不生，日久可转化为心气血不足；心气不足，鼓动无力，易致气滞血瘀，瘀血阻络；心气血不足，日久伤及阴阳，可致阴阳并损之证；心肾阳微，易为风冷阴寒邪气所伤，致阴寒凝结等。综上所述，各证候之间在一定条件下可互相转化或兼夹。

（三）消渴合并胃病

主证：胃痛，胃脘胀满，纳差，倦怠乏力，气短懒言，嗳气，口干欲饮，口苦，大便干燥，呃逆。

析证：本病的基本病机以中气虚弱、脾胃升降失调为主，其本为脾气虚弱、运化无力，其标为气滞食积、胃失和降、大肠传导失司，为虚实夹杂之证。倘若饮食失调，暴饮暴食，胃纳过盛，积滞胃脘，则腐化无能；宿食停滞，损伤脾胃，胃气壅滞，脾运艰迟，致使胃失和降，气机郁阻；或因体弱、年老体衰而胃虚，食入难化，积于胃中；过食肥甘滋腻厚味，则壅积于胃脘，阻滞气机，湿聚而生痰化热；或嗜食辛辣煎炒及浓烈调味品，直接刺激胃腑，耗伤阴津；或长期嗜饮烈酒，湿热积于胃脘，耗伤阴液，甚至腐蚀胃脘，造成胃腑气机郁滞，血行不畅，胃失和降而胃脘疼痛；或情志不舒，致肝气郁结，气机不畅，进而影响脾胃升降功能；或因遇事烦恼，情志拂逆，甚至暴怒不已或急躁，使肝脏气机不和，肝气过盛，疏泄太过，致肝气横逆犯脾胃，引起脾胃升降失常；悲忧过度则耗伤肺气，脾与肺为母子关系，子盗母气，肺伤则脾亦伤，脾伤则胃失和降，中焦气滞。综上，各种原因所致的情志失调均可影响脾胃的生理功能，致使胃腑气机郁结，引起胃痛、胃脘胀满、纳差、倦怠乏力、气短懒言、嗳气等。

（四）消渴合并痹病

主证：肢体麻木，口渴，多食易饥，四肢末端疼痛，肢体灼热，神疲倦怠，汗出，不寐。

析证：本病是由消渴日久，感受风、寒、湿、热之邪，经络痹阻，气血运行不畅，引起的以肌肉、筋骨、关节酸痛、麻木，甚至关节肿胀、变形、活动障碍为主要表现的疾病。本病的基本病机是暴饮暴食，恣食生冷，过食肥甘，饮酒过度，脾失运化，痰浊内生，阻滞经脉；或七情郁结，气机运行失和，郁滞不通，气滞血瘀，阻滞脉络；或跌打外伤，局部气血凝聚，失于荣养，营卫不调，而易触外邪。痰浊瘀血是在疾病过程中形成的病理产物，它能直接或间接作用于人体，引起新的病证，在消渴合并痹病的发病中起着重要作用，其病机甚为复杂，一般初起病位在经络、肌肉、关节；久病入络，痰瘀内结，或由表入里，内舍于心，病涉五脏。

（五）消渴合并足病

主证：下肢无力怕凉，肢体肿胀，足趾麻木、酸胀疼痛、皮肤暗红、紫暗瘀斑、溃烂，步履艰难沉重，乏力困倦，皮肤瘙痒，坏疽，趾甲增厚，间歇性跛行或剧痛。

析证：本病可归属于中医"脱疽""筋疽"等范畴。其病机是气血、阴阳亏虚，兼夹湿瘀、热毒，与肝、肾、脾、胃等脏腑功能密切相关。治法多从气血、阴阳、脏腑论治，注重调补脏腑气血，兼活血化瘀、解毒化湿。《诸病源候论》曰："消渴者……久不治则经络壅涩，留于肌肉，变为痈疽。"巢元方提出痈疽由消渴发展而来，并在书中总结外感寒邪、情志内伤、饮食不节均是致病因素，五脏不和、阴阳失衡、营卫不和及经络气血壅滞均为病机。《增订治疗汇要》记载："修甲受伤及咬伤，轧伤所致。"书中指出外来伤害也是消渴合并足病的发病原因。《医宗金鉴》记载："出膏粱药酒，及房术丹石热药，以致阳精煽惑，淫火猖狂，蕴蓄于脏腑，消烁阴液而成。"书中指出肾脏虚损，气竭精伤，内生燥热火毒，消阴烁脏，发为脱疽。综上可知，古代医家认为本病病机是肾虚、气阴亏虚、津亏燥热导致气血瘀滞而发为脱疽；病因分为内因和外因，内因为情志内伤，外因为感受寒邪、饮食不节、外伤、房劳等，以致出现下肢无力怕凉，肢体肿胀，足趾麻木、酸胀疼痛、皮肤暗红、紫暗瘀斑、溃烂，步履艰难沉重，乏力困倦，皮肤瘙痒，坏疽，趾甲增厚，间歇性跛行或剧痛等。

（六）消渴合并目疾

主证：视力减退，眼前黑影飞舞，视物变形，甚则失明，眼目昏暗，头晕耳鸣，头痛目涩，眵泪多，烦躁。

析证：本病最主要的症状是因视网膜出血或病变累及黄斑而视物模糊，

可归属于中医"视瞻昏渺"的范畴，若因眼内大出血而突然失明，可称之为暴盲，但仅以自觉症状命名，缺乏特异性和定位性。消渴合并目疾是在消渴的基础上引发的目疾，在《秘传证治要诀及类方》中就记载了消渴可致盲，谓"三消久之，精血既亏，或目无见，或手足偏废"。《河间六书》记载"消渴可变为雀目或内障"。《儒门事亲》提出"夫消渴者，多变聋盲"。消渴合并目疾是消渴发展到中后期出现的并发症，消渴病人阴阳、气血、津液、气机升降均失调，日久影响眼的生理功能，出现视物不清等症状。

（七）消渴合并肾病

主证：腰膝酸软，神疲乏力，面色苍白，纳呆，口渴喜饮，气短懒言，自汗，盗汗，肢体水肿，面色萎黄，手足心热，耳鸣，下肢水肿，畏寒肢冷，尿频。

析证：本病是因消渴日久，脏腑功能失调，以致肺、脾、肾三脏对水液运化输布功能失调。饮食不节，过食肥甘、生冷，损伤脾胃，以致脾虚失运，见神疲乏力、面色苍白、纳呆、气短懒言；或因劳倦太过，损伤脾胃，或房劳过度、生育不节，损伤肾气，影响水液正常代谢，发为水肿，或见腰膝酸软、畏寒肢冷、尿频。本病多属本虚标实之证，以肺、脾、肾虚损为本，以风、寒、湿、热、毒、瘀、气滞为标。

（八）消渴合并皮肤瘙痒

主证：皮肤瘙痒、干燥皲裂，搔抓形成抓痕、血痂、皮肤增厚、苔藓样变，自觉痒痛。

析证：消渴日久，迁延不愈，或失治误治，耗气伤阴，气血郁滞，阴损及阳，终至阴阳两虚，痰、湿、瘀、毒等病理产物互结，损伤脏腑、经络、四肢百骸，致机体气血、阴阳失调，并发皮肤瘙痒。瘙痒原因有二：一是邪气入侵，二是正气虚弱。外邪入侵，与阳气相搏，若阳气充足则御邪外出，若阳气虚弱，则邪气乘虚而入，游走在皮肤腠理之间，发为瘙痒。《黄帝内经》中还有"诸痛痒疮，皆属于火""痛为实，痒为虚"的记载。引起瘙痒常见的因素当为风、湿、热邪。风又分内风、外风，外风又分风热、风湿，内风又有血热生风、血虚生风和血瘀生风。外感风湿，湿蕴化热，风湿热邪久羁皮肤，内不能疏泄，外不能透达，怫郁于皮毛腠理而发为瘙痒。

（九）消渴合并神经源性膀胱疾病

主证：小便频数、短涩或排尿困难、淋沥刺痛，小腹拘急或痛引腰腹，口渴不欲饮或烦渴欲饮，多烦善怒。

析证：本病与肺、脾、肝、肾及三焦都有关系，属虚实夹杂之证。通常湿热蕴结、肺热气虚、肝气郁滞等多属实证，脾虚气陷、肾元亏虚等多属虚证。过食肥甘厚味，损伤脾胃，酿湿生痰，湿痰郁而化热，湿热下注膀胱，气化失司，水道不利；或过食生冷，脾气受损，中气下陷，清阳不升，浊阴不降；或因七情内伤，肝气郁结，疏泄不及，从而影响三焦水液的运行及气化，使水道受阻；或因劳倦伤脾，纵欲伤肾，脾虚清气不升，浊阴难以下降，肾虚火衰，气化失司，开合不利；或因年老体弱，肾元亏虚，或久病体虚，损伤脾肾，以致出现小便频数、短涩或排尿困难、淋沥刺痛，小腹拘急或痛引腰腹，口渴不欲饮或烦渴欲饮，多烦善怒等证候表现。

（十）消渴合并汗证

主证：汗出恶风，体倦乏力，自汗，夜寐盗汗，五心烦热，午后潮热，口渴，心悸怔忡，失眠多梦，蒸蒸汗出，汗黏，黄汗，面赤烘热，烦躁。

析证：本病以全身或局部非正常出汗为主症。其中，时时汗出，动则尤甚者为自汗；睡中汗出，醒来自止者为盗汗；汗出色黄染衣者为黄汗。本病多因阴阳失调，营卫失和，以致腠理开阖失常，津液外泄。由外感（风、湿、热）引起者，病性多实；内伤致汗则以虚为主，或见虚实夹杂。虚者多见气虚、阴虚、阳虚、血虚，实者则以湿、痰、瘀、热为多见。营卫不和，里热炽盛，湿热郁蒸，常可使气随汗出而致肺脾气虚；汗为心液，汗出过多，心血不足亦可致心脾两虚；大汗、久汗耗伤阳气致气虚、阳微，久汗又可使津液失于固护进而汗出不止；汗出耗伤阴液，阴虚火旺可致津液外泄而为汗，痰瘀阻滞经脉、血络，津液不循常道而外出为汗，与气血阴阳失调有关，且互为因果。因此，本病病机多寒热虚实，错综复杂。此外，汗证因外感或内伤所致者，病证亦可相互转化或表里兼杂。

第四章 定　　治

一、消渴治则治法

消渴有上消、中消、下消之分，肺燥、胃热、肾虚之别。本病多饮、多食、多尿的症状往往同时存在，仅在表现程度上有所不同，或有明显的多饮，而其他两种症状不甚明显；或以多食为主，而其他两种症状为次；或以多尿为重，而其他两种症状较轻。由于三消症状各有偏重，故冠以上、中、下三消之名，作为辨证的标志。通常把多饮症状较突出者称为上消，多食症状较突出者称为中消，多尿症状较突出者称为下消。本病初起者，多以燥热为主；病程较长者，则阴虚与燥热互见；病久者则以阴虚为主。故在治疗上，均应清热养阴、生津止渴，同时立足滋肾；燥热较甚时，可佐以清热润燥之品；下消病久，阴损及阳者宜阴阳并补。

《黄帝内经》指出好食肥甘厚味，易致内热消灼，胃阴不足而致消渴，提出"此人必数食甘美而多肥也，肥者令人内热，甘者令人中满，故其气上溢，转为消渴。治之以兰，除陈气也"。张仲景在《金匮要略》中设专篇"消渴小便不利淋病脉证并治第十三"论述消渴，开创了温肾治疗消渴之先河，使用肾气丸治疗消渴，同时注重益气养阴，提出了白虎加人参汤、文蛤散等方。

晋隋唐时期的医家对消渴病因病机的认识进一步发展，提出的治则主要为清热、滋阴、补肾。唐代孙思邈在《备急千金要方》中针对不同证候，提出了相应的治法，如清热养阴生津的除肠胃热实方、浮萍丸、猪肚丸、黄连丸等，以及补气益肾的九房散、棘刺丸、增损肾沥汤、羊髓煎等。

宋代《太平圣惠方》首次提出"三消"一词，记载为"夫三消者，一名消渴，二名消中，三名消肾"，为三消论治消渴奠定了重要基础。治则上，宋代医家在清热、滋阴、补肾之法中又有所创新。如《圣济总录》在清热中不再局限于仅清肠胃之热，提出了"治法当涤去心脾积热，使藏真濡于脾则愈"；许叔微强调补肾阴的同时注重滋养肾阳；陈言在《三因极一病证方论》中除清热养阴外，还注重补益精血，多用如鹿茸丸、澄源丹、苁蓉丸等方药。杨士瀛认为清热法较适用于消渴内有实热者，即虚热不可大攻，否则热去则寒起，同时重视养脾肾等。

宋金元时期，最具代表性的当属"金元四大家"，他们在前人的基础上开创了消渴的新治法。寒凉派刘完素以辛润法开通玄府治消渴，多用辛苦寒凉药物，选方有人参白术散、人参散、麦冬饮子、三黄丸等；攻下派张从正遵"三消之说当从火断"之说，以调下并用，同时根据经验提出防治结合治疗消渴的重要性；补土派李东垣提出"三消燥热"学说，从"血中伏火，津血不足"中论治消渴，并强调要分清缓急；滋阴派朱丹溪从"阳常有余，阴常不足"中取滋阴降火之法论治消渴，在《丹溪心法》中正式提出以上消、中消、下消分治消渴。此时期各医家对消渴的治疗多以三消而论，结合病因病机及选方，其治法归为：上消肺热津伤以清热润燥、养阴生津为主；中消胃热炽盛以清胃泻火、养阴生津为主，气阴两虚以益气健脾、生津止渴为主；下消肾阴亏虚以补肾滋阴为主，阴阳两虚以滋阴温阳、补肾固涩为主。

明清时期，各医家在吸收前人学术思想的基础上，对消渴的治疗又有了进一步的发展。明代李梴，清代张锡纯、程国彭等充实了益气养阴之法。李梴注重补肾健脾；张锡纯提出了气虚论，多注重健脾益气，这点在其名方玉液汤和滋膵饮中均有所体现；程国彭提出"清养结合，以资化源"治疗消渴，其代表方二冬汤、生地黄八物汤堪称生津止渴良方。赵献可、孙一奎、张景岳等主张从肾论治消渴，同时张景岳提出了注重辨虚实、查脉证以治疗消渴；黄元御、郑寿全等从肝论治，进一步丰富了消渴的理论体系。由此可见，明清时期各医家注重整体，在三消论治、虚实异治的基础上又进一步提出了疏肝理气、养肝柔肝、健脾利湿化痰等治则。如《医学心悟·三消》记载"治上消者，宜润其肺，兼清其胃""治中消者，宜清其胃，兼滋其肾""治下消者，宜滋其肾，兼补其肺"，可谓深得治疗消渴之大旨。

对于消渴的治疗，除方药疗法外，针灸、导引运动、食疗等亦占有一定地位。此外，古代医家同样重视消渴的预防调护，例如在饮食方面，以清淡为宜，不可过饱，一般以适量米类为主，配以蔬菜、豆类、瘦肉、鸡蛋等，禁食辛辣刺激之品。《备急千金要方·消渴》曰："治之愈否，属在病者。若能如方节慎，旬月而瘳，不自爱惜，死不旋踵……其所慎者有三：一饮酒，二房室，三咸食及面。"《儒门事亲·三消之说当从火断二十七》曰："不减滋味，不戒嗜欲，不节喜怒，病已而复作，能从此三者，消渴亦不足忧矣。"这些见解，确有实际指导意义，足资参考。

（一）消渴常用药物

从知识元标引系统的逻辑数据来看，"中医古籍'病脉证并治'知识元标引系统"中收录治疗消渴的药物有 8 030 味，总用药频次为 80 342 次。药物使用频率最高的是甘草，其次是人参、白术、茯苓、当归、黄芪、陈皮、黄连、黄芩、知母、半夏和泽泻。治疗消渴使用频次、频率排名前 68 位的中药详见表 1。

表 1　治疗消渴使用频次、频率排名前 68 位的中药

中药	频次	频率	中药	频次	频率	中药	频次	频率
甘草	2 603	3.24%	柴胡	591	0.74%	滑石	288	0.36%
人参	2 416	3.01%	牛膝	543	0.68%	菟丝子	284	0.35%
白术	1 563	1.95%	肉桂	539	0.67%	地骨皮	282	0.35%
茯苓	1 513	1.88%	山药	526	0.65%	桂枝	280	0.35%
当归	1 505	1.87%	石膏	522	0.65%	杜仲	277	0.34%
黄芪	1 067	1.33%	生姜	491	0.61%	砂仁	276	0.34%
陈皮	1 006	1.25%	干姜	487	0.61%	炙甘草	274	0.34%
黄连	977	1.22%	羌活	480	0.60%	猪苓	264	0.33%
黄芩	848	1.06%	枳壳	462	0.58%	神曲	262	0.33%
知母	847	1.05%	生地黄	454	0.57%	山茱萸	261	0.32%
半夏	826	1.03%	升麻	447	0.56%	桃仁	261	0.32%
泽泻	798	0.99%	苍术	441	0.55%	细辛	251	0.31%
五味子	761	0.95%	厚朴	422	0.53%	连翘	249	0.31%
防风	750	0.93%	杏仁	410	0.51%	葛根	247	0.31%
麦冬	731	0.91%	桔梗	373	0.46%	麻黄	246	0.31%
川芎	702	0.87%	芍药	364	0.45%	沉香	246	0.31%
木香	687	0.86%	槟榔	336	0.42%	五味子	232	0.29%
附子	683	0.85%	枳实	336	0.42%	麝香	230	0.29%

中药	频次	频率	中药	频次	频率	中药	频次	频率
大黄	681	0.85%	木通	328	0.41%	赤茯苓	227	0.28%
黄柏	640	0.80%	白芷	324	0.40%	瓜蒌根	226	0.28%
麦冬	622	0.77%	远志	323	0.40%	桂心	225	0.28%
熟地黄	621	0.77%	茯神	320	0.40%	牡蛎	223	0.28%
白芍	596	0.74%	车前子	290	0.36%			

1. 清热药

（1）黄连。归心、脾、胃、肝、胆、大肠经。味苦，性寒。具有清热燥湿、泻火解毒的功效。

《神农本草经》载其"止消渴"。黄连味苦，性寒，苦能泻下，寒能制火，故可治胃热炽盛、消谷善饥、烦渴多饮之消渴。《新修本草》称其"疗渴为最"，常与麦冬、芦根、瓜蒌根同用。

（2）黄芩。归肺、胆、脾、大肠、小肠经。味苦，性寒。具有清热燥湿、泻火解毒、止血、安胎的功效。

黄芩味苦，性寒，苦趋下，寒胜热，更归肺经，故能清泻肺火，可治肺热阴伤、烦渴多饮之消渴。《药性论》载其能"治热毒""解热渴"，常与桑白皮、知母、石膏同用。

（3）知母。归肺、胃、肾经。味苦、甘，性寒。具有清热泻火、生津润燥的功效。

知母味苦、甘，性寒，质润，苦寒能清热泻火除烦，甘寒能润燥止渴。《本草正义》言其能"止治实火，泻肺以泻壅热""清胃以救津液，消中瘅热宜之"，故可治内热津伤、口渴引饮之消渴。《神农本草经》亦称其"治消渴，热中"，常与瓜蒌根、葛根等同用。

（4）黄柏。归肾、膀胱经。味苦，性寒。具有清热燥湿、泻火除蒸、解毒疗疮的功效。

黄柏善泻下焦相火，可治阴虚火旺、咽干舌燥之消渴。《本草拾遗》曰："煎服，主消渴。"常与知母相须为用，并配以生地黄、熟地黄等药。

（5）石膏。归肺、胃经。味甘、辛，性大寒。具有清热泻火、除烦止渴的功效。

《名医别录》称其治"肠胃中鬲热，解肌，发汗，止消渴，烦逆"，且《药性论》载其"主通胃中结"。《长沙药解》更载"最清心肺而除烦躁，泻郁热而止燥渴"。故可用治胃热上蒸、耗伤津液之消渴，常与知母、生地黄、麦冬等同用。

（6）生地黄。归心、肝、肾经。味甘、苦，性寒。具有清热、凉血、生津的功效。

《本草从新》云其治"诸大热，大渴引饮"。可用治阴虚内热、烦渴多饮之消渴，常配伍麦冬、沙参、山药等。

（7）地骨皮。归肺、肝、肾经。味甘，性寒。具有凉血除蒸、清肺降火的功效。

《神农本草经》记载其治"热中，消渴"。可用治内热伤津、口渴多饮之消渴，常与瓜蒌根、生地黄、麦冬等同用。

（8）瓜蒌根。归肺、胃经。味甘、微苦，性微寒。具有清热生津、消肿排脓的功效。

《本草纲目》记载其能止渴润枯，既能清肺胃实热，又能生津止渴，可用治燥伤津液、咽干口渴之消渴。《本草汇言》赞其"从补药而治虚渴，从凉药而治火渴，从气药而治郁渴，从血药而治烦渴，乃治渴之神药也"，常与麦冬、芦根、沙参等同用。

2. 补虚药

（1）人参。归脾、肺、心经。味甘、微苦，性平。具有大补元气、复脉固脱、补脾益肺、生津、安神的功效。

《名医别录》言其能"调中，止消渴"。可用治气津两伤、口舌干燥之消渴，常与石膏、知母同用。

（2）白术。归脾、胃经。味苦、甘，性温。具有健脾益气、燥湿利水、止汗、安胎的功效。

《医学启源》称其"除湿益燥，和中益气……温中……去脾胃中湿……除脾胃热……强脾胃，进饮食……和脾胃，生津液……主肌热……治四肢困倦，目不欲开，怠惰嗜卧，不思饮食……止渴……安胎"，故虽能生津止渴，但其燥湿伤阴，治疗消渴时需慎用。

（3）黄芪。归肺、脾经。味甘，性微温。具有补气固表、利尿托毒、排脓、敛疮生肌的功效。

《名医别录》称其能"止渴""利阴气"。可用治气虚津亏、内热口渴之消渴，常与瓜蒌根、葛根等同用。

（4）麦冬。归肺、胃、心经。味甘、微苦，性寒。具有养阴润肺、清心除烦、益胃生津的功效。

《本草新编》中载其能"泻肺中之伏火，清胃中之热邪，补心气之劳伤，止血家之呕吐，益精强阴，解烦止渴，美颜色，悦肌肤。退虚热神效，解肺燥殊验，定嗽咳大有奇功。真可恃之为君，而又可藉之为臣使也"。麦冬长于益胃生津清热，可用治热伤胃阴、口干舌燥之消渴，常与生地黄、玉竹、沙参等同用。

（5）熟地黄。归肝、肾经。味甘，性微温。具有滋阴补血、益精填髓的功效。

熟地黄味甘滋润，气味纯静，能补五脏之真阴。《本草正》云"诸经之阴血虚者，非熟地不可""阴虚而神散者，非熟地之守不足以聚之；阴虚而火升者，非熟地之重不足以降之；阴虚而躁动者，非熟地之静不足以镇之；阴虚而刚急者，非熟地之甘不足以缓之。阴虚而水邪泛滥者，舍熟地何以自制？阴虚而真气散失者，舍熟地何以归源？阴虚而精血俱损，脂膏残薄者，舍熟地何以厚肠胃"。熟地黄为治疗肝肾阴虚之要药，可用治肝肾阴虚、发热口渴之消渴，常与知母、黄柏、山茱萸等同用。

3. 利水渗湿药

（1）茯苓。归心、肺、脾、肾经。味甘、淡，性平。具有利水渗湿、健脾宁心的功效。

《药品化义》载其"甘则能补，淡则能渗，甘淡属土，用补脾阴，土旺生金，兼益肺气""甘补则脾脏受益，中气既和，则津液自生，口焦舌干，烦渴亦解"。可用治脾肺气虚、口焦舌干之消渴，常与人参、白术、山药等同用。

（2）泽泻。归肾、膀胱经。味甘、淡，性寒。具有利小便、清湿热的功效。

泽泻淡渗，《医学启源》云其能"去旧水，养新水"，故能"渗泄止渴"。《药品化义》解释道："清润肺气，通调水道，下输膀胱。主治水泻湿泻，使大便得实，则脾气自健也。因能利水道，令邪水去则真水得养，故消渴能止。"故可用治脾气虚衰、水湿内停之消渴，常与茯苓、白术、猪苓等同用。

（3）滑石。归膀胱、肺、胃经。味甘、淡，性寒。具有利尿通淋、清热解暑、祛湿敛疮的功效。

寒则清热，滑石又性滑利窍，故能清膀胱湿热而通利水道。《本草蒙筌》

言其"治渴，非实能止渴也。资其利窍，渗去湿热，则脾气中和，而渴自止尔"。可用治湿热内停、小便不利之消渴，常与木通、车前子、薏苡仁等同用。

（4）猪苓。归肾、膀胱经。味甘、淡，性平。具有利水渗湿的功效。

猪苓甘淡渗泄，《珍珠囊》言其能渗泄、止渴，其药性沉降，通利水道，利水渗湿。可用治阴虚有热、小便不利之消渴，多与阿胶、泽泻等同用。

（5）木通。归心、小肠、膀胱经。味苦，性寒。具有泻火行水、通利血脉的功效。

木通性通利而清降，能上清心经之火，下泻小肠之热。《日华子本草》称其能"安心，除烦，止渴，退热"。可用治虚火上炎、烦渴尿赤之消渴，多与阿胶、泽泻、生地黄、石膏、淡竹叶等同用。

小　　结

药物功效分类统计结果显示，治疗消渴的药物主要为清热药、补虚药和利水渗湿药。药物归经统计结果显示，以归肺、胃、心、脾经为主。四性以寒性、温性为主，热性为辅，主要以凉血滋阴、温经为作用导向。五味以甘、苦、辛为主，甘味药能滋养补虚、补气滋阴、扶助正气；苦味药具有燥湿、泻火、存阴的特点；辛味药能散、能行，具有行气行血、促进经络血液运行的功效。消渴主要病变部位在肺、胃、肾，其基本病机为阴津亏耗，燥热偏盛，以口干多饮、多食、多尿或形体消瘦为主要表现，治疗宜清热润燥、养阴生津，这与统计出的治疗消渴用药特点相符合。消渴分证治之，可依据不同的证候表现选用不同药物，例如肺热津伤证应以清热润肺、生津止渴为治则，可选用黄连、黄芩、知母以清热降火，生地黄、地骨皮、瓜蒌根以生津止渴。

（二）消渴常用方剂

按照三消论治，归类总结各医家对消渴的治疗，上消肺热津伤以清热润肺、益气养阴为治则；中消胃热炽盛以清胃泻火、养阴生津为治则，气阴两虚以健脾益气、养阴生津为治则，肝气郁滞以疏肝养阴为治则；下消肾阴亏虚以补肾滋阴为治则，阴阳两虚以滋阴温阳、健脾补肾及三消通治为治则。

"中医古籍'病脉证并治'知识元标引系统"中收录治疗消渴的方剂

为 7 837 首，总频次为 45 323 次。方剂使用频率最高的是补中益气汤，其次是五苓散、八味丸、四物汤、二陈汤、六味丸、四君子汤、六味地黄丸、理中汤、十全大补汤。治疗消渴使用频次、频率排名前 72 位的方剂详见表 2。

表 2　治疗消渴使用频次、频率排名前 72 位的方剂

方剂	频次	频率	方剂	频次	频率	方剂	频次	频率
补中益气汤	466	1.03%	胃苓汤	101	0.22%	四苓散	67	0.15%
五苓散	460	1.01%	生脉散	97	0.21%	人参白虎汤	65	0.14%
八味丸	359	0.79%	大承气汤	96	0.21%	独参汤	64	0.14%
四物汤	333	0.73%	地黄饮子	95	0.21%	竹叶黄芪汤	63	0.14%
二陈汤	278	0.61%	黄芪汤	94	0.21%	附子理中汤	61	0.13%
六味丸	248	0.55%	参苓白术散	93	0.21%	麦冬饮子	59	0.13%
四君子汤	227	0.50%	润肠丸	91	0.20%	六味地黄汤	59	0.13%
六味地黄丸	223	0.49%	凉膈散	86	0.19%	当归拈痛汤	58	0.13%
理中汤	221	0.49%	逍遥散	86	0.19%	小半夏汤	58	0.13%
十全大补汤	202	0.45%	平胃散	86	0.19%	保元汤	58	0.13%
六君子汤	184	0.41%	滋肾丸	84	0.19%	忍冬丸	57	0.13%
白虎汤	177	0.39%	三黄丸	82	0.18%	黄芪六一汤	57	0.13%
白虎加人参汤	175	0.39%	竹叶石膏汤	81	0.18%	神效黄芪汤	56	0.12%
肾气丸	157	0.35%	四逆汤	75	0.17%	二神丸	56	0.12%
归脾汤	154	0.34%	八味地黄丸	75	0.17%	鹿角霜丸	54	0.12%
加减八味丸	137	0.30%	白术散	74	0.16%	仙方活命饮	54	0.12%
猪苓汤	134	0.30%	托里消毒散	74	0.16%	七味白术散	54	0.12%
小柴胡汤	125	0.28%	虎潜丸	73	0.16%	金刚丸	54	0.12%
调胃承气汤	120	0.26%	猪肚丸	72	0.16%	参附汤	53	0.12%
清心莲子饮	110	0.24%	四神丸	72	0.16%	葛根汤	53	0.12%

方剂	频次	频率	方剂	频次	频率	方剂	频次	频率
金匮肾气丸	107	0.24%	八正散	70	0.15%	防风通圣散	53	0.12%
八珍汤	106	0.23%	治消渴方	70	0.15%	黄连猪肚丸	53	0.12%
当归六黄汤	104	0.23%	黄芪建中汤	69	0.15%	人参养荣汤	52	0.11%
小续命汤	102	0.23%	文蛤散	69	0.15%	承气汤	52	0.11%

1. 清热润燥、益气生津止渴

上消多为心热移于肺，故清心火的同时需兼润肺燥。津液是人体生命活动的基础，它的形成、输布和代谢与肺、脾、肾三脏都有直接的关系。若火热熏蒸，以致脾的运化、肺的宣发肃降、肾的气化作用失司，治疗时需补脾气、生津液、止烦渴。热极甚者，可加用天然牛黄粉；心气耗损明显者，可用麦冬饮子；烦渴甚而上药不解者，可用鲜生地煎汤代茶，或入乌梅、五味子以酸甘化阴；偏阴虚者，可选二冬汤；偏气虚者，可选用生脉散合黄芪饮子；气阴两虚者，予生脉散并加重人参用量。

（1）五苓散。组成：猪苓、茯苓、泽泻、白术、桂枝。功效：利水渗湿，温阳化气。

方中猪苓和茯苓甘淡，上入于肺，而后能下入膀胱，共为君药；泽泻甘寒，归肾、膀胱经，与猪苓、茯苓同利水道，为臣药；益土所以制水，故以白术苦温健脾利湿，为佐药；膀胱者，津液藏焉，气化则能出，故以桂枝辛热达下焦，为使药，辛能化气，热主流通，州都温暖，则水湿皆从小便而出。诸药相伍，共奏利水渗湿、温阳化气之效。肺为水之上源，通调水道。燥热伤肺，则津液运行失常，失于敷布而见口渴多饮；津流于下，加之膀胱气化无权，以致蒸腾不利，而渗泄减少，故见小便不利。故本方用治消渴小便不利、水饮内停等证候。

（2）白虎汤。组成：石膏、知母、甘草、粳米。功效：清气分热，清热生津。

方中石膏辛寒，辛能解肌热，寒能胜胃火，故为君药；知母苦润，苦以泻火，润以滋燥，故为臣药；热则伤气，津液内烁，故以甘平益气生津，甘草、粳米甘平，调和中宫以资金，寒剂得之缓其寒，苦药得之平其苦，二味为佐，苦寒之品无损伤脾胃之虑。四药配伍，清不伤阴，寒不伤中。燥热内盛，故身热面赤，热盛蒸腾，迫液外泄，则汗出；而胃火炽盛，伤津耗液，故口渴引饮。故本方用治消渴面赤多汗、口渴引饮等证候。

（3）白虎加人参汤。组成：知母、石膏、甘草、粳米、人参。功效：清热，益气，生津。《医贯》中记载："上消者，舌上赤裂，大渴引饮。"《逆调论》云："心移热于肺，传为膈消者是也。以白虎汤加人参治之。"

本方在白虎汤的基础上加人参，其益气生津之功更佳。里热炽盛，上扰心神，故烦躁不安；热盛伤津，故口渴多饮；而胃经热久伤气，气虚则疲乏无力，且气虚不能生津，故见饮不解渴；热盛迫津外泄，所以汗多。故本方用治消渴神疲乏力、烦渴引饮等证候。

（4）猪苓汤。组成：猪苓、茯苓、阿胶、滑石、泽泻。功效：利水，养阴，清热。《金匮要略·消渴小便利淋病脉证并治第十三》云："脉浮，发热，渴欲饮水，小便不利者，猪苓汤主之。"

淡能渗湿，寒能胜热，方中猪苓、茯苓甘淡，渗泄水道；泽泻、滑石甘寒，去热利水；阿胶甘平，养阴滋燥。本方既能疏浊热而不留瘀壅，亦润真阴而不苦其枯燥，是利水而不伤阴之善剂。诸药配伍，寓滋阴于清利之中，利水而不伤阴。阴虚火旺，热灼阴液，津不上承，则烦热口渴；虚热上扰，则心神不宁而生烦躁；若水热互结，气化不利，热灼膀胱血络，则可发展为血淋。故本方用治消渴口渴多饮、心神烦躁等证候，也可用于其并发症血淋的治疗。

（5）清心莲子饮。组成：黄芩、黄芪、石莲肉、茯苓、人参、麦冬、甘草、地骨皮、车前子。功效：清心利湿，益气养阴。《世医得效方·消渴》中记载："清心莲子饮，治心中蓄热，时常烦躁，因而思虑劳心，忧愁抑郁，是致小便白浊，或有沙膜，夜梦走泄，遗沥涩痛，便赤如血。或因酒色过度，上盛下虚，心火炎上，肺金受克，口舌干燥，渐成消渴，睡卧不安，四肢倦怠。男子五淋，妇人带下赤白。及病后气不收敛，阳浮于外，五心烦热。药性温平，不冷不热。常服清心养神，秘精补虚，滋润肠胃，调顺血气。"

方中人参、黄芪和甘草相伍，益气生血，补阳配阴；地骨皮清肝肾之虚热；上以黄芩合麦冬清心肺热，下以茯苓配车前子利膀胱湿浊，中以石莲肉清心火而通肾水。诸药合用，共奏清心利湿、益气养阴之功。心火上炎，肾水下亏，上盛下虚，肾之开阖固摄失权，水谷精微直趋下泄，若兼湿热下注，则遗精白浊；肺肾亏虚，气阴两虚，加之心火刑金，则口舌干燥、四肢倦怠；

阴虚内热，气不收敛，阳浮于外，则五心烦热。故本方用治消渴口干舌燥、五心烦热等证候，也可用于其并发症膏淋的治疗。

（6）黄芪汤。组成：黄芪、五味子、人参、麦冬、桑白皮、枸杞子、熟地黄。功效：益气排脓，泻火解毒。《黄帝素问宣明论方·诸证门》云："肺消证主心肺。心移寒于肺，肺消，饮少溲多，当补肺平心，死而可治，乃心肺为贼也。黄芪汤主之，治肺消，饮少溲多，补肺平心。"

方中黄芪合人参补中益气，托毒排脓；熟地黄配枸杞子养阴生血，气血互生，可助人参、黄芪益气；五味子敛肺滋肾，强阴生津，更合麦冬润肺养阴，益胃生津，水足则火自灭；桑白皮清泻肺热，淡渗利湿，导火从小便出。诸药相合，气血双补，佐以清热，清中寓补。心移寒于肺，传其所不胜之肺，金被火刑，不能通调水道，水液失于敷布而下泄，则小便频数。故本方用治消渴饮少溲多等证候。

（7）地黄饮子。组成：熟干地黄、巴戟天、山茱萸、石斛、肉苁蓉、附子、五味子、官桂、白茯苓、麦冬、菖蒲、远志。功效：滋肾阴，补肾阳，开窍化痰。《黎居士简易方论·消渴》中记载："《家宝方》地黄饮子，消渴咽干，面赤烦躁。人参（去芦）、生干地黄（洗）、熟干地黄（洗）、黄芪（蜜炙）、天门冬（去心）、麦门冬（去心）、枳壳（去瓤，麸炒）、石斛（去根，炒）、枇杷叶（去毛，炒）、泽泻、甘草（炙），各等分。上粗末每三钱，水一盏，煎至六分，去滓，食后，临卧，温服。"

故方中以熟干地黄、巴戟天、山茱萸、肉苁蓉大补肾脏之不足；附子、官桂辛热，协四味以温养真阳，摄纳浮阳，引火归原；真阳下虚，必有浮阳上僭，故以石斛、麦冬、五味子滋水，水足则可制上越之火；火载痰升，痰火上浮，必多堵塞窍道，故以白茯苓与菖蒲、远志合用，交通上下，开窍化痰。诸药合用，共奏滋肾阴、补肾阳、开窍化痰之功，使水火相济，痰浊得除。下元虚惫，水液失于蒸化，不能上润，则口干舌燥；肾阴亏虚，虚火内生，上燔心肺，则烦渴多饮；中灼脾胃，则消谷善饥；病久则易炼液为痰，痰火上浮，蒙蔽清窍，则舌强不语、足废不用。故本方用治消渴口干舌燥、烦渴多饮、消谷善饥等证候，也可用于其并发症中风、风痱的治疗。

【文献举例】

（1）治消渴，体热烦闷，头痛，不能食。麦门冬散方。

麦门冬（去心）二两，茅根（锉）二两，栝楼根二两，芦根

（锉）一两，石膏二两，甘草（炙微赤，锉）一两。

右件药，捣粗罗为散。每服四钱，以水一中盏，入小麦一百粒，煎至六分。去滓，不计时候温服。

（2）治消渴，心神烦闷，头痛。黄丹散方。

黄丹（炒令紫色）三分，栝楼根一两，前胡（胡粉）一两，甘草（炙微赤，锉）一两，泽泻半两，石膏（细研）一两，赤石脂（细研）半两，贝母（煨令微黄）半两。

右件药，捣细罗为散，入研了药令匀，不计时候，以清粥饮调服一钱。

（3）治消渴，润肺心。黄连散方。

黄连（去须，捣罗为末）二两，生地黄汁三合，生栝楼汁三合，牛乳三合。

右用三味汁相和。每服三合，不计时候。调下黄连末一钱。

（4）治消渴久不瘥，体瘦心烦。黄连圆方。

黄连（去须）半两，黄者（锉）半两，栀子仁一分，苦参（锉）半两，人参（去芦头）一两（分），葳蕤一分，知母一分，麦门冬（去心，焙）一两，栝楼根半两，甘草（炙微赤，锉）一分，地骨皮一分，赤茯苓一分，生干地黄一分，铁粉（研）半分。

右件药，捣罗为末，炼蜜和捣三二百杵。圆如梧桐子大，不计时候，以粥饮下三十圆。

（5）治消渴，不问年月深浅，困笃者，宜服此铁粉圆方。

铁粉（细研）二两，鸡膁胫（微炙）一两，栝楼根三分，土瓜根一两，苦参（锉）三分，黄连（去须）三分，麦门冬（去心，焙）一两，牡蛎（烧为粉）三分，桑螵蛸（微炒）三分，金箔（细研）五十片，银箔（细研）五十片。

右件药，捣罗为末，入研了药。更研令匀，炼蜜和捣三五百杵。圆如梧桐子大，每服。不计时候，以清粥饮下三十圆。

（6）治消渴，心神虚烦燥闷。栝楼根圆方。

栝楼根一两，麦门冬（去心，焙）一两，甘草（炙微赤，锉）三分，黄连（去须）三分，赤石脂半两，泽泻半两，石膏一两。

右件药，捣罗为末，炼蜜和捣三二百杵。圆如梧桐子大，不计时候，以清粥饮下三十圆。

（7）治消渴烦躁，体热不能食。芦根散方。

芦根（锉）一两，赤茯苓一两，麦门冬（去心）一两，人参（去芦头）半两，黄芩三分，桑根白皮（三分，锉），甘草（炙微赤，锉）半两。

右件药，捣筛为散。每服四钱，以水一中盏，入生姜半分，淡竹叶二七片，煎至六分。去滓，不计时候温服。

（8）治消渴烦躁，饮水不止。黄连散方。

黄连（去须）一两，栝楼根一两半，麦门冬（去心）一两，知母三分，人参（去芦头）半两，地骨皮三分，黄芩三分，川升麻三分。

右件药，捣筛为散。每服四钱，以水一中盏，入生姜半分，淡竹叶二七片，煎至六分。去滓，不计时候温服。

（9）治消渴，心燥烦热，不得睡卧。麦门冬散方。

麦门冬（去心）二两，川升麻一两，黄连（去须）一两，柴胡（去苗）一两，赤茯苓二两，黄芩一两，生干地黄一两，人参（去芦头）半两，栝楼根一两，甘草（炙微赤，锉）半两。

右件药，捣筛为散。每服四钱，以水一中盏，入生姜半分，淡竹叶六七片，煎至六分。去滓，不计时候温服。

（10）治消渴，心热烦躁，口干颊赤，知母散方。

知母一两，麦门冬（去心）一两，黄芩三分，川升麻三分，犀角屑三分，葛根（锉）三分，甘草（炙微赤，锉）三分，马牙硝一两半。

右件药，捣粗罗为散。每服四钱，以水一中盏，入生姜半分，淡竹叶二七片，煎至六分。去滓，不计时候温服。

（11）治消渴烦躁，小便不利。栝楼圆方。

栝楼根二两，麦门冬（去心，焙）二两，知母一两，人参（去芦头）三分，黄芩半两，苦参（锉）半两，土瓜根半两，赤茯苓一两。

右件药，捣罗为末，炼蜜和捣三二百杵。圆如梧桐子大，每服，不计时候，以温粥饮下三十圆。

（12）治消渴，口舌干燥，心神烦热。麦门冬散方。

麦门冬（去心）一两，地骨皮三分，栝楼根三分，人参（去芦头）半两，芦根（锉）一两，黄芪（锉）三分，甘草（炙微赤，锉）半两，黄芩三分，茅根（锉）一两，石膏三两。

右件药，捣筛为散。每服五钱，以水一大盏，入生姜半分，竹茹半分，小麦半合，煎至五分。去滓，不计时候温服。

（13）治消渴，口舌干燥，烦热。人参散方。

人参（去芦头）三分，地骨皮一两，赤茯苓三分，麦门冬（去心）二两，甘草（炙微赤，锉）三分，芦根（锉）二两，葛根（锉）三分，黄耆（锉）三分，川升麻一两，黄芩半两。

右件药，捣筛为散。每服四钱，以水一中盏，入生姜半分，淡竹叶二十片，煎至六分。去滓，不计时候温服。

（14）治消渴，口舌焦干，精神恍惚，烦躁不安。地骨皮散方。

地骨皮一两，茯神三分，栝楼根一两，黄连（去须）一两，石膏二两，甘草（炙微赤，锉）半两，麦门冬（去心）一两，黄芩一两，远志（去心）三分。

右件药，捣筛为散。每服四钱，以水一中盏，煎至六分。去滓，每于食后温服。

（15）治消渴，口舌干燥，烦热，不能饮食，宜服黄连散方。

黄连（去须）二两，葛根（锉）二两，麦门冬（去心）一两，枇杷叶（拭去毛，炙微黄）一两。

右件药，捣筛为散。每服四钱，以水一中盏，入生姜半分。淡竹叶二七片，煎至六分。去滓，不计时候温服。

（16）治消渴，口舌干燥，烦热狂乱。麦门冬圆方。

麦门冬（去心，焙）三两，栝楼根三分，知母三分，黄芩三分，甘草（炙微赤，锉）半两，黄连（去须）一两，铁粉（细研）一两半。

右件药，捣罗为末，入铁粉，研令匀，炼蜜和捣三二百杵。圆如梧桐子大，每于食后，以清粥饮下二十圆。

（17）治消渴，口舌干燥，烦热，心神如狂。犀角圆方。

犀角屑三分，铅霜（细研）半两，麦门冬（去心焙）二两，铁粉（细研）一两，甘草（炙微赤，锉）半两，郁金半两，地骨皮半两，栝楼根三分，子芩半两，茯神半两，玄参半两，胡黄连三分。

右件药，捣罗为末，入研了药令匀，炼蜜和捣三五百杵，圆如梧桐子大，每于食后，煎竹叶汤下二十圆。

（18）治消渴，心神烦躁，口干舌涩，天竹黄散方。

天竹黄（细研）一两，黄连（去须）半两，栀子仁半两，川大黄（锉碎，微炒）半两，马牙硝（细研）半两，甘草（炙微赤，锉）一两（分）。

右件药，捣细罗为散，入研了药令匀。每于食后，煎竹叶水调下二钱。

（19）治消渴饮水，过多不止，心神恍惚，卧不安稳。羚羊角散方。

羚羊角屑三分，知母三分，黄耆（锉）三分，栝楼根三分，麦门冬（去心）三分，茯神三分，地骨皮三分，人参（去芦头）三分，防风（去芦头）三分，甘草（炙微赤，锉）半两，石膏一两半，酸枣仁（微炒）三分，黄芩半两。

右件药，捣筛为散。每服五钱，以水一大盏，入生姜半分，淡竹叶二七片，小麦半合，煎至五分。去滓，每于食后温服。

（20）治消渴，饮水过多，不知足限。栝楼根圆方。

栝楼根三分，黄丹半两，葛根半两，黄连（去须）一两。

右件药，捣罗为末，入黄丹，研令匀，炼蜜和圆，如梧桐子大，每服，以温水下十圆。遇渴吃水，即便服之。

（21）治消渴，饮水过度，烦热不解，心神恍惚，眠卧不安。土瓜根圆方。

土瓜根三分，栝楼根一两，麦门冬（去心）一两，知母三分，苦参（锉）一两，石膏（细研）一两，鸡脏胫（微炒）七枚，子芩三分，铁粉（细研）一两，川大黄（锉碎，微炒）一两，龙齿三分，大麻仁（研如膏）一两，金箔（细研）五十片，银箔（细研）五十片，泽泻三（二）分。

右件药，捣罗为末，入研了药令匀，炼蜜和捣三五百杵，丸如梧桐子大，每于食后，煎竹叶小麦汤下三十圆。

（22）治消渴，饮水不止，小便复涩，心腹连膀胱胀闷，胸膈烦热。槟榔散方。

槟榔一两，桑根白皮（锉）一两，赤茯苓一两，紫苏茎叶一两，木通（锉）一两，麦门冬（去心）一两。

右件药，捣筛为散。每服四钱，以水一中盏，入生姜半分，葱白七寸，煎至六分。去滓，不计时候温服。

（23）治消渴，饮水过多，烦渴不止。黄耆散方。

黄耆（锉）一两，栝楼根一两，麦门冬（去心，焙）二两，赤茯苓半两，甘草（炙微赤，锉）半两。

右件药，捣细罗为散。每于食后，煎竹叶水调下二钱。

（24）治消渴，日夜饮水，过多不足，口干燥，小便数。麦门冬散方。

麦门冬（去心）一两，栝楼根一两，知母一两，黄耆（锉）一两，甘草（炙微赤，锉）半两，牡蛎（烧为粉）一两半。

右件药，捣筛为散。每服四钱，以水一中盏，入生姜半分，煎至六分。去滓，不计时候温服。

（25）治消渴，饮水过多，心腹胀满，不能下食。人参散方。

人参（去芦头）一两，桑根白皮（锉）半两，陈橘皮（汤浸，去白瓤，焙）一两，半夏（汤浸七遍，去滑）半两，黄耆（锉）三分，木香半两，赤芍药半两，草豆蔻（去皮）半两，桂心半两，槟榔半两，枇杷叶（拭去毛，炙微黄）半两。

右件药，捣筛为散。每服三钱，以水一中盏，入生姜半分，煎至六分。去滓，不计时候温服。

以上文献均出自宋代王怀隐《太平圣惠方·三消论》

（26）治消渴，口干小便数。茅根汤方。

茅根（锉）、芦根（锉）、菝葜（细锉）各二两，石膏（碎）一两半，乌梅（去核，炒）半两，淡竹根（锉）一两。

右六味，粗捣筛，每服四钱匕，水一盏半，煎取一盏，去滓温服，不拘时。

（27）治消渴，喉干不可忍，饮水不止，腹满急胀。麦门冬汤方。

麦门冬（去心，焙）、乌梅（去核取肉，炒）各二两。

右二味，粗捣筛，每服三钱匕，水一盏，煎至半盏，去滓食后温服，日三。

（28）治消渴，膈热烦躁，生津液。梅苏丸方。

白梅肉、紫苏叶、乌梅肉各半两，人参一分，麦门冬（去心）

三分，百药煎三两，甘草（炙，锉）一两半，诃黎勒（炮，去核）一分。

右八味，捣罗为末，炼黄蜡汁拌和为丸，如鸡头实大，每服一丸，含化咽津，不计时候，路行解渴。

（29）治消渴发作有时，心脾有热，饮水无度。人参汤方。

人参、桑根白皮（锉，炒）各二两，麦门冬（去心，焙）、知母、枇杷叶（拭去毛，炙）、黄连（去须，微炒）、葛根（锉）、白茯苓（去黑皮）、地骨皮、淡竹根各一两。

右一十味，细锉如麻豆，每服五钱匕，用水一盏半，煎取八分，去滓温服。

（30）治消渴，饮水过多，心腹胀满。桑白皮汤方。

桑根白皮（锉，炒）、人参、黄耆（锉，炒）、草豆蔻（去皮）各一两，枳壳（去瓤，麸炒）、青木香、芍药、半夏（汤洗去滑）、槟榔（锉）各半两，桂（去粗皮）三分，枇杷叶（拭去毛，蜜涂，炙）半两。

右一十一味，粗捣筛，每服五钱匕，用水一盏半，入生姜五片，煎取八分，去滓温服。

（31）治消渴，饮水不止。麦门冬丸方。

麦门冬（去心，焙）、升麻、黄连（去须）、黄檗（去粗皮）、黄芩（去黑心）各五两，生干地黄（焙）、人参各三两，栝楼根七两，苦参八两。

右九味，捣罗为末，以牛乳和，众手丸如梧桐子大，每服三十丸，食前米饮下。

（32）治消渴饮水不辍，多至数斗。竹叶汤方。

甘竹叶（切）、大麻仁（炒）、赤秫米（淘净）各一升，鹿脚（四只汤浸，去皮毛骨，细研肉）四只，白茯苓（去黑皮）一两，薤白（切）二两。

右六味，锉如麻豆，分作八服，每服先以水三盏，煎麻仁、竹叶取二盏，去滓澄清。入诸药鹿脚，又煎去滓取一盏，微微饮之，渴止为度。

（33）治消渴热盛，烦躁恍惚。麦门冬饮方。

生麦门冬（去心）三两，甘竹沥三合，小麦二合，知母一两半，芦根二两，生地黄三两。

右六味，锉如麻豆，每用半两，水三盏，煎至二盏，去滓入竹沥少许，分二服，食后。

（34）治消渴及心藏燥热，饮水无度。桑白皮汤方。

桑根白皮（锉）、人参、知母（切，焙）、麦门冬（去心，焙）、枇杷叶（刷去毛，微炙）、黄连（去须，锉，炒）、葛根（锉）、地骨皮（去土）、淡竹根（洗去土，暴干，锉）各半两。

右九味，粗捣筛，每服四钱匕，水一盏半，煎至一盏，去滓食前服，日再。

（35）治消渴烦躁，心藏热引饮。茯苓汤方。

白茯苓（去黑皮）、麦门冬（去心，炒）各四两，石膏五两，茅根（锉）一升。

上四味，粗捣筛，每服五钱匕，水二盏，入冬瓜一片，同煎至一盏，去滓温服。不拘时候，日四五服。

（36）治消渴发热，心神烦躁引饮。麦门冬汤方。

麦门冬（去心，焙）、黄耆（锉）、黄连（去须）、桑根白皮（锉）各一两，石膏二两，知母（焙）、栝楼根各三分，人参、甘草（炙，锉）、葛根（锉）、赤茯苓（去黑皮）、地骨皮、升麻各半两。

右一十三味，粗捣筛，每服四钱匕，水一盏，入生姜半分切，淡竹叶二七片，煎至六分，去滓不计时候温服。

（37）治消渴，上焦虚热，心中烦躁。柴胡饮方。

柴胡（去苗）、葛根（锉）、芦根（锉）、地骨皮、百合（干者）、桑根白皮（锉）、知母（切，焙）、葳蕤各三分，贝母（去心，炒）、茅根（锉）、犀角（镑）、甘草（炙，锉）、木通（锉）各半两。

右一十三味，粗捣筛，每服四钱匕，水一盏，入生地黄半分，同煎至七分，去滓食后温服，日三。

（38）治消渴烦躁，惊悸不安。天门冬煎方。

生天门冬（去心）半斤，白蜜（炼）五合。

右二味，先以水五盏，煎天门冬至三盏，新汲水淘四五过，漉出，别以熟水一盏，下蜜搅匀，瓷瓶贮，浸天门冬五日，蜜封，每食后食一两。

（39）治消渴烦热。白矾丸方。

白矾（烧令汁尽）、铅白霜各一分。

右二味，细研令匀，炼蜜和丸，如鸡头大，绵裹含化咽津。

（40）治消渴，心胸烦躁。黄连丸方。

黄连（去须）、栝楼根、甘草（炙，锉）、栀子仁（微炒）各一两半，香豉（炒黄）二两半。

右五味，捣罗为末，炼蜜和剂，更于铁臼内，涂酥杵匀熟。丸如梧桐子大，午食后、温浆水下三十丸。

（41）治消渴，口舌干燥，四肢酸疼，日晡颊赤烦闷。升麻丸方。

升麻、黄连（去须）、龙胆、黄芩（去黑心，锉）、犀角（镑）、葳蕤、知母（焙）各一分，前胡（去芦头）、鳖甲（醋炙，去裙襴）各半两，朴硝（研）一分。

右十味，捣研为末，炼蜜和丸，如梧桐子大，每服二十丸，不拘时，温浆水下。

（42）治消渴，唇干舌燥。枸杞汤方。

枸杞根（锉）二两，石膏（碎）一两，小麦一两半。

右三味，粗捣筛，每服三钱匕，水一盏，煎至七分，去滓温服，不拘时候。

（43）治消渴，口干舌燥。酸枣仁丸方。

酸枣仁一升，醋石榴子（暴干）五合，葛根（锉）三两，乌梅（去核，炒）五十枚，麦门冬（去心，焙）、白茯苓（去黑皮）各三两，覆盆子（去茎）二两，桂（去粗皮）一两，栝楼根三两，石蜜（别研）四两。

右一十味，九味捣罗为末，与石蜜和令匀，更入炼蜜和丸，如酸枣大，每服一丸，不拘时，含化咽津。

（44）治消渴，口干舌燥。地黄煎方。

生地黄（细切）三斤，生姜（细切）半斤，生麦门冬（去心）二斤。

右三味，一处于石臼内，捣烂，生布绞取自然汁，用银石器盛，慢火熬，稀稠得所。以瓷合贮，每服一匙，用温汤化下，不拘时。

（45）治消渴口干，日夜饮水无度，浑身壮热。冬瓜饮方。

冬瓜（一枚重三斤，去皮瓤，分作十二片），麦门冬（去心）二两，黄连（去须）一两半。

右三味，以二味粗捣筛，作十二服，每服水三盏，入冬瓜一片劈碎，同煎至一盏。去滓温服，日三夜二。

（46）治消渴，饮水不止，小便中如脂，舌干燥渴喜饮。栝楼丸方。

栝楼根五两，黄连（去须）一两，浮萍草二两。

右三味，捣罗为末，用生地黄汁半盏，于石臼内，木杵捣令匀，再入面糊。丸如梧桐子大，每服三十丸，食后临卧、牛乳汤下，日三。煎菖蒲汤下，亦得。

（47）治消渴，日夜饮水不止，小便利。地骨皮饮方。

地骨皮（锉）、土瓜根（锉）、栝楼根（锉）、芦根（锉）各一两半，麦门冬（去心，焙）二两，枣（去核）七枚。

右六味，锉如麻豆，每服四钱匕，水一盏，煎取八分，去滓温服，不拘时。

（48）治消渴，心中烦躁。黄耆汤方。

黄耆（锉）、白茅根（锉）、麦门冬（去心，微炒）、白茯苓（去黑皮）各三两，石膏八两，车前子（去土，生）五两，甘草（炙，锉）二两半。

右七味，粗捣筛，每服五钱匕，水二盏，煎至一盏，去滓空腹温服。

（49）治消渴，口舌焦干，精神恍惚。栝楼根汤方。

栝楼根（切）、黄连（去须）、石膏（碎）各三两，枸杞叶（切）半斤，甘草（炙）二两。

右五味，粗捣筛，每服四钱匕，水一盏，煎至七分，去滓，不拘时温服。

以上文献均出自宋代赵佶《圣济总录·消渴门》

（50）人参石膏汤。

治膈消，上焦烦渴，不欲多食。

人参半两，石膏一两一钱，知母七钱，甘草四钱。

上为粗末，每服五钱至七钱，水煎，食后温服。

金代刘完素《素问病机气宜保命集·消渴论》

（51）生津甘露饮子。

治膈消，大渴饮水无度，舌上赤涩，上下齿皆麻，舌根强硬肿痛，食不下，腹时胀痛。

石膏一钱二分，人参二钱，生甘草一钱，炙甘草二钱，山栀子一钱，荜澄茄一钱，白豆蔻一钱，白葵花五分，黄柏（酒拌炒）一钱半，香白芷一钱，连翘一钱，杏仁（去皮）一钱半，麦门冬五分，黄连三分，木香三分，桔梗三钱，升麻二钱，姜黄一钱，知母（酒制）二钱，当归身五分，全蝎二个，藿香二分，柴胡三分，兰香五分。

上件为细末，如法汤浸，蒸饼和匀成剂，捻作饼子，晒半干，杵碎，筛如黄米大，食后每服二钱，抄于掌中，以舌舐之，随津唾下，或送以白汤少许亦可。

金代李东垣《东垣试效方·消渴门》

（52）朱砂黄连圆。

治心虚蕴热，或因饮酒过多，发为消渴。

朱砂一两（别研），宣连三两，生地黄二两。

右为末，炼蜜圆如梧子大。每服五十圆，灯心、枣汤吞下。

元代危亦林《世医得效方·消渴》

（53）生津养血汤。

治上消火盛，制金烦渴引饮。

当归一钱，川芎八分，白芍（煨）一钱，生地黄（酒洗）一钱，知母五分，黄柏（蜜水炙）五分，麦门冬一钱，石莲肉五分，天花粉七分，黄连八分，乌梅五分，薄荷五分，甘草（炙）五分。

上锉一剂，水煎温服。

（54）玉泉散。

治消渴之神药也。

白粉葛，天花粉，麦门冬，生地黄，五味子，甘草，糯米。

上锉一剂，水煎服。

（55）张洁古曰：上消者……宜白虎汤加减治之。

软石膏二钱半，知母一钱，甘草五分，人参七分，升麻一钱，黄柏一钱。

上锉一剂，粳米一撮，水煎，食后温服。

以上文献均出自明代龚信《古今医鉴·消渴》

（56）钱氏加减地骨皮散：治上消。

知母、柴胡、甘草（炙）、半夏、地骨皮、赤茯苓、黄芪、石膏、黄芩、桔梗、白芍药每三钱，姜五片，水煎服，食远服。

明代孙一奎《赤水玄珠·消瘅门》

（57）黄芩汤：治上焦渴症。

黄芩、山栀、桔梗、麦门冬（去心）、当归、生地黄、干葛、人参、天花粉、白芍各等分，乌梅一个。

上锉一剂，食远频服。

明代龚廷贤《万病回春·消渴》

（58）清上止消丹。

麦冬二两，天冬一两，人参三钱，生地五钱，茯苓五钱，金银花一两。

水煎服。十剂渴尽减，二十剂全愈。

清代陈士铎《辨证录·消渴门》

（59）二冬汤：治上消。

天冬（去心）二钱，麦冬（去心）三钱，花粉一钱，黄芩一钱，知母一钱，甘草五分，人参五分，荷叶一钱，水煎服。

清代程国彭《医学心悟·三消》

（60）逢原饮自制。

天冬一钱五分，麦冬一钱五分，南沙参四钱，北沙参三钱，胡黄连五分，石斛三钱，玉竹三钱，蛤粉四钱，贝母二钱，茯苓三钱，广皮一钱，半夏一钱五分。

梨汁半杯，冲服。

清代费伯雄《医醇剩义·三消》

2. 清胃泻火、养阴增液或益气健脾、生津止渴

中消为中焦脾胃失于运化，以致胃热脾虚。治疗宜脾胃兼顾，一般以清胃泻火为主。人参、甘草、粳米益津护胃，防大寒之品伤胃；人参又具益气养阴之功，必要时可加大用量。此外，还可选用玉液汤、滋膵饮等方剂。在治疗本证时，切忌过用寒凉药物而致气虚中满等证。消渴发展过程中更为多见的是三消兼脾胃虚弱、气阴两伤、阴虚有热之证。施今墨治疗消渴时以益阴清热、益气健脾为基本治则，以党参、麦冬、生地黄、五味子、黄芪、山

药、苍术、玄参为基本方。其中，增液汤有养肺、胃、肾之阴液，清上、中、下焦燥热之功；生脉散具益气生津敛精之效；又以黄芪配山药，气阴兼顾，具健脾益气生津、补肾涩精止遗之功；苍术配玄参，互制其短而用其长，健脾敛精助运同时兼滋肾降火。诸药合用，集益气养阴、生津涩精、健脾补肾、清降虚火于一方之中，临床用之，每多效验。

（1）补中益气汤。组成：黄芪、炙甘草、人参、升麻、柴胡、陈皮、当归身、白术。功效：补中益气，升阳举陷。

方中黄芪甘温，归肺、脾经，补中气，固表气；合人参大补元气，炙甘草补脾和中；佐白术以健脾，当归身以和血；气乱于胸，清浊相干，故加陈皮以宣利，且散诸补药之滞；更加少量升麻、柴胡，其气轻而味薄，以引脾胃之清气上腾，复其本位。诸药合用，既补益中气，又升阳举陷，补中寓升，以补为主。脾胃气虚，升降失常，清阳下陷，阴火上乘土位，故而烦热口渴；中气虚馁，纳运乏力则日渐消瘦，肌肉失养则四肢羸弱；甚者中气下陷，升举无力，则久泻久痢。故本方用治消渴烦热口渴、日渐消瘦、四肢羸弱等证候。

（2）四君子汤。组成：人参、白术、茯苓、甘草。功效：益气健脾。

方中人参大补脾胃元气；白术健脾燥湿，更与人参相须，助其益气补脾；茯苓渗湿下行，与人参、白术相合，补泻兼行，增强健脾祛湿之功；甘草既可调和诸药，又能两协其平。四药相伍，温而不燥，补中兼渗，平补脾胃。脾主肌肉，脾胃气虚，肌肉失养，则四肢乏力；运化失司，气血乏源，则神疲乏力、少气懒言、消瘦。故本方用治消渴四肢羸弱、能食而瘦等证候。

（3）理中汤。组成：人参、干姜、甘草、白术。功效：温中祛寒，补气健脾。

方中以甘补的人参、甘草、白术补中益气；寒淫所胜，平以辛热，故以辛热的干姜温散脾寒。四药相伍，甘热相合，温补并用。脾主运化，胃主腐熟，脾胃虚寒，脾不升清，胃不降浊，升降纳运失职，则食少倦怠、呕吐便溏。故本方用治消渴食少倦怠、呕吐便溏等证候。

（4）六君子汤。组成：人参、白术、茯苓、炙甘草、陈皮、半夏。功效：益气健脾，燥湿化痰。

方中人参甘温，大补脾胃之气；白术苦温，健脾燥湿，更与人参相须，助其益气补脾；脾喜燥恶湿，故又以茯苓健脾渗湿，增强人参、白术健脾祛湿之功；脾虚则湿胜，湿聚则痰生，故加陈皮、半夏以燥湿化痰；炙甘草益气和中，增强人参、白术益气补中之功，兼调和诸药。数药相伍，补泻兼施，标本兼治。脾胃虚弱，精微失运，肌肉失养，则乏力；脾运不健，水液停留，湿浊内生，则大便溏薄。故本方用治消渴四肢乏力、大便溏薄等证候。

（5）归脾汤。组成：白术、人参、黄芪、当归、炙甘草、白茯苓、远志、酸枣仁、木香、龙眼肉、生姜、大枣。功效：益气补血，健脾养心。

方中人参、黄芪、白术补脾；当归、龙眼肉濡润养心；思虑所伤，暗耗心血，故用酸枣仁宁心安神、白茯苓养心安神、远志宁神益智，与当归、龙眼肉合用，增强其补心血、安神志之力；佐以木香，借其行气健脾之力，气和则血和，与补气养血药相伍，还可使其补而不滞；炙甘草补益心脾之气，并调和诸药；生姜、大枣为引，调和脾胃，以资化源。诸药配伍，心脾双补，重在补脾；气血共养，重在补气。脾气虚弱，运化无力，化源不足，气血无以充养，而见食少体倦；阴血亏虚，虚火内生，迫液外出，则虚热盗汗。故本方用治消渴食少体倦、虚热盗汗等证候。

（6）调胃承气汤。组成：大黄、炙甘草、芒硝。功效：缓下热结。《医贯》中记载："中消者，善食而瘦，自汗，大便硬，小便数，叔和云口干饮水，多食饥，虚瘅成消中者是也，以调胃承气汤治之。"

方中大黄苦寒，除热荡实；芒硝咸寒，润下软坚；炙甘草缓其急而和其中，使下不伤正。三药相合，减其苦寒，意取缓下泻热，调胃和中。胃火郁结，腑气不通，则大便燥结；腑热内盛，灼伤津液，故口渴心烦。故本方用治消渴大便燥结、口渴心烦等证候。

（7）当归六黄汤。组成：当归、黄芩、黄连、黄柏、熟地黄、生地黄、黄芪。功效：滋阴泻火，固表止汗。

方中当归养血；生地黄、熟地黄滋阴，令阴液得其养，水充则能制火；又以黄芩泻上焦火，黄连泻中焦火，黄柏泻下焦火，三者并用，意在令三火皆清；阳争于阴，汗出营虚，则卫亦随之而虚，故又于诸寒药中加黄芪，益气实卫以固表，又合当归、熟地黄益气补血。诸药配伍，滋阴泻火并施，益气固表兼顾。肾水亏虚，不能上济，心火独亢，虚火内伏，夜寐卫气行于阴，阴虚无以济阳，两阳相加，阳盛于阴，故阴液失守外泄而盗汗；火热内盛，耗伤津液，则口干舌燥、大便干结、小便黄赤。故本方用治消渴盗汗、口干舌燥、大便干结、小便黄赤等证候。

（8）大承气汤。组成：大黄、枳实、厚朴、芒硝。功效：峻下热结。

方中大黄苦寒，攻积推陈，能荡涤肠胃邪热积滞；芒硝咸寒，泻热通便，软坚润燥，增强大黄峻下热结之力；胃气郁滞，糟粕秘结，故本方重用厚朴，行气除满；以枳实下气散结，助厚朴行气而除满；厚朴、枳实为大黄、芒硝先导，泻热破气，涤荡积滞，而后痞满燥结全消。四药合用，辛苦与咸寒合法，泻下与行气并重，相辅相成，使热结泻而阴得存。里热炽盛，闭阻胃腑，腑气不通，则大便秘结；热盛而津液耗伤，则口舌干燥、口渴多饮；蒸蒸发热，迫液外泄，则身热汗出。故本方用治消渴大便秘结、口渴多饮、身热自汗等证候。

（9）参苓白术散。组成：白扁豆、白术、茯苓、甘草、桔梗、莲子、人参、砂仁、山药、薏苡仁。功效：补脾胃，益肺气。

本方以四君子汤为基础，人参、白术、茯苓、甘草补益脾胃之气；山药、莲子既健脾益气，又涩肠止泻；白扁豆、薏苡仁健脾化湿；砂仁醒脾化湿，行气和胃；桔梗为舟楫，载药上行，更能宣开肺气，通利水道，以利止泻。诸药相合，补中兼行，补而不滞，而成培土生金之功。中气虚衰，纳运失职，肌肉乏养，故四肢无力、形体消瘦；脾胃虚弱，水湿不运，下迫大肠，则肠鸣泄泻。故本方用治消渴形体消瘦、肠鸣泄泻等证候。

【文献举例】

（1）白虎加人参汤。

知母六两，石膏（碎）一斤，甘草二两，粳米六合，人参三两。

上五味，以水一斗，煮米熟汤成，去滓，温服一升，日三服。

汉代张仲景《金匮要略·痉湿暍病脉证治第二》

（2）治消渴，除肠胃热实方。

麦门冬、茯苓、黄连、石膏、葳蕤各八分，人参、龙胆、黄芩各六分，升麻四分，枳实五分，枸杞子（《外台》用地骨皮）、栝楼根、生姜（屑）各十分。

上十三味，末之，丸如梧子大。以茅根、粟米汁服十丸，日二。若渴则与此饮至足。大麻亦得。饮方如下。

茅根（切）一升，粟米三合。

上二味，以水六升煮，取米熟，用下前药。

（3）又方。

栝楼根、生姜各五两，生麦门冬（用汁）、芦根（切）各二升，茅根（切）三升。

上五味，哎咀，以水一斗，煮取三升，分三服。

（4）治胃腑实热，引饮常渴，泄热止渴，茯神汤方。

茯神二两（《外台》作茯苓），栝楼根、生麦门冬各五两，生地黄六两，葳蕤四两，小麦二升，淡竹叶（切）三升，大枣二十枚，知母四两。

上九味，哎咀，以水三斗，煮小麦、竹叶，取九升，去滓下药，煮取四升，分四服。服不问早晚，但渴即进，非但正治胃渴，通治渴患，热即主之。

（5）猪肚丸，治消渴方。

猪肚（治如食法）一枚，黄连、粱米各五两，栝楼根、茯神各四两，知母三两，麦门冬二两。

上七味，为末，纳猪肚中缝塞，安甑中蒸之极烂，接热及药木臼中，捣可丸，若强，与蜜和之，丸如梧子。饮服三十丸，日二，加至五十丸，随渴即服之。

（6）又方。

栝楼根、麦门冬、铅丹各八分，茯神（一作茯苓）、甘草各六分。

上五味，治下筛。以浆水服方寸匕，日三服。《外台》无茯神。

（7）又方。

黄芪、茯神、栝楼根、甘草、麦门冬各三两，干地黄五两。

上六味，哎咀，以水八升，煮取二升半，去滓。分三服，日进一剂，服十剂佳。

（8）治消渴，浮萍丸方。

干浮萍、栝楼根等分。

上二味，末之，以人乳汁和丸如梧子。空腹饮服二十丸，日三。三年病者三日愈，治虚热大佳。

（9）治渴，黄连丸方。

黄连一斤，生地黄一斤（张文仲云十斤）。

上二味，绞地黄取汁，浸黄连，出曝之燥，复纳之，令汁尽干之，捣末，蜜丸如梧子。服二十丸，日三，食前后无在。亦可为散，以酒服方寸匕。

（10）治渴利虚热，引饮不止，消热止渴方。

竹叶（切）二升，地骨皮、生地黄（切）各一升，石膏八两，茯神（一作茯苓）、葳蕤、知母、生姜各四两，生麦门冬一升半，栝楼根八两。

上十味，㕮咀，以水一斗二升，下大枣三十枚并药，煮取四升，分四服。

（11）治面黄、手足黄，咽中干燥，短气，脉如连珠，除热、止渴利、补养，地黄丸方。

生地黄汁、生栝楼根汁各二升，牛羊脂三升，白蜜四升，黄连一斤，末之。

上五味，合煎令可丸。饮服如梧子大五丸，日二，加至二十丸。若苦冷渴，渴瘥即别服温药也。

（12）枸杞汤方。

枸杞枝叶一斤，栝楼根、石膏、黄连、甘草各三两。

上五味，㕮咀，以水一斗，煮取三升。分五服，日三夜二。剧者多合，渴即饮之。

以上文献均出自唐代孙思邈《备急千金要方·消渴》

（13）又，黄芪汤。

主消中，虚劳少气，小便数方。

黄芪二两，芍药二两，生姜二两，当归二两，桂心二两，甘草二两，大枣（擘破）三十枚，麦门冬（去心）一两，干地黄一两，黄芩一两。

上十味，切，以水一斗，煮。取三升，去滓，空腹，温分三服。忌海藻、菘菜、生葱、芜荑。

（14）若消渴者，倍黄连；消中者，倍栝楼；肾消者，加芒硝六分，服前件铅丹丸，得小便咸苦如常。后恐虚惫者，并宜服此花苁蓉丸方。

花苁蓉八分，泽泻四分，五味子四分，紫巴戟天（去心）四分，地骨白皮四分，磁石（研，水淘去赤汁，干之，研入）六分，人参六分，赤石脂（研入）六分，韭子（熬）五分，龙骨（研入）五分，甘草（炙）五分，牡丹皮五分，干地黄十分，禹余粮（研入）三分，桑螵蛸（炙）三十枚，栝楼四分。

上十六味，捣、筛，蜜和，丸如梧子，以牛乳空腹下二十丸，日再服。忌海藻、菘菜、胡荽、芜荑等物。

（15）又，服前丸渴多者，不问食前后，服煮散方。

桑根白皮六分，薏苡仁六分，通草四分，紫苏茎叶四分，五味子六分，覆盆子八分，枸杞子八分，干地黄九分，茯苓十二分，菝葜十二分，黄芪二分。

上十一味，捣，以马尾罗筛之，分为五贴，每贴用水一升八合，煎。取七合，去滓，温服。忌酢物、芜荑。

以上文献均出自唐代王焘《外台秘要方·消中消渴肾消方八首》

（16）治渴利有热，小便涩难，欲下之。前胡汤方。

前胡（去芦头）、生干地黄（焙）、大黄（锉，炒）各一两，黄芩（去黑心）、栀子仁、升麻、芍药、栝楼根、石膏（碎）各三分，麦门冬（去心，焙）一两一分，桂（去粗皮）一分，枳实（去瓤，麸炒）、甘草（炙）各半两。

右一十三味，粗捣筛，每服四钱匕，水一盏半，入生地黄一分切碎，同煎至八分，去滓食前温服，日三。

（17）治消渴，饮水无度。沃焦散方。

泥鳅鱼（阴干去头尾，烧灰，碾细为末）一十头，干荷叶（碾细为末）。

上二味，末等分，每服各二钱匕，新汲水调下，遇渴时服，日三。候不思水即止。

（18）治消渴，饮水无休。菝葜饮方。

菝葜（锉，炒）、汤瓶内碱各一两，乌梅（并核椎碎，焙干）二两。

右三味，粗捣筛，每服二钱匕，水一盏，于石器中煎至七分，去滓稍热细呷。

（19）治消渴，饮水不休。神应散方。

滑石（研）、寒水石（研）各半两。

右二味，碎研为散，用生鸡子一枚，凿破去黄留清，调和药末，令如稠膏，却纳在鸡壳内，以纸封口，用盐泥固济，暴干炭火内烧，令通赤，放冷去土并壳，取药研令绝细为度，每服大人二钱匕，小儿半钱匕，米饮调下。

（20）治消渴，饮水日夜不止。生津丸方。

青蛤粉、白滑石各一两。

右二味，研为细末，用黄颡鱼涎，和为丸，如梧桐子大，每服三十丸，煎陈粟米饮下，不拘时候。

（21）治消渴减食，饮水不休。楮叶丸方。

干楮叶（炒）、桑根白皮（锉，炒）、人参、白茯苓（去黑皮）、定粉各一两。

右五味，为细末，取楮汁和丸，如梧桐子大，每服二十丸，煎人参汤下，不计时候。

（22）治消渴，口干烦躁，饮水无度。铅霜丸方。

铅霜半两，青黛、栝楼根末各一两，龙脑少许。

右四味，细研令匀，炼蜜和丸，如梧桐子大，每服二十丸，微嚼，煎竹叶汤下。新汲水下亦得，食后日三。

（23）治积年消渴，好食冷物。竹叶汤方。

青竹叶（锉碎）、白茯苓（去黑皮）、地骨皮（锉）、栝楼根各一两、桂（去粗皮）、甘草（炙，锉）各半两，麦门冬（去心，焙）二两。

右七味，粗捣筛，每服五钱匕，水一盏半，入小麦一撮，煎至八分去滓，食后温服，日二。

（24）治常食热面炙煿诸干燥物，及服热补药，因热酒冲肺，日久即患消渴，饮水无度，小便旋利，心中热闷烦躁。枸杞根饮方。

枸杞根皮、菰根、李根白皮、葛根（四味并洗，锉）各二两，甘草（炙）一两，牡蛎（炒）二两，石膏（碎）五两。

右七味，粗捣筛，每服五钱匕，水一盏半，煎至八分，去滓不拘时温服。

（25）治消渴，小便数少。菝葜饮方。

菝葜、土瓜根各二两半，黄芪（锉，焙）、地骨皮、五味子各二两，人参、牡蛎（熬粉）各一两半，石膏（碎）四两。

右八味，粗捣筛，每服五钱匕，水一盏半，煎至八分，去滓空腹温服。

（26）治消渴心脾中热，烦躁不止，下焦虚冷，小便多，羸瘦。芦根汤方。

芦根一斤，黄芪（锉）、栝楼根、牡蛎（煅）各二两，知母三两，生麦门冬（去心）六两。

右六味，咬咀，每服三钱匕，水一盏，煎取七分，去滓食后乘渴细服。

（27）治消渴心脾实，燥热多渴，化为小便。知母饮方。

知母（切，焙）、生芦根各三两，土瓜根二两，黄芩（去黑心）、甘草（炙）各一两半，龙齿三两，大黄二两半。

右七味，咬咀，每服五钱匕，水三盏，煎取二盏，去滓下生麦门冬汁二合，食后分温三服。

（28）治初得消中，食已如饥，手足烦热，背髆疼闷，小便白浊。天门冬丸方。

天门冬（去心，焙）二两半，鸡内金（微炙）三具，桑螵蛸（炙）十枚，土瓜根（干者）、肉苁蓉（酒浸一宿，切，焙）、熟干地黄（焙）、栝楼根、知母（焙）、泽泻（锉）、鹿茸（去皮毛，酒浸，炙）、五味子、赤石脂各一两半，牡蛎（煅）二两，苦参一两。

右一十四味，捣罗为末，炼蜜和丸，如梧桐子大。每服二十丸，煎粟米饮下。

（29）治消中，饮食无度，小便日夜频数，转加羸瘦。水银丸方。

水银一两，银箔（与水银共研）二百片，铁粉（别研）、牡蛎（煅）各三两，栝楼根、麦门冬（去心，焙）、黄芩（去黑心）、苦参、黄连（去须）、栀子仁各二两。

右一十味，捣罗七味为末，与别研三味和匀，用枣肉研捣为丸，如梧桐子大。每服四十丸，煎芦根汤下，日二夜一。

（30）治消中脾胃热极，消谷引食，化为小便。黄芩汤方。

黄芩（去黑心）、麦门冬（去心，焙）、栝楼根、栀子仁、石膏（碎）、淡竹叶各一两。

右六味，粗捣筛，每服四钱匕，水一盏半，煎至八分，去滓温服，不拘时。

（31）治消中，小便数。铅丹散方。

铅丹（研）、胡粉各半两，栝楼根、泽泻、石膏（碎）、赤石脂、白石脂、甘草（炙，锉）各二两。

右八味，捣研为散，每服二钱匕。米饮调下，日三夜一。

（32）治消中。黄柏丸方。

黄檗（去粗皮）二两，黄连（去须）半斤。

右二味，捣罗为末，用酥拌和，捣三百杵，丸如梧桐子大。每服三十丸，温浆水下。

（33）治消中，食已即饥，手足烦热，背髀疼闷，小便稠浊。牡蛎丸方。

牡蛎（煅，研）、赤石脂（研）、栝楼根、肉苁蓉（酒浸一宿，切，焙）各一两，黄连（去须）、土瓜根（锉）、黄芩（去黑心）、知母（焙）、泽泻、天门冬（去心，焙）、鹿茸（去皮毛，酒浸，炙）、五味子、桑螵蛸（麸炒）各三分，熟干地黄（焙）一两半。

右一十四味，捣罗十二味为末，与别研二味和匀，炼蜜丸如梧桐子大。每服三十丸，煎陈粟米饮下，日三夜一。

（34）治凡消渴变为消中者，饮食到胃，即时消化，小便多而色白，所食多而不觉饱者。猪肚黄连丸方。

猪肚（洗去脂膜，不切破）一枚，黄连（去须，捣罗为末）五两。

右二味，以大麻子仁二合烂研，以水四升调，如杏酪汁，煮猪肚候烂，取出入黄连末在内，密缝肚口，蒸令极烂，乘热细切，和黄连末，以木白捣之，候可丸，即丸如梧桐子大，暴干。每服三十丸，温水下，不拘时。

（35）治消渴消中久不瘥。知母丸方。

知母（焙）、麦门冬（去心，焙）各一两，犀角（镑）、铅霜、鸡膍胵（炙）、土瓜根各半两，白茯苓（去黑皮）、黄连（去须）各三分，金箔二十片。

右九味，捣罗为末，炼蜜为丸，如梧桐子大。每服十丸，煎人参汤下。

（36）治消渴，初因酒得。人参汤方。

人参、甘草（半生半炙）各一两。

右二味，粗捣筛，以焊猪水，去滓澄清，取五升，同煎至二升半，去滓渴即饮之。永瘥。

（37）治久消渴，饮水不绝。苦参丸方。

苦参二两，黄连（去须）、栝楼根、知母（焙）、麦门冬（去心，焙）、人参、牡蛎（煅）、黄耆（锉）、生干地黄（焙）各一两。

右九味，捣罗为末，以牛乳汁和，众手速丸，如梧桐子大，每服三十丸，浆水下，不拘时候。

(38) 治渴利。麦门冬汤方。

麦门冬（去心，焙）、白茯苓（去黑皮）各四两，栝楼根、地骨皮各五两，甘草（炙）三两。

右五味，粗捣筛，每服四钱匕，先以水二盏，入小麦一匙，竹叶二七片，生姜一枣大切，枣二枚劈破，同煎至一盏半，去滓下药末，煎至八分，去滓食前温服，日三。

以上文献均出自宋代赵佶《圣济总录·消渴门》)

(39) 治消中烦热，吃食旋消，四肢羸弱。荠苨散方。

荠苨一两，人参（去芦头）一两，茯神一两，葛根（锉）一两，石膏二两，黄芩一两，栝楼根一两，知母一两，甘草（炙微赤，锉）一两。

右件药，捣粗罗为散。每服四钱，以水一中盏，入大豆一百粒，煎至六分。

去滓，不计时候温服。

(40) 治消中，虚羸，烦热口干，眠卧不安，地骨皮散方。

地骨皮二两，栝楼根一两，石膏一两，黄连（去须）一两，甘草（炙微赤，锉）一两。

右件药，捣粗罗为散。每服四钱，以水一中盏，煎至六分。去滓，不计时候温服。

(41) 治消中，心神烦热，肌肉干瘦，小便赤黄，脚膝无力，吃食不成肌肤，牡蛎散方。

牡蛎（烧为粉）三分，朱砂（细研）半两，龙齿三分，芦荟三分，黄连（去须）一两，铁粉（细研）一两，泽泻半两，甘草（炙微赤，锉）半两，黄丹一分，栝楼根一两，鸡肶胵（炙令黄色）三分，桑螵蛸（微炒）半两，胡粉一分，赤石脂二两。

右件药，捣细罗为散，入研了药令匀。每服不计时候，煎大麦仁汤调下一钱。

(42) 治消中久不瘥，令人干瘦少力，心神烦乱，眠卧不安，铅霜散方。

铅霜（细研）三分，金箔（细研）一百片，银箔（细研）二(一)百片，麦门冬（去心，焙）一两半，黄连（去须）半两，子苓半两，犀角屑半两，人参（去芦头）半两，鸡肶胵（微炙）一两半，知母半两，土瓜根半两，苦参（锉）半两。

右件药，捣细罗为散，入前三味，同研令匀。每服不计时候，以清粥饮调下一钱。

（43）治消中渴不止，小便赤黄，脚膝少力，纵食不生肌肤。黄耆圆方。

黄耆（锉）一两，牡蛎（烧为粉）二两，栝楼根半两，甘草（炙微赤，锉）半两，麦门冬（去心，焙）一两半，地骨皮半两，白石脂半两，泽泻半两，知母半两，黄连（去须）半两，薯蓣半两，熟地黄半两。

右件药，捣罗为末，炼蜜和捣三二百杵。圆如梧桐子大，每服不计时候，以清粥饮下三（二）十圆。

（44）治消中渴，饮水不多，心中烦乱，四肢燥热，卧不安席，宜服铅霜圆方。

铅霜（细研）三分，栝楼根一两半，甘草（炙微赤，锉）半两，石膏（细研）三分，知母三分，子芩三分，铁粉（细研）半两，黄连（去须）半两，朱砂（细研）半两。

右件药，捣罗为末，入研了药令匀，炼蜜和捣三二百杵。圆如梧桐子大，每于食后，以清粥饮下二十圆。

（45）治消中烦热，小便数。茯神圆方。

茯神一两，地骨皮半两，黄耆（锉）半两，知母半两，牡蛎（烧为粉）一两，栝楼根三分，黄连（去须）三分，麦门冬（去心，焙）二两，熟干地黄一两。

右件药，捣罗为末，炼蜜和捣三二百杵。圆如梧桐子大，不计时候，以清粥饮下三十圆。

（46）治消中渴不止，小便数，烦热，四肢无力，泽泻圆方。

泽泻一两，麦门冬（去心，焙）二两，车前子半两，黄连（去须）三分，牡蛎（烧为粉）一两，桑螵蛸（微炒）半两，鸡肶胵（微炒）一两，金箔（研入）五十片。

右件药，捣罗为末，入研了药令匀，炼蜜和捣三二百杵。圆如梧桐子大，不计时候，以蚕蛹汤下三十圆。

（47）治消中烦闷，热渴不止。黄耆散方。

黄耆（锉）一两，麦门冬（去心）一两，芦根（锉）一两，栝楼根一两，紫苏茎叶一两，生干地黄（锉）半两，桑根白皮（锉）半两，泽泻半两，甘草（炙微赤，锉）一分。

右件药，捣筛为散。每服四钱，以水一中盏，入生姜半分。竹叶二七片，煎至六分。去滓，不计时候温服。

（48）治消渴，饮水，伤冷太过，致脾气虚，腹胁胀满，不思饮食。桂心散方。

桂心半两，人参（去芦头）半两，白茯苓半两，诃黎勒皮半两，大腹皮（锉）半两，甘草（炙微赤，锉）半两，枳壳（麸炒微黄，去瓤）半两，厚朴（去粗皮，涂生姜汁炙，令香熟）一两，白术半两，前胡（去芦头）半两。

右件药，捣筛为散。每服四钱，以水一中盏，入生姜半分，枣三（二）枚，煎至六分，去滓。每于食前温服。

（49）治消渴，饮水腹胀，烦热呕吐，不思食。半夏散方。

半夏（汤洗七遍，去滑）半两，赤茯苓一两，人参（去芦头）一两，白术三分，木香半两，甘草（炙微赤，锉）半两，陈橘皮（汤浸，去白瓤，焙）一两。

上件药，捣粗罗为散。每服三钱，以水一中盏，入生姜半分，竹茹一分，枣二枚，煎至六分。去滓，不计时候温服。

以上文献均出自宋代王怀隐《太平圣惠方·三消论》

（50）姜粉散。

治消中，多因外伤瘅热，内积忧思，喜啖咸食及面，致脾胃干燥，饮食倍常，不为肌肤，大便反坚，小便无度。

生姜（研汁控粉），轻粉。

上搜匀，每服二钱匕，长流水调下。齿浮是效，次投猪肚圆补。

（51）乌梅木瓜汤。

治酒食过度，中焦蕴热，烦渴枯燥，小便并多，遂成消中。

木瓜干、乌梅（打破，不去仁）、麦蘖（炒）、甘草、草果（去皮）各半两。

上锉散。每服四大钱，水盏半，姜五片，煎七分，去滓，不以时候。

以上文献均出自宋代陈言《三因极一病证方论·三消治法》

（52）钱氏白术散：治消中，消谷善饥。

人参、白术、白茯苓、甘草（炙）各半两，藿香叶一两，白干葛二两，木香半两，加北五味子、柴胡、枳壳（制）各半两。

上粗末，每三钱，新水煎服。

（53）天花粉丸。

治消渴，饮水多，身体瘦。

天花粉、黄连（去须）各一两，茯苓、当归各半两。

上末，炼蜜丸桐子大。每三十丸，茅根煎汤下。

以上文献均出自宋代杨士瀛《仁斋直指方论·消渴》

（54）绛雪散。

治消渴，饮水无度，小便数者，大有神效。

汉防己、瓜蒌实、黄芩、黄丹各等分。

上为细末，每服二钱，汤浆水调下，临卧时并进三二服，即止。

（55）大黄甘草饮子。

治男子、妇人，一切消渴不能止者。

大豆（先煮三沸，出淘苦水，再煮）五升，大黄一两半，甘草（大粗者，长四指，打碎）四两。

上三味，用井水一桶，将前药同煮三五时，如稠糨水少，候大豆软，盛于盆中，放冷，令病人食豆，渴食豆汤，无时停止，脏腑自然清润，如渴尚不止，再服前药，不三五日自愈。

以上文献均出自金代刘完素《黄帝素问宣明论方·燥门》

（56）信香十方青金膏。

或膈瘅消中，善食而瘦，或消渴多饮，而数（色角切，频也）小便。

信砒、乳香、轻粉、粉霜、巴豆（同研）各一两，龙脑、麝香各半字，青黛（同研）二钱，黄蜡三钱。

上研细末，熔蜡，入蜜半钱就，搓匀，旋丸绿豆至小豆大，先服小丸。

金代刘完素《黄帝素问宣明论方·积聚门》

（57）猪肚丸。

治消渴、消中。

猪肚（一枚），黄连五两，瓜蒌四两，麦门冬（去心）四两，知母（如无，以茯苓代之）四两。

上四味，为末，纳猪肚中，线缝，安甑中，蒸极烂熟，就热于木白中捣之可丸。如硬，少加蜜。丸如桐子大，每服三十丸，渐加至四五十丸，渴则服之。如无木白，于沙盆中用木杵研亦可，以烂为妙矣。

（58）人参白术散。

治胃膈瘅热，烦满不欲食。或瘅成为消中，善食而瘦；或燥郁甚而消渴，多饮而数小便；或热病，或恣酒色误服热药者致脾胃真阴血液损虚。

人参、白术、当归、芍药、大黄、山栀子、泽泻以上各半两，连翘、瓜蒌根、干葛、茯苓以上各一两，官桂、木香、藿香各一分，寒水石二两，甘草二两，石膏四两，滑石、盆硝各半两。

上为粗末，每服五钱。水一盏，生姜三片，同煎至半盏，绞汁，入蜜少许温服，渐加十余钱，无时，日三服。或得脏腑疏利亦不妨，取效更妙。后却常服之，或兼服消痞丸。似觉肠胃结滞，或湿热内甚自利者，去大黄、芒硝。

以上文献均出自金代刘完素《三消论》

（59）顺气散。

治消中，热在胃而能食，小便赤黄，微利之为效，不可多利，服此药渐渐利之，不欲多食则愈。

厚朴（姜制）一两，大黄四两，枳实（炒）二钱。

上锉，每服五钱，水煎食远服。

金代刘完素《素问病机气宜保命集·消渴论》

（60）兰香饮子。

治渴饮水极甚，善饮而瘦，自汗，大便结燥，小便频数。

石膏三钱，酒知母一钱，生甘草一钱，炙甘草半钱，人参半钱，防风一钱，半夏（汤洗）二分，兰香半钱，白豆蔻仁、连翘、桔梗、升麻各半钱。

上同为细末，汤浸蒸饼和匀成剂，捻作薄片子，日中晒半干，碎如米，每服二钱，食后，淡生姜汤送下。

（61）当归润燥汤。

治消渴，舌上白干燥，唇干，口干，眼涩，黑处见浮云，大便秘涩，干燥结硬，喜温饮，阴头短缩。

升麻一钱半，柴胡七分，甘草（半生半熟）六分，细辛一分，黄柏一钱，知母一钱，石膏一钱，杏仁六个，桃仁泥子一钱，麻仁泥子一钱，当归身一钱，红花少许，防风一钱，荆芥穗一钱，熟地黄三分，小椒三个。

上件㕮咀，都作一服，水二碗，煎至一盏，去渣，食后温服，忌辛热物。

（62）清凉饮子。

治消中，能食而瘦，口干舌干，自汗，大便结燥，小便频数。

羌活一钱，柴胡一钱，升麻四分，防风五分，当归身六分，生甘草半钱，炙甘草一钱，石膏一钱半，酒知母一钱，汉防己半钱，草龙胆（酒制）一钱半，黄柏一钱半，红花少许，桃仁五个，杏仁十个，生地黄（酒制）半钱，黄芪一钱，黄茶（酒制）一钱。

上件㕮咀，麻豆大，都作一服，水二盏、酒一匙，煎至一盏，去渣，稍热服，食后。

以上文献均出自金代李东垣《东垣试效方·消渴门》

（63）消渴痞丸。

黄连、青黛、干葛各一两，黄芩、大黄、黄柏、山栀、薄荷、藿香、厚朴、茴香各五钱，木香、辣桂各二钱半，牵牛二两。自利者，去大黄、牵牛。为末，水丸小豆大，小儿麻仁大。每十丸，温水下。忌发热物。治中消或挟诸血肠风，心胁胀满，呕吐痿弱，湿热积毒等证。

明代李梴《医学入门·杂病用药赋》

（64）玉烛散。

治胃热消渴，善食渐瘦，津液为热燥竭，以致血海干枯。此即四物汤与调胃承气汤合方也。

当归、川芎、白芍药、地黄、大黄、芒硝、甘草各等分。

上锉，每服八钱，水煎食前服。

明代武之望《济阴纲目·经闭门》

（65）竹叶黄芪汤。

治消渴证，气血虚，胃火盛而作渴。

淡竹叶、生地黄各二钱，黄芪、麦门冬、当归、川芎、黄芩（炒）、甘草、芍药、人参、半夏、石膏（煅）各一钱。

上水煎服。

按：前白虎加人参汤，专治气分燥热。此方兼治气血燥热，后一方专治血分燥热，宜辨证而择用之。

清代喻昌《医门法律·消渴门》

（66）闭关止渴汤。

石膏五钱，玄参二两，麦冬二两，熟地二两，青蒿五钱，水煎服。二剂而渴减，四剂而食减，十剂消渴尽除，二十剂全愈。

此方少用石膏、青蒿以止胃火，多用玄参、熟地以填肾水，重用麦门冬以益肺气，未尝闭胃之关门也。然而胃火之开，由于肾水之开；肾水之开，由于肾火之动也；而肾火之动，又由于肾水之乏也。今补其肾水，则水旺而肾火无飞动之机，火静而肾水无沸腾之患。肾水既安守于肾宅，而胃火何能独开于胃关哉。此不闭之闭，真神于闭也。

清代陈士铎《辨证录·消渴门》

（67）生地八物汤。

治中消。

生地三钱，山药一钱五分，知母一钱五分，麦冬三钱，黄芩一钱，黄连一钱，丹皮一钱五分，荷叶二钱，水煎服。

清代程国彭《医学心悟·三消》

（68）玉女煎。

治水亏火盛，六脉浮洪滑大，少阴不足，阳明有余，烦热消渴等症。

生石膏五钱，熟地三钱或一两，麦冬（去心）三钱，知母一钱五，牛膝一钱五。

水煎服。

（69）清凉饮。

治阴虚水亏，六脉浮洪，火炎干燥消渴等症。

生地、熟地、麦冬三钱，知母、生白芍二钱，石膏（捣碎）三钱，甘草一钱。

糯米一撮，水煎服。

如大渴不止，加天花粉；虚甚者，加人参。

（70）三补丸。

治三焦火盛，脉实消渴等症。

黄连、黄芩、黄柏各一二两。

共为末，滴水丸，梧子大。白汤送下。

以上文献均出自清代王世钟《家藏蒙筌·三消》

（71）中消者……祛烦养胃汤主之。

祛烦养胃汤自制。

鲜石斛五钱，石膏四钱，天花粉三钱，南沙参四钱，麦冬二钱，玉竹四钱，山药三钱，茯苓三钱，广皮一钱，半夏一钱五分，甘蔗三两，煎汤代水。

清代费伯雄《医醇剩义·三消》

3. 滋补肾阴或温补肾阳

消渴以阴虚为本，燥热为标。治疗时应注意滋补肾阴。气阴两伤时，加用党参、白术、黄芪、山药，且均宜生用；下焦阴虚，相火上浮于肺，上下同病者，可用六味地黄丸合生脉散加减；下焦阴虚，热犯中焦者，可用玉女煎加味；消渴之阴阳两亏者，用金匮肾气丸，一般以少量附子、肉桂微微生火即生肾气，且附子、肉桂入大量濡润阴柔之剂中，可行其滞，并有摄纳虚火归原之妙。消渴若确属虚寒者，应进壮火、补虚、固脱、填髓之剂。

（1）八味丸。组成：牡丹皮、茯苓、泽泻、熟地黄、山茱萸、山药、附子、肉桂。功效：温补肝肾，暖丹田，聪耳目。《太平惠民和剂局方·治诸虚》云："八味圆，治肾气虚乏，下元冷惫，脐腹疼痛，夜多漩溺，脚膝缓弱，肢体倦怠，面色黧黑，不思饮食。又治脚气上冲，少腹不仁，及虚劳不足，渴欲饮水，腰重疼痛，少腹拘急，小便不利；或男子消渴，小便反多；妇人转胞，小便不通，并宜服之。"

方中熟地黄滋补肾阴，益精填髓；肾虚不补其母，无以固封蛰之本，故以山药凉补，以培癸水之上源；又加山茱萸，酸温以收少阳之火，滋厥阴之液；熟地黄、山药、山茱萸三者相合，是为"三补"；更稍加附子、肉桂，温肾助阳，微微生火，鼓舞肾气；肾虚不导其下源，无以固封蛰之用，佐以茯苓淡渗，以导壬水之下源；泽泻、牡丹皮以清少阴之火，制虚阳浮动；茯苓、泽泻、牡丹皮配伍，谓之"三泻"。诸药相合，补中有泻，补而不滞，非峻补元阳，乃阴中求阳。腰为肾之府，肾精不足，失于滋荣，则腰膝酸软；命门火衰，肾阳不足，失于温煦，则畏寒肢冷；阳气虚弱，水液气化失常，故见下肢水肿、小便不利或小便反多。故本方用治消渴腰膝酸软、畏寒肢冷、下肢水肿、小便失禁等证候。

（2）六味地黄丸。组成：熟地黄、酒萸肉、牡丹皮、山药、茯苓、泽泻。功效：滋阴补肾。

方中重用熟地黄以滋阴补肾，生血生精；酒萸肉补养肝肾，涩精益气；山药补肾固精，健脾益气；三药相伍，补肾为主，兼顾肝脾；肾为水火之宅，阴虚则火动水泛，肾浊不行，以牡丹皮泻君相之伏火；茯苓渗脾中湿热；泽泻泄膀胱水浊；三药合用，泄湿浊而降相火。熟地黄温而牡丹皮凉，山药涩而茯苓渗，酒萸肉收而泽泻泄，诸药相伍，脾肾兼补，补泄相济，以成平补。肾精不足，相火妄动，封藏不固，故见遗精；阴不制阳，迫液外走，则盗汗；虚火内生，上灼肺阴，则潮热消渴、口燥咽干。故本方用治消渴遗精盗汗、潮热消渴、口燥咽干等证候。

（3）十全大补汤。组成：人参、肉桂、地黄、茯苓、白术、炙甘草、黄芪、川芎、当归、白芍。功效：温补气血。

本方以四君子汤与四物汤为基础。方中人参甘温，大补五脏元气，白术补气健脾，茯苓健脾养心，炙甘草益气和中，四药成四君子汤以补气，加黄芪兼益上焦之气；地黄补血滋阴，当归补血和血，白芍养血敛阴，川芎活血行气，相伍成四物汤以补血，佐肉桂以温暖阴血，血得温而生，气得温而长。方中甘温质润相伍，气血并重，共成益气补血之效。气能温煦，气虚则四肢百骸失于温养，故倦怠乏力、四肢不温；血能濡润，血虚脏腑经络失于濡养，则头晕目眩。故本方用治消渴倦怠乏力、四肢不温、头晕目眩等证候。

（4）加减八味丸。组成：熟地黄、山药、山茱萸、肉桂、泽泻、牡丹皮、茯苓、五味子。功效：补肾水，降心火，止燥渴。《世医得效方·消渴》云："肾消，加减八味圆，治肾水枯竭，不能上润，心火上炎，不能既济，煎熬而生。心烦燥渴，小便频数，白浊，阴痿弱，饮食不多，肌肤渐渐如削，或腿肿脚先瘦小。宜降心火，生肾水，其烦渴顿止。"

方中重用熟地黄滋肾益精，填补真阴；用山茱萸补养肝肾，固秘精气；肉桂补火助阳，引火归原；山药补脾益阴，滋肾固精；又佐以泽泻泄浊，防熟地黄之滋腻；牡丹皮清相火，制山茱萸之温涩；茯苓渗湿，化山药之收涩；更加五味子，纳气敛肺，益肺之源，以生肾水。诸药配伍，补泻兼施，壮水制火。肾水不足，上济乏源，心火上炎，则心神烦躁；虚火内生，上燔肺阴，津液亏损，则咽干口渴；中灼脾胃，运化失职，则形体消瘦；下耗肾水，固摄失权，则小便频数、白浊。故本方用治消渴心烦燥渴、形体消瘦、小便频数、白浊等证候。

（5）八珍汤。组成：人参、白术、茯苓、当归、川芎、白芍、熟地黄、甘草。功效：益气补血。

方中熟地黄补血滋阴；人参大补五脏元气，与熟地黄相合，益气养血；白术补气健脾；茯苓健脾养心，协人参益气健脾；当归补血和血；白芍养血敛阴，助熟地黄滋补阴血；川芎活血行气，使补而不滞；甘草益气和中，调和诸药。上述人参、白术、茯苓、甘草，即四君子汤；熟地黄、白芍、当归、川芎，即四物汤。因此，本方实为四君子汤和四物汤的复方。脾气虚衰，运化失职，气血化生乏源，不能上荣头面，故头晕目眩；土虚不能生金，肺脾气虚，则倦怠乏力、饮食减少。故本方用治消渴头晕目眩、倦怠乏力、饮食减少等证候。

（6）生脉散。组成：人参、麦冬、五味子。功效：益气生津，敛阴止汗。《医学心悟》云："治下消者，宜滋其肾，兼补其肺，地黄汤、生脉散并主之。"

方中人参甘温，补肺脾之气，益后天营卫之本；麦冬甘寒，养阴清热，保权衡治节之津；五味子酸敛，生肾精而收敛耗散之肺气。三药相合，一补一润一敛，共奏益气养阴、敛阴止汗之效。肾阴亏耗，虚火内炎，上灼肺金，卫外失固，津液外泄，故汗多；上扰心神，则烦躁；火盛阴伤，津亏不足以上承，则咽干口渴。故本方用治消渴烦热汗多、咽干口渴等证候。

【文献举例】

（1）肾气丸。

干地黄八两，薯蓣、山茱萸各四两，泽泻、茯苓、牡丹皮各三两，桂枝、附子（炮）各一两。

上八味，末之炼蜜和丸梧子大，酒下十五丸，加至二十五丸，日再服。

渴欲饮水不止者，文蛤散主之。

文蛤散方。

文蛤五两。

上一味，杵为散，以沸汤五合，和服方寸匕。

汉代张仲景《金匮要略·消渴小便不利淋病脉证并治第十三》

（2）铅丹散。

主消渴，止小便数兼消中方。

铅丹、胡粉各二分，栝楼根、甘草各十分，泽泻、石膏、赤石脂、白石脂各五分（《肘后》作贝母）。

上八味，治下筛。水服方寸匕，日三，壮人一匕半。一年病者一日愈，二年病者二日愈。渴甚者夜二服，腹痛者减之。丸服亦佳，一服十丸，伤多令人腹痛。

（3）治下焦虚热注脾胃，从脾注肺，好渴利方。

小麦、地骨白皮各一升，竹叶（切）三升，麦门冬、茯苓各四两，甘草三两，生姜、栝楼根各五两，大枣三十枚。

上九味，㕮咀，先以水三斗煮小麦，取一斗，去滓澄清，取八升，去上沫，取七升，煮药取三升，分三服。

（4）消中日夜尿七八升方。

鹿角炙令焦，末，以酒服五分匕，日二，渐加至方寸匕。

（5）猪肾荠苨汤方。

猪肾一具，大豆一升，荠苨、石膏各三两，人参、茯神（一作茯苓）、磁石（绵裹）、知母、葛根、黄芩、栝楼根、甘草各二两。

上十二味，㕮咀，以水一斗五升，先煮猪肾、大豆，取一斗，去滓下药，煮取三升，分三服，渴乃饮之。

（6）增损肾沥汤。

治肾气不足，消渴，小便多，腰痛方。

羊肾一具，远志、人参、泽泻、干地黄、桂心、当归、茯苓、龙骨、黄芩、甘草、芎䓖各二两，生姜六两，五味子五合，大枣二十枚，麦门冬一升。

上十六味，㕮咀，以水一斗五升煮羊肾，取一斗二升，下药，取三升，分三服。

（7）治小便不禁多，日便一二斗或如血色方。

麦门冬、干地黄各八两，干姜四两，蒺藜子、续断、桂心各二两，甘草一两。

上七味，㕮咀，以水一斗，煮取二升五合，分三服。《古今录验》云：治消肾，脚瘦细，数小便。

（8）又方。

鹿茸二寸，蹋躅、韭子各一升，桂心一尺，附子大者三枚，泽泻三两。

上六味，治下筛。浆服五分匕，日三，加至一匕。

（9）治虚热四肢羸乏，渴热不止，消渴，补虚，茯神煮散方。

茯神、苁蓉、葳蕤各四两，生石斛、黄连各八两，栝楼根、丹参各五两，甘草、五味子、知母、人参、当归各三两，麦蘖三升（《外台》作小麦）。

上十三味，治下筛。以三方寸匕，水三升，煮取一升，以绢袋盛煮之，日二服，一煮为一服。

（10）九房散。

主小便多或不禁方。

菟丝子、黄连、蒲黄各三两，硝石一两，肉苁蓉二两。

上五味，治下筛，并鸡䏺胵中黄皮三两，同为散。饮服方寸匕，日三，如人行十里服之。《千金翼》有五味子三两，每服空腹进之。

（11）棘刺丸。

治男子百病，小便过多，失精方。

棘刺、石龙芮、巴戟天各二两，厚朴、麦门冬、菟丝子、草薢（《外台》作草鞋）、葳蕤、柏子仁、干地黄、小草、细辛、杜仲、牛膝、苁蓉、石斛、桂心、防葵各一两，乌头三两。

上十九味，末之，蜜和更捣五六千杵。以饮服如梧子十丸，日三，加至三十丸，以知为度。

以上文献均出自唐代孙思邈《备急千金要方·消渴》

（12）膀胱冷，小便数多，每至夜偏甚方。

鸡肠（治如食法）五具，羊肾（去脂，并干为末）一具，赤石脂六两，龙骨三两，苁蓉四两，黄连五两，桂心二两。

上七味，捣筛为散，酒服方寸匕，半日再服，五日中可作羊汤，炙一剂，十日外可作羊肉臛，香味如常，食饱与之。

（13）葛根丸。

主消渴方。

葛根、栝楼各三两，铅丹二两，附子（去皮）一两。

上四味，捣筛为末，炼蜜和丸如梧子，饮服十丸，日三服，治日饮一石水者，春夏减附子。

（14）羊髓煎。

主消渴，口干濡咽方。

羊髓二合（无，即以酥代之），白蜜二合，甘草（炙，切）一两。

上三味，以水二升，煮甘草取一升，去滓，纳蜜、髓，煎令如饴，含之尽，复含。

（15）栝楼散。

主消渴，延年益寿方。

栝楼、枸杞根、赤石脂、茯苓各一两半，天门冬（去心）二两半，牛膝、干地黄各三两，桂心、菊花、麦门冬（去心）、菖蒲、云母粉、泽泻、卷柏、山茱萸、远志（去心）、五加皮、杜仲（炙）、瞿麦、续断、石斛、黄连、柏仁、石韦（去毛）、忍冬各一两，菟丝子、车前子、蛇床子、巴戟天、钟乳（研）、薯蓣、甘草（炙）各五分。

上三十二味，捣筛为散，酒服方寸匕，日三四。亦可丸，服十丸，日三。

以上文献均出自唐代孙思邈《千金翼方·消渴第一》

（16）铅丹散。

主消渴，止小便数，兼消中悉主之方。

铅丹（熬，别研入）二分，栝楼根十分，甘草（炙）十分，泽泻五分，胡粉（熬，研入）二分，石膏（研）五分，白石脂（研入）五分，赤石脂（研）五分。

上八味，捣、研为散。水服方寸匕，日三服，少壮人一匕半。患一年者，服之一日瘥；二年者，二日瘥；渴甚者，夜二服。若腹中痛者，减之。丸服，亦佳。一服十丸，以瘥为度……又，《备急》云：不宜酒下，用麦汁下之，亦得。丸服者，服十丸，日再服，合一剂救数人得愈。

（17）阿胶汤。

疗久虚热，小便利而多，或服石散人虚热，多由汗出当风取冷，患脚气，喜发动，兼消渴、肾消，脉细弱，服此即立减方。

阿胶三两，干姜二两，麻子（熬）一升，远志（去心）四两，附子（炮）一两，人参一两，甘草（炙）三两。

上七味，切，以水七升，煮，取二升半，去滓，纳胶令烊，分三服。说云：小便利多白，日夜数十行至一石，令五日服之甚良。忌海藻、菘菜、猪肉、冷水。

以上文献均出自唐代王焘《外台秘要方·消中消渴肾消方八首》

（18）治消肾，小便滑数，口干心烦，皮肤干燥，腿膝消细，渐至无力，熟干地黄散方。

熟干地黄一两，鸡肶胵（微炒）一两，黄耆（锉）一两，白茯苓一两，麦门冬（去心）三分，龙骨一两半，桑螵蛸（微炒）三分，牡蛎粉一两，人参（去芦头）一两，牛膝（去苗）一两，枸杞子三分。

右件药，捣筛为散。每服三钱，以水一中盏，煎至六分。去滓，不计时候温服。

（19）治消肾，心肺热极，羸瘦乏力，口干心烦，小便如脂。铁粉圆方。

铁粉（细研）一两，生干地黄三两，鸡肶胵（微炙）二（一）两，牡蛎（烧为粉）二两，黄连（去须）一两。

右件药，捣罗为末，入研了药令匀，炼蜜和捣三二百杵。圆如梧桐子大，不计时候，以粥饮下三十圆。

（20）治消肾，小便滑数，白浊，心神烦躁。黄连圆方。

黄连（去须）一两，栝楼根一两，白龙骨一两，苦参（锉）一两，牡蛎（烧为粉）一两，山茱萸一两，葳蕤一两，土瓜根一两。

右件药，捣罗为末，炼蜜和捣三二百杵。圆如梧桐子大，每服不计时候。煎大麦汤下三十圆。

（21）治消肾，小便数。栝楼根圆方。

栝楼根一两，甘草（炙微赤，锉）半两，黄连（去须）一两，泽泻一两，赤石脂半两，熟干地黄一两，石膏（细研）半两，黄芪（锉）三分，黄丹三分，桑螵蛸（微炒）二七枚，子芩一两，龙骨三分，牡蛎（烧为粉）一两，菟丝子（酒浸三日，曝干，别捣为末）一两。

右件药，捣罗为末，入研了药令匀，炼蜜和捣五七百杵。圆如梧桐子大，每服，不计时候，以清粥饮下三十圆。

（22）治消肾，久渴不瘥，困乏，小便滑数，心神虚烦。枸杞子圆方。

枸杞子一两，白茯苓一两，黄耆（锉）一两，鸡肶胵（微炙）一两半，栝楼根三分，泽泻半两，牡丹半两，山茱萸半两，麦门冬（去心，焙）一两半，牡蛎（烧为粉）一两，桑螵蛸（微炒）三分，车前子三分。

右件药，捣罗为末，炼蜜和捣三二百杵。圆如梧桐子大，每于食前，以粥饮下三十圆。

（23）治消肾，因消中之后，胃热入肾，消烁肾脂，令肾枯燥，遂致此疾，即两腿渐细，腰脚无力，白茯苓圆方。

白茯苓一两，覆盆子一两，黄连（去须）一两，人参（去芦头）一两，栝楼根一两，熟干地黄一两，鸡肶胵（微炒）五十枚，萆薢（锉）一两，玄参一两，石斛（去根，锉）三分，蛇床子三两。

右件药，捣罗为末，炼蜜和捣三五百杵，圆如梧桐子大，每于食前，煎磁石汤下三十圆。

（24）治消肾，小便滑数，四肢羸瘦，脚膝乏力，肉苁蓉圆方。

肉苁蓉（酒浸一宿，刮去皱皮，炙干）一两，熟干地黄一两半，麦门冬（去心，焙）二两，泽泻半两，五味子半两，桂心半两，巴戟半两，地骨皮三分，当归半两，磁石（烧，醋淬七遍，捣碎，研如粉）一两，黄耆（锉）一两，人参（去芦头）一两，鸡肶胵（微炒）一两，赤石脂半两，韭子半两，白龙骨半两，甘草（炙微赤，锉）半两，禹余粮（烧，醋淬三遍，研如粉）三分，牡丹半两，桑螵蛸（微炒）一两半。

右件药，捣罗为末，入研了药令匀，炼蜜和捣三五百杵。圆如梧桐子大，每于食前，以清粥饮下三十圆。

（25）治消肾，心神虚烦，小便无度，四肢羸瘦，不思饮食，唇口干燥，脚膝乏力，黄耆圆方。

黄耆（锉）三分，熟干地黄一两，麦门冬（去心，焙）二两，鸡肶胵（微炙）一两，山茱萸三分，人参（去芦头）三分，五味子三分，肉苁蓉（酒浸一宿，刮去皱皮，炙干）一两，地骨皮半两，白茯苓半两，玄参半两，牛膝（去苗）一两，补骨脂（微炒）一两，鹿茸（去毛，涂酥，炙令黄）一两。

右件药，捣罗为末，炼蜜和捣三五百杵。圆如梧桐子大，每于食前，以粥饮下三十圆。

（26）治消肾烦渴，小便数多，味如饧糖，脚弱阴痿，唇干眼涩，身体乏力，干地黄圆方。

熟干地黄二两，五味子半两，黄耆（锉）三分，枸杞子三分，肉苁蓉（酒浸一宿，刮去皱皮，炙干）三分，麦门冬（去心，焙）一两半，薯蓣三分，泽泻半两，远志（去心）半两，菟丝子（酒浸三日，曝干，别捣为末）一两，牛膝（去苗）半两，玄参半两，车前子半两，桑螵蛸（微炒）半两，白石英（细研，水飞过）一两，山茱萸半两，桂心半两，人参（去芦头）半两，附子（炮裂，去皮脐）半两，牡丹三分（两），甘草（炙微赤，锉）三分，白茯苓三分。

右件药，捣罗为末，入石英，研令匀，炼蜜和捣五七百杵，圆如梧桐子大，每于食前，以温酒下三十圆，粥饮下亦得。

（27）治消肾，气虚羸瘦，四肢无力，小便色白，滑数不禁，不思饮食，心神虚烦。鹿茸圆方。

鹿茸（去毛，涂酥，炙微黄）二两，人参（去芦头）三分，泽泻五（三）分，赤石脂三分，石斛（去根，锉）三分，熟干地黄二两，麦门冬（去心，焙）一两半，白茯苓二（三）分，草藓（锉）三分，白芍药三分，甘草（炙微赤，锉）一分，黄耆（锉）三分，桑螵蛸（微炒）半两，子芩半两，龙骨三分，桂心半两，牡蛎（烧为粉）一两。

右件药，捣罗为末，炼蜜和捣五七百杵。圆如梧桐子大，每日空心及晚食前，以清粥饮下二十圆。

（28）治消肾，小便滑数，虚极羸瘦，牡蛎圆方。

牡蛎（烧为粉）一两，鹿茸（去毛，涂酥，炙令微黄）二两，黄耆（锉）一两半，土瓜根一两，人参（去芦头）一两，桂心半两，白茯苓一两半，熟干地黄一两，龙骨一两，甘草（炙微赤，锉）半两。

右件药，捣罗为末，炼蜜和捣三二百杵。圆如梧桐子大，每日空心及晚食前，以清粥饮下三十圆。

（29）治消肾，小便滑数，四肢少力，羸瘦困乏，全不思食，薯蓣圆方。

薯蓣一两，鸡肶胵（微炙）一两，牡丹半两，黄耆（锉）半两，栝楼根半两，白龙骨半两，白茯苓半两，山茱萸半两，麦门冬（去心，焙）一（二）两，熟干地黄一两，桂心半两，泽泻半两，附子（炮裂，去皮脐）半两，枸杞子半两。

右件药，捣罗为末，炼蜜和捣三五百杵。丸如梧桐子大，每于食前，以清粥饮下三十圆。

（30）治消肾，心神烦闷，小便白浊，黄耆散方。

黄芪（锉）一两，麦门冬（去心）一两，茯神一两，龙骨一两，栝楼根一两，熟干地黄一两，泽泻一两，白石脂一两，桑螵蛸（微炒）一两，甘草（炙微赤，锉）三分。

右件药，捣筛为散。每服四钱，以水一中盏，入生姜半分，枣三枚，煎至六分。去滓，每于食前温服。

（31）治消肾，小便多，白浊，或不禁，菟丝子散方。

菟丝子（酒浸三日，曝干，别捣为末）一两，蒲黄（微炒）一两半，磁石（烧醋淬七遍，细研，水飞过）半两，黄连（去须）一两，肉苁蓉（酒浸一宿，刮去皱皮，炙干）一两，五味子一两，鸡肶胵中黄皮（微炙）一两半。

右件药，捣细罗为散，入研了药令匀。每于食前，以清粥饮调下二钱。

（32）治消肾，小便滑数白浊，将欲沉困，宜服鹿茸圆方。

鹿茸（去毛，涂酥，炙微黄）一两半，黄芩三分，人参（去芦头）三分，土瓜根三分，肉苁蓉（酒浸一宿，刮去皱皮，炙干）一两半，鸡肶胵（微炙）十枚，菟丝子（酒浸三日，曝干，别捣为末）三两。

右件药，捣罗为末，炼蜜和捣三五百杵。圆如梧桐子大，每于食前，以清粥饮下三十圆。

（33）治消肾，小便白浊，久不瘥。桑螵蛸圆方。

桑螵蛸（微炒）一两，菟丝子（汤浸三日，曝干，别捣为末）半两，熟干地黄二两，山茱萸三分，黄连（去须）一两。

右件药，捣罗为末，炼蜜和捣三二百杵。圆如梧桐子大，每于食前。煎大麦饮下三十圆。

（34）治消肾，小便白浊，四肢羸瘦，渐至困乏，宜服黄耆圆方。

黄耆（锉）一两，白茯苓三分，黄连（去须）一两，土瓜根三分，熟干地黄一两，麦门冬（去心，焙）二两，玄参三两，地骨皮三分，牡蛎（烧为粉）一两，龙骨三分，栝楼（锉）半两，人参（去芦头）三分，桑螵蛸（微炒）三分，五味子三分，鹿茸（去毛，涂酥，炙微黄）一两。

右件药，捣罗为末，炼蜜和捣五七百杵。圆如梧桐子大，每于食前，以清粥饮下三十圆。

以上文献均出自宋代王怀隐《太平圣惠方·三消论》

（35）治消渴，小便白浊如脂。肾沥汤方。

白羊肾（去脂膜，切）一具，黄耆（锉）、杜仲（锉，炒）、五味子、生姜（切）各一两半，生干地黄（焙）一两，人参半两，枣（去核）五枚，磁石（捶碎，绵裹）三两。

右九味，除羊肾、磁石外，锉碎分为二剂，先以水四升，煎肾与磁石及二升，去肾然后下诸药，再煎取八合，去滓分二服食前。

（36）治消渴，小便浓浊如面汁，此为肾冷。金牙石汤方。

金牙石（捣碎，研）、厚朴（去粗皮，涂生姜汁，炙熟）、石菖蒲各一两半，贝母（煨，去心）一两，乌梅（去核，微炒）、葶苈子（炒，别捣如膏）各三分，桂（去粗皮）、高良姜、菟丝子（酒浸两宿，暴干，微炒，别捣）各半两。

右九味，先捣八味为粗末，次入金牙石再研匀，每服三钱匕，水一盏，入枣二枚去核，煎七分去滓，早晚食前温服。

（37）治消渴下冷，小便浓白如泔，呕逆不下食。葶苈丸方。

葶苈子（慢火炒，别捣如膏）一两半，枳壳（去瓤，麸炒）、桂（去粗皮）、羚羊角（镑）、白茯苓（去黑皮）、柴胡（去苗）、鳖甲（去裙襕，醋浸，炙）、防风（去叉）、菟丝子（酒浸两宿，焙干，炒，别捣）、牛膝（去苗）、安息香各三分，陈橘皮（汤浸，去白，焙）一两。

右一十二味，捣罗为末，炼蜜和剂，酥涂杵捣匀熟，丸如梧桐子大，每服三十丸，空腹酒下。

（38）治消渴，小便数少，虚极羸瘦。黄耆丸方。

黄耆（锉）、鹿茸（去毛，酥炙）各二两，牡蛎（锻一复时）、土瓜根、黄连（去须）、白茯苓（去黑皮）各一两，人参一两半。

右七味，捣罗为末，研令细，炼蜜为丸，如梧桐子大，每服三十丸，用何首乌汤下。

（39）治消渴后气乏体羸，腿胫细瘦。苁蓉丸方。

肉苁蓉（酒浸，切，焙）、黄耆（锉）、牛膝（去苗，酒浸，切，焙）、车前子、萆薢、白茯苓（去黑皮）、地骨皮、黄连（去须）、槟榔（煨）各一两半，山芋、菟丝子（酒浸，别捣）、蒺藜子（炒去角）、人参、白芍药各一两一分，泽泻、桑螵蛸（炒）各一两，枳壳（去瓤，麸炒）三分，生干地黄（焙）二两。

右一十八味，捣罗为末，炼蜜丸如梧桐子大，每服空心粟米饮下三十丸。

（40）治消渴后虚乏。钟乳丸方。

炼成钟乳粉、续断、熟干地黄（焙）、石韦（去毛）各一两，杜仲（去粗皮，锉，炒）三两三分，天雄（炮裂，去皮脐）半两，山茱萸、蛇床子各一两，远志（去心）、肉苁蓉（酒浸，切，焙）一两三分，防风（去叉）、山芋、石斛（去根）、赤石脂各一两三分，甘草（炙，锉）、牛膝（酒浸，切，焙）各一两。

右一十六味，捣罗为末，炼蜜丸如梧桐子大，每服三十丸，温酒下。

（41）治消渴，口干喜饮水，小便数，心烦闷，健忘怔忪。麦门冬丸方。

麦门冬（去心，焙）、土瓜根（锉）、山茱萸、鹿茸（酒浸，炙，去毛）、牛膝（去苗，锉）、狗脊（碎锉，去毛）、茯神（去木）、人参各一两，黄连（去须）、菟丝子（酒浸一宿，暴干，别捣为末）各一两半，龙骨（烧）、牡蛎（煅）各三分。

右一十二味，捣罗为末，炼蜜丸如梧桐子大，每服二十丸，不拘时，煮小麦饮下，加至三十丸。

（42）治消渴，肾藏虚损，腰脚无力，口舌干燥。磁石汤方。

磁石（捣如麻粒大，先以水淘去赤汁，候干，分为五帖，每帖用绵裹，入药内煎）一两半、黄耆（锉）、地骨皮（锉）、生干地黄（焙）、五味子、桂（去粗皮）、枳壳（去瓤，麸炒）、槟榔（锉）各半两。

右八味，七味粗捣筛，分为五帖，每帖先用水三盏，与磁石一帖，同煎至一盏半，去滓分二服。

（43）治消肾干渴，小便多，羸瘦少力。黄耆饮方。

黄耆（锉）、杜仲（去粗皮，炙，锉）、山茱萸、人参、知母（切，焙）各二两，龙骨（碎）三两。

右六味，粗捣筛。每服四钱匕，水一盏半，枣一枚劈，煎至一盏，去滓温服，日三夜二。

以上文献均出自宋代赵佶《圣济总录·消渴门》

（44）枸杞子丸。

治消肾，久渴困乏，小便滑数。

枸杞、菟丝子（酒浸，研，焙）、白茯苓、黄芪（炙）、牡蛎粉、牛膝、熟地黄（洗）、麦门冬（去心）各一两，鸡内金（微炙）一两半，桑螵蛸、瓜蒌根各三分，山茱萸、牡丹皮各半两。

上末，炼蜜和捣三百杵，丸桐子大。每五十丸，食前粥饮下。

（45）平补丸。

治消肾不渴，肌肉瘦削，小便涩数而沥，如欲渗之状。

菟丝子（酒浸，研，焙）、山茱萸（酒浸，焙）、当归、益智仁各半两，川楝肉、牛膝、葫芦巴（炒）、厚杜仲（姜制，炒）、巴戟（去心）、苁蓉（酒浸，焙）各三钱半，乳香二钱。

上末，糯米糊丸桐子大。每五十丸，枣汤或盐汤食前服。

以上文献均出自宋代杨士瀛《仁斋直指方论·消渴》

（46）人参散。

治消肾善饮，而食后数小便溺者。

人参三钱，白术、泽泻、瓜蒌、桔梗、栀子、连翘各半两，葛根、黄芩、大黄、薄荷、白茯苓各一两，甘草一两半，石膏二两，滑石、寒水石各三两。

上为末，入缩砂仁三钱，每服五钱，水一盏，煎至七分，入蜜少许，再煎三二沸，去滓，食前，食后服消痞丸。

金代刘完素《黄帝素问宣明论方·燥门》

（47）龙凤圆。

治饮酒多，发积为酷热，熏蒸五脏，津液枯燥，血泣，小便并多，肌肉消铄，专嗜冷肉寒浆。

鹿茸（火燎去毛，酒浸，炙）一两，山药、菟丝子（酒浸，炒）各二两。

右为末，炼蜜圆，梧桐子大。每服三十圆，食前，米饮下。浓煎人参汤亦可。

（48）肾消，加减八味圆。

治肾水枯竭，不能上润，心火上炎，不能既济，煎熬而生。心烦燥渴，小便频数，白油，阴痿弱，饮食不多，肌肤渐渐如削，或腿肿脚先瘦小。宜降心火，生肾水，其烦渴顿止。

熟地黄（大者，洗，焙干，切，酒洒蒸七次，焙干）二两，真山药（微炒）、山茱萸（去核取肉，焙干）一两，肉桂（去粗皮，不见火，取末）半两，泽泻（水洗，切，酒润蒸一次）、牡丹皮（去骨）、白茯苓（去皮，为末，飞取沉者）各八钱，真北五味（略炒，别为末）一两半。

右为末，炼蜜圆，梧桐子大。五更初未言语时，温酒，盐汤下三五十圆，午前及晚间空腹再服。此方用真北五味子最为得力，服此不惟止渴，亦免生痈疽。久服永除渴疾，气血加壮。

以上文献均出自元代危亦林《世医得效方·消渴》

（49）胡桃圆。

治消肾，亦云内消。多因快情纵欲，极意房中，年少惧不能房，多服丹石；及失志伤肾，遂致唇口干焦，精溢自出，或小便赤黄，五色浮浊，大便燥实，小便大利，而不甚渴。

白茯苓、胡桃肉（汤，去薄皮，别研）、附子（大者，一枚，去皮脐，切作片，生姜汁一盏、蛤粉一分同煮干，焙）。

上等分为末，蜜圆，如梧子大。米饮下三五十圆；或为散，以米饮调下，食前服。

（50）鹿茸圆。

治失志伤肾，肾虚消渴，小便无度。

鹿茸（去毛切，炙）三分，麦门冬（去心）二两，熟地黄、黄芪、鸡膍胵（麸炒）、苁蓉（酒浸）、山茱萸、破故纸（炒）、牛膝（酒浸）、五味子各三分，茯苓、玄参、地骨皮各半两，人参三分。

上为末，蜜圆如梧子大。每服三十圆至五十圆，米汤下。

（51）苁蓉圆。

苁蓉（酒浸）、磁石（煅碎）、熟地黄、山茱萸、桂心、山药

（炒）、牛膝（酒浸）、茯苓、黄芪（盐汤浸）、泽泻、鹿茸（去毛切，醋炙）、远志（去心，炒）、石斛、覆盆子、五味子、萆薢、破故纸（炒）、巴戟（酒浸）、菟丝子（酒浸）、龙骨、杜仲（去皮锉，姜汁制，炒丝断）各半两，附子（炮，去脐，一个重）六钱。

上为末，蜜圆，如梧子大。每服五十圆，空腹，米饮下。

以上文献均出自宋代陈言《三因极一病证方论·三消治法》

（52）加减肾气丸。

治肾消，口燥烦渴，两脚枯瘦。

熟地黄二两，牡丹皮、白茯苓、山茱萸、五味子、泽泻、鹿茸、山药各一两，肉桂、沉香各五钱。

右为末，蜜丸，梧子大。空心，盐汤下七、八十丸。

朝鲜许浚《东医宝鉴·消渴》

（53）肾沥散。

治肾消，肾气虚损，发渴，小便数，腰疼痛。

鸡膍胵（微炙）、远志（去心）、人参、桑螵蛸（微炒）、黄芪、泽泻、桂心、熟地黄、白茯苓、龙骨、当归各一两，麦门冬（去心）、川芎各二两，五味子、炙甘草、玄参各半两，磁石（研碎，淘去赤汁）半两。

上锉碎，每服用羊肾一对，切去脂膜，先以水一盏半，煮肾至一盏，去水上浮脂及肾，次入药五钱，生姜半分，煎至五分，去滓，空心服，晚食前再服。

按：肾气虚损之证，本阴精不足，当归、川芎虽云补阴，不能补精，且一辛一散，非所宜施。不若以山茱萸、枸杞子代之为长，以其引用之法颇佳，故取之。

清代喻昌《医门法律·消渴门》

（54）宁沸汤。

麦冬三两，山茱萸三两，茯苓一两。

水煎服。一剂渴少止，再剂渴又止，饮半月全愈。

此方用山茱萸三两，以大补肾水，尽人知之。更加入麦冬三两者，岂滋肺以生肾乎。不知久渴之后，日吐白沫，则熬干肺液。使但补肾水，火虽得水而下降，而肺中干燥无津，能保肺之不告急乎。

肺痈肺痿之成未必不始于此。故补其肾而随滋其肺，不特子母相生，且防患于未形者也。加入茯苓者，因饮水过多，膀胱之间，必有积水，今骤用麦冬、山萸至六两之多，不分消之于下，则必因补而留滞，得茯苓利水之药，以疏通之，则补阴而无腻隔之忧，水下趋而火不上沸，水火既济，消渴自除矣。

清代陈士铎《辨证录·消渴门》

（55）合治汤。

熟地三两，山茱萸二两，麦冬二两，车前子五钱，元参一两，水煎服。日日饮之，三消自愈。此方补肾而加清火之味，似乎有肾火者宜之，不知消症非火不成也，我补水而少去火，以分消水湿之气，则火从膀胱而出，而真气仍存，所以消症易平也，又何必加桂、附之多事哉。惟久消之后，下身寒冷之甚者，本方加肉桂二钱，亦响应异常。

清代陈士铎《石室秘录·内伤门》

（56）全真一气汤。

治脾肾两虚，补土以生金，养金以滋阴。一气相生，故中、下二消同治，凡脾肾两经虚证，皆可用也。

熟地三五钱（阴虚甚者加重），麦冬（去心，拌米炒黄）二钱（肺虚者用半），白术（炒黄，不用土）三钱，淮牛膝（酒炒）一钱，北五味五分（或多用），附子由一钱加至二钱。

水煎服。

［批］治中下二消。

（57）大补阴丸。

治肾水亏败，小便淋浊如膏，阴火上炎，左尺空虚。

黄柏、知母（各用盐酒炒）俱四两，熟地、龟板（酥炙，或酒炙）各六两。

上为细末，地黄捣膏，用猪脊髓同蒸熟，加炼蜜为丸，盐汤遂下五六钱。即滋肾丸亦可。六味地黄丸加黄柏、知母更妙。

［批］治肾虚火炎消渴。

以上文献均出自清代罗国纲《罗氏会约医镜·杂证》

（58）下消者……乌龙汤主之。

乌龙汤自制。

元武板八钱，生地六钱，天冬二钱，南沙参四钱，蛤粉四钱，女贞二钱，料豆三钱，山药三钱，茯苓二钱，泽泻（盐水炒）一钱五分，车前二钱，藕三两，煎汤代水。

清代费伯雄《医醇剩义·三消》

小　结

消渴的发展历史源远流长，各时期医家对消渴的治疗也有不同的认识与创新，秦汉时期《黄帝内经》记载了"治之以兰，除陈气也"的治疗方法，张仲景开创了温肾治疗消渴的先河；晋隋唐时期孙思邈、王焘等医家提出了清热、滋阴、补肾的治则，使消渴的治疗方法进一步发展；宋金元时期正式提出三消论治、注重补肾阴肾阳、重视补益脾肾等治则，针对消渴的治疗发展到了较为成熟的阶段；明清时期，各医家融会贯通，在三消论治、虚实异治的基础上又进一步发展了从肾从肝论治，提出了疏肝理气、养肝柔肝、补益脾气等新的治则，使消渴的治疗得到了进一步的提升。

消渴病理性质分热、虚两端，其病因病机复杂多变。阴津亏损，燥热偏盛，阴虚为本，燥热为标，两者互为因果，阴愈虚则燥热愈盛，燥热愈盛则阴愈虚。故治疗消渴所用方剂当从病因病机入手，继而辨证施治。消渴以上、中、下消分而治之。上消病位在肺，肺主气，为水之上源，敷布津液。肺受燥热所伤，肺火耗灼津液，津液失布，则口渴多饮；热灼三焦，气化失职，津液不能敷布而直趋下行，随小便排出体外，故小便频数量多。故治疗上消所选方剂功效以清热生津、益气止渴为主。中消病位在脾胃，脾为后天之本，主运化，为胃行其津液，胃为水谷之海，主腐熟水谷。脾胃受燥热所伤，热郁于胃，阳明胃火旺盛，脾阴不足，消灼水谷，耗伤津液，则口渴多饮、多食善饥；脾气虚则不能转输水谷精微，无以充养肌肉，故形体日渐消瘦。故治疗中消所选方剂功效以清胃泻火、养阴增液为主。下消病位在肾，肾为先天之本，主藏精而寓元阴元阳。肾阴亏虚则虚火内生，上燔心肺，则烦渴多饮；中灼脾胃则胃热消谷，肾失濡养，开阖固摄失权，水谷精微直趋下泄，随小便而排出体外，故小便频数、浑浊如膏；阴虚失养，则腰膝酸软、眩晕耳鸣。故治疗下消所选方剂功效以滋补肾阴或温补肾阳为主。这与现代治疗消渴宜清热润燥、养阴生津，注重润肺、养胃、益肾的治疗思路相符合。

（三）消渴常用腧穴

中医学对消渴病证的认识久远，关于针灸疗法治疗消渴病证，文献也有丰富的记载。其中最早记载治疗消渴所用腧穴的是《针灸甲乙经·六经受病发伤寒热病》，该书记载有"消中，小便不利，善呕，三里主之""消渴，身热，面赤黄，意舍主之"等。此后，治疗消渴病证的腧穴不断丰富，消渴的针灸治疗理论也得到不断的充实。现选取治疗消渴病证的代表性腧穴，并结合其功效进行分析。

1. 清热穴

（1）承浆穴。属任脉。在面部，当颏唇沟的正中凹陷处。具有祛风清热、生津止渴的功效。

浆液入口，穴处承之。上消渴而引饮多是由于内热耗伤津液，该穴具有生津止渴等功效，且位于口唇附近，善治口唇附近疾病。《针灸甲乙经·五气溢发消渴黄瘅》曰："消渴嗜饮，承浆主之。"《针灸聚英·任脉》言："承浆一名悬浆……主偏风，半身不遂，口眼㖞斜，面肿消渴，口齿疳蚀生疮，暴暗不能言。"《医宗金鉴·刺灸心法要诀》记载："承浆穴，主治男子诸疝……消渴饮水不休。"

（2）水沟穴。属督脉。在面部，当人中沟的上 1/3 与中 1/3 交点处。具有清热泻火、醒脑开窍、通络止痛的功效。

督脉为一身阳气之海，主治头面部疾病及热病。水沟穴靠近口唇，故该穴具有清热泻火等功效，常用于治疗以口渴引饮、口舌赤裂为主的上消。《太平圣惠方·具列四十五人形》曰："水沟一穴，在鼻柱下宛宛中，灸五壮，主消渴饮水无休。"

（3）兑端穴。属督脉。在面部，当上唇的尖端，人中沟下端的皮肤与唇的移行部处。具有祛风清热、开窍醒神的功效。

兑端穴有清热等功效，故常用于治疗火热上炎所致的面部疾病，如齿龈肿痛、口疮，因其靠近口唇，取腧穴的近治作用，故亦可治疗消渴嗜饮诸症。《针灸资生经》曰："兑端：治小便黄，舌干消渴。"

（4）隐白穴。属足太阴脾经，为井穴。在足大趾末节内侧，趾甲角旁0.1 寸处。具有清热泻火的功效。

脾为后天之本，主运化水液，脾开窍于口，且脾经连舌本，津液经脾气运输上乘于口，井穴又有清热泻火的功效，故该穴能够治疗上消所致的咽干渴饮。《备急千金要方》曰:"隐白,主饮渴。"《普济方》曰:"治消渴饮病,兼身体疼痛,穴:隐白。"

(5)曲池穴。属手阳明大肠经,为合穴。在肘横纹外侧端,屈肘,当尺泽穴与肱骨外上髁连线中点处。具有清胃肠热、泻火解毒、疏风散热的功效。

胃与大肠热结于内,津血耗伤,发为消渴,《三消论》曰:"二阳结,胃及大肠俱热结也。肠胃菀热,善消水谷。"合穴善治脏腑疾病,该穴又有清胃肠热、泻火解毒、疏风散热的功效,因此可用于治疗燥热内结所致的中消。《备急千金要方》记载:"曲池,主寒热渴。"

(6)商丘穴。属足太阴脾经,为经穴。在足内踝前下方凹陷中,当舟骨结节与内踝尖连线的中点处。具有清热利湿、健脾化湿的功效。

过食肥美之品,易积成脾瘅,《圣济总录》曰:"瘅病既成,乃为消中。"过食肥甘、嗜酒成性,极易导致痰湿之气的形成,而痰湿作为继生之邪,又易导致气机阻滞,胆汁疏泄异常,出现黄疸等证候。该穴有清热利湿、健脾化湿的功效,且脾开窍于口,脾经连舌本,因此该穴可用于治疗中消及其引起的身热面黄等。《备急千金要方》曰:"商丘,主烦中渴。"

(7)劳宫穴。属手厥阴心包经,为荥穴。在手掌心,当第2、3掌骨之间偏于第3掌骨,握拳屈指时中指尖处。具有清热泻火、开窍醒神、降逆止呕的功效。

荥穴主身热,其五行属火,火为木之子,故该穴可泻心肝之火。心火上炎,灼烧阴液,遂见口渴,肝胆火旺则口苦,肝火犯胃则食不下,即《备急千金要方》所载"劳宫,主苦渴,食不下"。

(8)意舍穴。属足太阳膀胱经。位于第11胸椎棘突下,后正中线旁开3寸处。具有清热利湿、健脾和胃的功效。

"意"脾之神也,"舍"来源也。脾脏的热燥阳气由意舍穴外输膀胱经。该穴有清热之效,故常用于治疗内热暗耗津液所致的口渴引饮、身热之中消。《备急千金要方》曰:"意舍,主消渴身热,面目黄。"

(9)阳纲穴。属足太阳膀胱经。位于第10胸椎棘突下,后正中线旁开3寸处。具有清热利湿、疏肝泻胆的功效。

该穴与胆俞穴相对,对体内外输布的阳气起主导作用,常用于治疗中消。《医学入门·经络》记载:"主小便黄,肠鸣泄泻,消渴身热,面黄怠惰,目黄不嗜食。"

(10)中膂俞穴。属足太阳膀胱经。在骶部,横平第3骶后孔,骶正中嵴旁开 1.5 寸处。具有清热利湿、疏经通络的功效。

该穴靠近肾脏，且腧穴具有近治作用，故该穴可用于治疗肾虚消渴。《普济方》曰："治肾虚消渴，汗不出，腰脊不得俯仰，腹胀胁痛，穴：中膂俞。"

（11）行间穴。属足厥阴肝经，为荥穴。在足背侧，当第 1、2 趾间，趾蹼缘的后方赤白肉际处。具有疏肝泻火的功效。

肝火旺盛，耗伤气液，肝木克土，脾胃水液运化失常，故见口渴多饮，且肝经循行喉咙，则咽干舌燥。荥穴能够疏肝泻火，故该穴能够清肝火、滋肝阴。《铜人腧穴针灸图经》记载该穴可以治疗烦渴等。

2. 滋阴穴

（1）照海穴。属足少阴肾经，为八脉交会穴，通阴跷脉。在足内侧，内踝尖下方凹陷处。具有滋阴补肾、清热利咽的功效。

上消病位在肺，肺肾二脏金水相生，肺阴不足，求于肾阴。该穴能够滋阴补肾，且肾经循行喉咙，故该穴可用于治疗上消所致的咽干热痛、口渴不止、大便不利等。《医宗金鉴·刺灸心法要诀》曰："照海穴，主治夜发痉证，及消渴大便闭。"

（2）太溪穴。属足少阴肾经，为输穴、原穴。位于内踝后方与脚跟骨筋腱之间的凹陷处。具有滋阴降火、调理冲任、清肺止咳的功效。

下消者，见喘息不能言、手足清冷、尿黄便秘、咽喉肿痛、口干、唾液黏腻，此乃内热之象。肺肾二脏金水相生，肾阴不足累及肺阴，阴液不足，虚火内生，则见尿黄便秘、口干咽痛等阴虚内热之象；肺肾司气功能失常，则见喘息不能言；阴损及阳，见手足清冷寒象。该穴有滋阴降火、调理冲任之效，可治疗肾虚性五官疾病，同时还可以治疗气喘、胸痛、咯血等，针刺该穴能够清肺止咳。《针灸甲乙经·五气溢发消渴黄疸》曰："消瘅，善喘，气走喉咽而不能言，手足清，溺黄，大便难，嗌中肿痛，唾血，口中热，唾如胶，太溪主之。"《仁斋直指方论》曰："太溪二穴……治房劳肾消。"《医宗金鉴·刺灸心法要诀》曰："太溪主治消渴病，兼治房劳不称情。"

（3）涌泉穴。属足少阴肾经，为井穴。位于足底部，卷足时足前部凹陷处。具有滋阴清热、开窍醒神的功效。

下消多是肾气肾精亏耗，该穴有滋阴清热等功效，可制约有余之火，引热下行，专治阴虚火旺、真阴亏损病证。肾属水，阴井木，木为水之子，根据"实则泻其子"，取该穴亦可清热泻火以治疗实火炽盛。该穴常与行间穴配伍，针刺二穴可以治疗消渴肾竭。《针灸逢源·百症赋》曰："行间、涌泉，主消渴之肾竭。"

3. 理气穴

（1）足三里穴。属足阳明胃经，为合穴。位于小腿前外侧，当犊鼻穴下3寸，距胫骨前缘一横指处。具有健脾和胃的功效。

"消中"者，症见消谷善饥、腹热身烦、狂言，此乃中焦有热，足阳明胃经与手阳明大肠经燥热内结致阴液不足而发为消渴，针刺该穴能够健脾养胃。《针灸甲乙经·六经受病发伤寒热病》记载："消中，小便不利，善呕，三里主之。"

（2）公孙穴。属足太阴脾经，为络穴、八脉交会穴，通冲脉。在足内侧缘，当第1跖骨基底的前下方赤白肉际处。具有健脾益胃、通调经脉的功效。

络穴有联络表里二经之用，故该穴可联络足阳明胃经与足太阴脾经各部分的气血，其通冲脉，善治胃、心胸等部位的疾病。中消病在脾胃，该穴又具有健脾益胃、通调经脉的功效，因此常用于治疗中焦热盛的消谷善饥、不甚渴、小便赤数、大便硬等。

（3）太冲穴。属足厥阴肝经，为输穴、原穴。在足背，第1、2跖骨间，跖骨结合部前方凹陷处。具有疏肝理气、清热泻火的功效。

该穴有疏肝理气、清热泻火的功效，常用于治疗消渴内热，或是呕吐、腹胀等所致的中消。《针灸甲乙经·五气溢发消渴黄疸》曰："热中善渴，太冲主之。"

4. 补阳穴

（1）脾俞穴。属足太阳膀胱经，为背俞穴。在背部，当第11胸椎棘突下，后正中线旁开1.5寸处。具有温阳健脾、益气和胃的功效。

中消病在中焦，脾胃主受纳运化，脾胃功能失常，水液无法运行周身，上乘于口，则消渴饮不止渴。中脘穴属任脉腧穴，为胃之募穴，二穴俞募配伍，可治疗饮不止渴。《仁斋直指方论》曰："脾俞二穴，在十一椎下，各开寸半。中脘一穴，在脐上四寸。治饮不止渴。"

（2）关元穴。属任脉，为小肠之募穴。在下腹部，前正中线上，当脐中下3寸。具有固本培元、补益下焦、清热利湿的功效。

《针灸大成》称"肾败堪攻"，应当多灸关元穴。该穴具有培元固本、补益下焦等功效，可用于治疗肾阳虚衰引起的下消。该穴多与水道穴相伍，水道穴属足阳明胃经，为胃经水液通行的道路。《素问·水热穴论》言："肾者，胃之关也。"水道穴具有调节人体水液代谢的作用，常用于治疗水液排泄失常性病证。肾中阴阳虚损而发为消渴，肾虚气化无力，水液停蓄，发为水肿，或肾气不固，尿多而频，艾灸关元穴可以补虚，兼取水道穴可以利水，二穴共用，标本兼治。《小品方》记载有针灸治疗消渴的方法，曰："灸关元一处，又挟两旁各二寸二处，各灸三十壮，五日一报，至百五十壮。"

基于"中医古籍'病脉证并治'知识元标引系统"中的600本已出版的通行本中医古籍，对该系统中与针灸治疗消渴相关的文献进行整理归纳，并选取部分代表性的文献，将其记载的治疗消渴的常用针灸腧穴整理成表（见表3）。

表3 历代治疗消渴腧穴汇总

年代	出 处	腧 穴
晋	《针灸甲乙经》	足三里（消中）、意舍、承浆、腕骨、太冲、太溪
南北朝	《小品方》	关元及两旁各二寸二处
唐	《备急千金要方》	承浆、意舍、关冲、然谷、劳宫、曲池、隐白、行间、太冲、商丘［灸法：小肠俞、足厥阴、阳池、手厥阴、两手小指头、两足小趾头、项椎、腰眼、脾俞下四寸当挟脊梁两处、肾俞、关元、阴市、曲泉、阴谷、阴陵泉、复溜、太溪、中封、然谷、太白、大都、跗阳、行间、大敦、隐白、涌泉、水道、诸阳（诸阳在脚表）、两爪甲本肉际、脚大趾］
	《外台秘要方》	承浆、腕骨、然谷、意舍
宋	《黄帝明堂灸经》	水沟、阳纲、承浆
	《太平圣惠方》	水沟、阳纲、承浆
	《针灸资生经》	中膂俞、商丘、意舍、承浆、关冲、然谷、隐白、劳宫、曲池、行间、太冲、兑端、水沟、阳纲
元	《西方子明堂灸经》	水沟、兑端、承浆、阳纲、意舍、然谷

年代	出　处	腧　穴
明	《普济方》	兑端、承浆、腕骨、然谷、意舍、水沟、中膂俞、阳纲、大肠俞、商丘、隐白、劳宫、曲池、太冲、行间、肾俞、腰眼、关元、水道、涌泉、大敦、期门
	《针灸大全》	水沟、公孙、脾俞、中脘、照海、三里（治食不充饥）、关冲
	《针灸聚英》	阴市、肾俞、小肠俞、中膂俞、意舍、然谷、阳池、行间、期门、水沟、兑端、承浆、涌泉、金津、玉液、曲池、太冲、劳宫、商丘、隐白
	《针灸大成》	行间、涌泉、公孙、脾俞、中脘、关冲、照海（治饮不止渴）、太溪（治房不称心）、三里（治食不充饥）、阴市、肾俞、小肠俞、中膂俞、意舍、然谷、阳池、期门、承浆、水沟、兑端、支正、照海、海泉、金津、玉液、曲池、劳宫、太冲、商丘、隐白（百日以上者，切不可灸）
	《针方六集》	肾俞、中膂俞、意舍、水沟、承浆、期门、阳池、然谷、太溪、阴市、行间、涌泉
	《类经图翼》	三里、肾俞、小肠俞、中膂俞、阳纲、意舍、涌泉、然谷、关冲、阳池、行间、承浆、水沟、兑端、海泉、金津、玉液
清	《针灸逢源》	行间、涌泉、中膂俞、意舍、阳池、水沟、兑端
	《勉学堂针灸集成》	海泉、肾俞、小肠俞、中膂俞、阳纲、意舍、涌泉、行间、然谷、阳池、承浆、水沟、兑端、腰眼

小　结

根据功效，治疗消渴的腧穴可以分为清热类腧穴、滋阴类腧穴、理气类腧穴、补阳类腧穴。根据消渴证候的不同，清热类腧穴可细分为清胃肠热穴，如兑端穴、曲池穴，可治疗燥热内结所致的中消；清热利湿穴，如商丘穴、意舍穴、阳纲穴、中膂俞穴，可治疗中消及其引起的身热面黄、小便不利等；清心泻火穴，如劳宫穴，可治疗心火旺盛所致的口渴多饮、咽干舌燥等上消病证；清泻肝胆穴，如行间穴，可治疗肝火旺盛所致的咽干舌燥等。滋阴类腧穴多有生津止渴的功效，多为足少阴肾经之穴，肾主藏精，为水火之宅，肾阴为一身阴气之本，滋阴当从肾。理气类腧穴根据病变脏腑的不同，有健脾理气类腧穴和疏肝理气类腧穴之分，足三里穴、公孙穴分属足阳明胃经和足太阴脾经，可健脾和胃、理气降逆，善治中消消谷善饥等；太冲穴属足厥阴肝经，善治消渴内热或呕吐、腹胀等肝胃之证。补阳类腧穴以温阳健脾、固本培元为主，如脾俞穴善治中消脾胃运化功能减弱等，关元穴善治下消肾阳虚衰引起的小便不利等。

（四）消渴常用针方

针灸治疗消渴在古代文献中早有记载，晋代皇甫谧所著的《针灸甲乙经》是最早记载针灸治疗消渴的著作，载有足三里穴、意舍穴、承浆穴、腕骨穴、太冲穴、太溪穴、然谷穴 7 个治疗消渴的腧穴，后世的针灸文献亦载有治疗消渴不同证候的针方。《医学心悟·三消》曰："治上消者，宜润其肺，兼清其胃……治中消者，宜清其胃，兼滋其肾……治下消者，宜滋其肾，兼补其肺。"治疗消渴以养阴生津、清热润燥为主。刘完素在《素问病机气宜保命集》中首次明确按照上焦、中焦、下焦病位对消渴进行分类，为后世以肺、胃、肾 3 个病位划分消渴奠定了基础。根据消渴病位，治疗上消以滋阴润肺为主，治疗中消以清热和胃为主，治疗下消以滋阴益肾为主。下面选择部分具有代表性的针方并结合腧穴功效及配伍规律进行分析。

1. 清热泻火，滋阴润燥，生津止渴

上消热盛，肺燥阴虚，肺火耗灼津液，以渴而引饮、口舌赤裂、大小便如常为主要证候。针灸治疗以清热泻火、滋阴润燥、养阴生津为主，多选阴经、督脉、任脉及位于面部口唇处的腧穴。

（1）水沟穴、承浆穴、金津穴、玉液穴、曲池穴、劳宫穴、太冲穴、行间穴、商丘穴、然谷穴、隐白穴。功效为滋阴清热、生津止渴、泻火降逆。

消渴症见口渴嗜饮，取水沟穴、承浆穴、金津穴、玉液穴以生津止渴，滋润口唇；内火炽盛，脾胃蕴热，胸腹胀满烦热，取商丘穴以清热泻火；脾胃运化失常，津液不足，口干口渴，取然谷穴、隐白穴以滋阴清热；肝胆火旺，口苦口干，取行间穴、太冲穴以清泻肝火；肝火犯胃，食不下，取劳宫穴以泻火降逆；消渴伴寒热往来，取曲池穴以祛邪散表。诸穴共用，共奏清热泻火、养阴生津之功。

（2）水沟穴、兑端穴、隐白穴、承浆穴、然谷穴、神门穴、内关穴、三焦俞穴。功效为调畅气机、清热滋阴、生津止渴。

三焦火盛，气机不畅，导致水火不能交济而出现消渴多饮，三焦与心包络互为表里，取三焦的背俞穴三焦俞穴及手厥阴心包经的络穴内关穴以通利三焦，共疏三焦气机不畅；肾经之脉循行喉咙，挟舌本，且肾主唾，肾病于下，阴精上奉者少，以致口热舌干而欲饮水，故取手少阴心经的原穴神门穴、足少阴肾经的荥穴然谷穴以清热滋阴；足太阴脾经的井穴隐白穴可以泻热，水沟穴、兑端穴、承浆穴可以生津止渴。诸穴共用，疏畅三焦气机，清热滋阴，生津止渴，可用于治疗三焦火盛、气机不畅之消渴。

（3）水沟穴、承浆穴、金津穴、玉液穴。功效为生津止渴。

消渴多饮，取循行口唇附近的督脉水沟穴、任脉承浆穴以调节局部经络，疏通气血，使津液上乘，口唇得润；取舌下两侧的金津穴、玉液穴以生津止渴。

（4）意舍穴、关冲穴、承浆穴、然谷穴。功效为滋阴泻火、生津止渴。

消渴嗜饮，取循行口唇附近的任脉承浆穴以生津止渴；肾经循行喉咙，取荥穴然谷穴以滋阴泻火；脾气通于口唇，取意舍穴以清泻脾热；取关冲穴以滋阴生津。诸穴共用，滋阴泻火，生津止渴，可用于治疗上消所致的口渴引饮。

（5）神门穴、支正穴。功效为清心泻火、生津止渴。

脏腑生热，其热气上腾，心虚受之，心火散漫，不能收敛，胸中烦躁，舌赤唇红，渴而引饮，在上者则为上消。心为火脏，小肠为火腑，采用主客原络配穴法，神门穴为手少阴心经的原穴，支正穴为手太阳小肠经的络穴，两穴同用，有清热泻火、生津止渴的功效。

【文献举例】

（1）消渴：水沟、承浆、金津、玉液、曲池、劳宫、太冲、行间、商丘、然谷、隐白（百日以上者，切不可灸。）。

明代杨继洲《针灸大成·鼻口门》

（2）治消渴嗜饮，穴：承浆、意舍、关冲、然谷。治消渴饮病，兼身体疼痛，穴：隐白。

明代朱橚《普济方·消渴》

（3）三焦不和，五脏津液焦渴，水火不能交济之致也。消渴饮水：人中、兑端、隐白、承浆、然谷、神门、内关、三焦俞。

清代廖润鸿《勉学堂针灸集成·消渴》

（4）心经原络应刺病，消渴背腹引腰疼，眩仆咳吐下泄气，热烦好笑善忘惊。〔注〕心经里之原穴神门，小肠表之络穴支正，二穴应刺之证：饮水即消，背腹引腰作痛，眩晕仆倒，上咳吐，下泄气，热而心烦，好笑善忘，多惊。皆心与小肠经病也。

清代吴谦《医宗金鉴·刺灸心法要诀》

2. 清热泻火，健脾益胃，行气降逆

中消多是由于过食肥甘、饮酒积热，导致阴津亏损，燥热偏盛，以消谷善饥、能食但消瘦、不甚渴、小便次数多为主要证候。此外，厥阴怫郁而风动，致太阴脾土运化失职，出现土湿木遏，郁而生风燥，导致津液耗损而致消渴，亦可见呕吐、不能食、口苦之象。针灸治疗以清热泻火、健脾润燥、降逆和胃为主，多选手阳明大肠经、足阳明胃经、足太阴脾经、足厥阴肝经的穴位及俞穴、募穴。

（1）肝俞穴、期门穴、太冲穴、行间穴、内关穴、三焦俞穴。功效为泻火疏肝、调畅气机。

厥阴为病是消渴发生的重要原因，《四圣心源》曰："厥阴风木之气，性主疏泄，泄而不藏，津液失亡，则为消渴。"肝失疏泄，气机不畅，郁久生热，水液代谢失常，发为消渴。故治疗消渴所取腧穴多为足厥阴肝经之穴位，肝俞穴和期门穴俞募相配，共奏疏肝理气之效，另取肝经的荥穴行间穴以泻热，肝经的原穴太冲穴以调整气机；肝失疏泄，影响三焦气机，足太阳膀胱经的背俞穴三焦俞穴搭配手厥阴心包经的络穴内关穴共疏三焦气机。诸穴共用，有疏肝理气，清泻肝火，调畅全身上下、表里之气机的功效。

（2）中脘穴、三焦俞穴、胃俞穴、太渊穴、列缺穴。功效为清泻胃热、通调腑气、行气利水。

消渴多食多渴是由胃热导致足阳明胃经腑气不通、水液代谢失常引起的。取脾之募穴中脘穴，搭配背俞穴胃俞穴，俞募配穴可起到"阴病治阳，阳病治阴"的作用，通过调和阴阳，引阳明之气以导热外出，从而达到恢复阴阳平衡的目的；三焦俞穴有调节三焦气机和促进水液代谢的作用；手太阴肺经之原穴太渊穴、络穴列缺穴为同经原络相配，有助于通调水分、促进代谢。诸穴共用，有清泻胃热、通调腑气、促进水液代谢的功效，可用于治疗胃热引起的足阳明胃经腑气不通、水液代谢失常从而导致的多食多渴。

（3）胃俞穴、脾俞穴、足三里穴、中脘穴、公孙穴。功效为泻热通腑、补脾益胃。

由于手阳明大肠经与足阳明胃经燥热内结，津血亏耗，导致大肠腑气不通，发为消谷善饥、大便秘结、身热等中消之象。取脾之募穴中脘穴，搭配背俞穴胃俞穴，俞募相配，可引阳明之气以导热外出，从而达到恢复阴阳平衡的目的；脾俞穴为脾之背俞穴，公孙穴为足太阴脾经络穴，亦为八脉交会穴，通冲脉，可补脾益胃；足三里穴为胃之合穴，可调理脾胃、助运化、调升降。诸穴共用，有泻热通腑、补脾益胃的功效。

（4）水沟穴、关冲穴、脾俞穴、中脘穴、足三里穴、公孙穴、照海穴、太溪穴。功效为清热滋阴、健脾益胃。

消渴常见消谷善饥之症，此时病位在中焦脾胃，脾肾为先、后天之本，二者关系密切，脾胃运化功能失常，累及肾精，故见形体消瘦。因此，足太阴脾经、足阳明胃经和足少阴肾经为治疗消渴的首选经脉。水沟穴能醒神开窍、通经活络，关冲穴可泻三焦之火，脾俞穴、中脘穴、足三里穴、公孙穴可健脾和胃、健运中焦，照海穴与阴跷脉相通，阴跷脉主一身之阴，因此照海穴可滋六经之阴，太溪穴补肾滋阴。诸穴共用，具有清虚火、健中焦、滋肾阴的功效。

【文献举例】

（1）治烦中渴《资生经》，穴：商丘。治消渴，身热面目黄，穴：意舍。

治消渴嗜饮，穴：然谷。

治饮渴，穴：隐白。

治苦渴食不下，穴：劳宫。

治寒热渴，穴：曲池。

治嗌干善渴，穴：兑端。

治肾虚消渴，汗不出，腰脊不得俯仰，腹胀胁痛，穴：中膂俞、意舍。

治舌纵，烦满消渴，穴：然谷。

治消渴，饮水无度，穴：水沟。

治消渴，穴：阳纲。

治消渴嗜饮，穴：承浆、意舍、关冲、然谷。

治消渴饮病，兼身体疼痛，穴：隐白。

治消渴，咽喉干，灸胃脘下俞三穴，各百壮，穴：在背第八椎下，横三寸间，寸灸之，又灸胸堂五十壮，足太阳五十壮。

治消渴口干，不可忍者，灸小肠俞百壮。

治消渴咳逆，灸手厥阴，随年壮。

治消渴，口干烦闷，灸足厥阴百壮，又灸阳池十壮。

明代朱橚《普济方·消渴》

（2）消渴等症。三消其症不同，消脾、消中、消肾。《素问》云胃府虚，食斗不能充饥。肾脏渴，饮百杯不能止渴；及房劳不称心意，此为三消也。乃土燥承渴，不能克化，故成此病。

人中，公孙，脾俞，中脘，关冲，照海（治饮不止渴），太溪（治房不称心），三里（治食不充饥）。

明代杨继洲《针灸大成·八脉图并治症穴》

（3）食渴：中脘针，三焦俞、胃俞、太渊、列缺针，皆泻。

清代廖润鸿《勉学堂针灸集成·消渴》

（4）消渴：承浆、太溪、支正、阳池、照海、肾俞、小肠俞、手足小指穴（即手足小指尖头）。

清代吴亦鼎《神灸经纶·身部证治》

3. 滋阴泻火，益肾填精，固本培元

下消多因滥服丹石、房事不节，导致热结于肾，下焦虚热而发为消渴；又因命门真阳火衰而不能气化水液，致使水精不布，水不得气化而只降不升，发为下消；或是命门真阴不足，水亏于下，发为下消。在下、在肾之消渴证候多见多饮多尿、小便白浊似脂、下肢消瘦。针灸治疗以滋肾阴、清虚火、益肾气、补肾阳为主。所选腧穴以足少阴肾经的穴位及俞穴、募穴为主。

（1）海泉穴、水沟穴、廉泉穴、气海穴、肾俞穴。功效为益肾填精、滋阴泻火。

消渴久不愈，而致肾精不足。海泉穴为经外奇穴，位于舌下系带的中点处，主治消渴口干，与水沟穴、廉泉穴共用，可生津止渴，治疗消渴多饮；气海穴居脐下，为人体先天元气会聚之处，可补元气、利下焦，肾俞穴是肾之背俞穴，能够补益肾气、外散肾脏之热，二穴共用，可益肾填精、清泻虚火，善治下消久不愈。

（2）承浆穴、金津穴、玉液穴、肾俞穴。功效为益肾补阴、生津止渴。

承浆穴、金津穴、玉液穴可生津止渴，肾俞穴可益肾补阴。诸穴共用，可益肾补阴，用于治疗下消的多饮多尿。

（3）然谷穴、肾俞穴、腰俞穴、肺俞穴、中膂俞穴。功效为泻火滋阴、温补肾阳、行气利水。

肺肾二脏金水相生，肾阴不足而致下消，故口渴多饮，肾阴不足，肺失滋润，肃降无权，气逆于上，故见咳喘；肾阳不足，气化不利，故小便频多。取肺俞穴可补益肺气以纳肾阴，中膂俞穴、腰俞穴、肾俞穴可强壮腰肾、调理下焦，然谷穴可泻火滋阴、利咽止渴。诸穴共用，具有泻火滋阴、温补肾阳、利气行水的功效。

（4）行间穴、涌泉穴。功效为滋肾阴、清虚火。

下消多因热盛阴亏，而肾居下焦，若肾阴亏虚，则相火易亢，火亢又易伤津液，取足厥阴肝经的荥穴行间穴以清热泻火，搭配足少阴肾经的井穴涌泉穴以滋水涵木。二穴共用，有滋阴清热之功。

【文献举例】

（1）行间、涌泉，主消渴之肾竭。

明代杨继洲《针灸大成·百症赋》

（2）三消证，三焦受病也。上消属肺，大渴引饮，以上焦之津液枯涸，名曰膈消，亦曰消渴。中消属胃，多食善饥，而日渐消瘦，名曰消中，亦曰消谷。下消属肾，烦躁引饮，面黑耳焦，溺如膏，名曰肾消，亦曰内消。是皆心胃之火上炎，真阴不足也。

承浆、金津、玉液、肾俞。

清代李学川《针灸逢源·三消》

（3）肾虚消渴：然谷、肾俞、腰俞、肺俞、中膂俞……灸三壮。

清代廖润鸿《勉学堂针灸集成·消渴》

小 结

古代治疗消渴的针方在选穴及配伍上存在着一定的规律，选穴基本遵循近部取穴、远部取穴和辨证取穴的规律。近部取穴所选腧穴位于面部口唇附近，如承浆穴、金津穴、玉液穴、水沟穴、兑端穴等，有生津止渴的作用，常用于治疗口渴引饮；远部取穴所选腧穴多位于四肢末端，大多为五输穴中的井穴、荥穴，如隐白穴、涌泉穴、行间穴、然谷穴、劳宫穴、关冲穴等，这类腧穴具有清热泻火的作用，常用于治疗消渴所引发的热证，如咽干口渴、身热、烦闷、尿黄便秘等；辨证取穴所选腧穴多需辨病位，取病变脏腑的特定穴位，如俞穴、募穴、原穴、下合穴等，例如，脾俞穴与中脘穴可治疗消渴伴有腹胀、泄泻等，足三里穴可治疗消谷善饥，中膂俞穴可治疗肾虚消渴。此外，消渴所选腧穴多为足太阴脾经、足阳明胃经、足厥阴肝经、足少阴肾经、足太阳膀胱经穴及任脉穴。消渴与脾、胃、肝、肾等脏腑关系密切，遂多选足太阴脾经、足阳明胃经、足厥阴肝经、足少阴肾经穴；而脏腑之气输注于背俞穴，古代医家在治疗消渴时常取背俞穴，足太阳膀胱经循经背部，故多取足太阳膀胱经的穴位；脾、胃、肝、肾均在腹腔中，而任脉循行于人体前正中线上，并与腹部诸经相交会，又与脾、胃、肝、肾联系密切，故多选任脉的穴位。腧穴配伍多遵循表里配穴、远近配穴、前后配穴的规则，如行间穴与阳陵泉穴，行间穴属足厥阴肝经的腧穴，阳陵泉穴为足少阳胆经的腧穴，肝、胆互为表里，行间穴以清上为主，阳陵泉穴以滋下为要，二穴伍用，一肝一胆，一清一滋，肝胆相照，互相协同；又如承浆穴、金津穴、玉液穴与肾俞穴，承浆穴、金津穴、玉液穴均位于面部，肾俞穴位于腰背部，消渴口渴引饮，取口唇近部之穴以生津止渴，远部肾俞穴以滋阴清热，远近配伍，标本兼治；又如肝俞穴和期门穴，二穴一前一后，俞募相配，共奏疏肝理气之效。

（五）预防与调护

在长期的临床实践中，古代医家逐渐认识到消渴除了要积极治疗外，还要注意适当的预防与调护，并提出了具有借鉴意义的观点。

消渴病因病机众多，早在《黄帝内经》中就提到消渴可由饮食不节、过食肥甘厚味引起，如《素问·奇病论》曰："此肥美之所发也，此人必数食甘美而多肥也，肥者令人内热，甘者令人中满，故其气上溢，转为消渴。"可见，当时医家就已认识到饮食失调是消渴发生的重要因素。纵观历代医籍文献，消渴的饮食调护疗法备受古代医家的重视，在《素问·腹中论》中便载有消渴之人"不可服高粱芳草石药，石药发瘨，芳草发狂"。又如《小品方》言消渴病人要忌食"猪肉、冷水、芫荑、胡荽、酢物、生葱"。长期过食肥甘厚味、辛辣香燥之品，可导致脾胃损伤。胃主腐熟水谷，脾主运化，为胃行其津液，燥热伤脾胃，胃火炽盛，脾阴不足，则口渴多饮、多食善饥；脾气虚，不能转输水谷精微，水谷精微向下注入小便，则小便味甘；水谷精微不能濡养肌肉，则形体日渐消瘦。脾胃损伤可致运化失职，内热化燥伤津，消谷耗液，进而发为消渴。

《圣济总录》中还列出诸多适合消渴病人食用的药膳，其中"消渴口干，胸中伏热，心烦躁闷"者宜食用葛粉饭，所需原料为四两葛粉、半升粟米饭，具体做法及食用方法为"先以水浸饭，滤出于葛粉中拌匀，再蒸一炊饭久，取出任意食之"。忽思慧在《饮膳正要》中阐述了多种治疗消渴的食谱，方剂的组成也以食物为主，很少涉及药物，如"萝卜粥：治消渴，舌焦，口干，小便数"，另外还有野鸡羹、鹌鸽羹、鲤鱼汤等。针对由醋饮引起的消渴，《世医得效方》收录有乌梅冬瓜汤、三神汤、酒蒸黄连丸等。《本草纲目》中也有大量的食物疗法，如"小麦：作粥饭食""麦麸：止烦渴""冬瓜：利小便，止消渴，杵汁饮""梨汁、庵罗果：煎饮""糯米粉：作糜一斗食，或绞汁和蜜服""糯谷：炒取花，同桑白皮煎饮，治三消""鲫鱼胆、鸡肠、鸡内金：膈消饮水，同栝楼根炒为末，糊丸服"等。中西医汇通学者张锡纯在《医学衷中参西录·治消渴方》中表明消渴即西医所谓的糖尿病，要忌食甜物，这一观点更加接近糖尿病的现代预防调护理念。

除饮食调护外，忌房劳、节喜怒对于消渴的治疗亦为重要，如《备急千金要方》载消渴之人要注意三个方面，即"一饮酒，二房室，三咸食及面"。《外台秘要方》曰："房室过度，致令肾气虚耗，下焦生热，热则肾燥，肾燥则渴。"房劳过度，损伤肾精，可致虚火内生，火因水竭而益烈，水因火烈而益干，终致肾虚、肺燥、胃热俱现，发为消渴。又如《儒门事亲》也认为"不减滋味，不戒嗜欲，不节喜怒，病已而复作。能从此三者，消渴亦不足忧矣"。龚廷贤《寿世保元》记载"凡消渴之人，当防患痈疽。所怕者，一饮酒，二房劳，咸食及面俱宜忌也"。以上著作均强调消渴病人要忌酒、忌房劳及忌咸食、面，否则不仅消渴之病不愈，反生痈疽之患。罗国纲在《罗氏会约医镜》中也告诫道"有此病者，自宜减嗜欲，薄滋味，却思虑，治或可瘳，若徒恃药饵，则难愈矣"。若长期过度的情志刺激，如郁怒伤肝，肝气郁结不得疏泄或劳心竭虑、营谋强思等郁久化火，消灼肺胃阴津而发为消渴。正如《临证指南医案·三消》云："心境愁郁，内火自燃。乃消症大病。"肺为水之上源，主敷布津液，若木火刑金，燥热伤肺，则津液不能敷布而致口渴多饮；津液直趋下行，随小便排出体外，故小便频数量多。

消渴病人除了饮食调护、忌房劳、节喜怒外，还应配合运动疗法进行防治。如巢元方在《诸病源候论》中认为消渴病人应"先行一百二十步，多者千步，然后食之"，还谈到治疗消渴的导引方法，"法云：解衣偃卧，伸腰膜少腹，五息止。引肾气，去消渴，利阴阳"，即宽解衣带，安静卧下，伸展腰部，引下焦肾水至咽喉，滋润上部，以治疗消渴。可见古代医家早已认识到除药物、针灸等方法治疗外，适当的预防与调护对于消渴的治疗亦为关键。综合以上诸多医家对于消渴预防调护的认识，可以总结出以下四个方面。

（1）节制饮食。除不宜过食肥甘厚味外，还应忌酒、忌咸食及面，诸如刘完素在《三消论》中言："消渴之人，其药与食，皆宜淡剂。"同时应配合食疗。

（2）节制房事。因肾为先天之本，若房事不节、劳欲过度，则易导致肾精亏损、虚火内生，出现肾虚肺燥胃热，进而引发消渴。

（3）调控情志。长期过度的情志刺激易致肝气郁结，劳心竭虑、营谋强思会导致郁久化火，消灼肺胃津液，进而引发消渴。如《灵枢·五变》曰："此人薄皮肤，而目坚固以深者，长衡直扬，其心刚，刚则多怒，怒则气上逆，胸中蓄积，血气逆留，髋皮充肌，血脉不行，转而为热，热则消肌肤，故为消瘅。"

（4）适当运动。运动疗法作为非药物疗法，对于消渴的治疗同样有效。

二、消渴并发症治则治法

消渴日久，若因失治误治以致病情严重者常可并发其他病证。消渴并发症众多，总以虚（阴虚、气虚）、瘀（血瘀）、痰（痰浊、风痰）、风（虚风、肝风）、热（五脏六腑之热）、毒（痰瘀之毒）等为主要病理因素。消渴日久，并发中风、眩晕、痴呆等脑系病证，可影响大脑清窍，导致神机失用，临床治疗的关键在于恢复脑髓神机、醒神开窍。消渴并发胸痹、心痛、心悸、怔忡等心系病证，导致气阴两虚，心络痹阻，故治疗当以益气养阴为主，根据兼瘀、痰、寒、湿等的不同，分别采用活血通络、健脾祛痰、宣痹通阳、祛寒通络、温阳利水等标本同治的治则。若肝肾阴亏，脾肾两虚，肾络瘀阻引起尿浊、水肿、癃闭等肾系并发症，则以滋补肝肾、益气养血为治则。若肝肾亏虚，目络瘀阻，精血不能上承于目，以致视物模糊，甚则失明，治疗则益气养阴、滋养肝肾、阴阳双补以治其本，通络明目、活血化瘀、化痰散结以治其标。若肝肾阴虚，浊瘀血痹阻滞四肢络脉，出现肢体麻痛或肢端坏疽等痹病、脱疽并发症，临证当首辨其虚实，虚当辨气虚、阴虚、阳虚之所在，实当辨瘀与痰之所别，但总以虚中夹实最为多见。若脾气虚弱、胃失和降则出现泄泻、呕吐、痞满、呃逆等，治疗上以健脾益胃为主，佐以清热燥湿、行气导滞、化痰降浊、活血化瘀之品。若皮肤络脉瘀阻，皮肤失去气血濡养，或兼感风湿毒邪，出现皮肤瘙痒、皮癣、紫癜、溃疡等多种病变，则以消风和血为治则。

（一）消渴合并脑病

1. 常用药物

（1）黄芪。味甘，性微温。归肺、脾经。本品皮黄肉白，色黄入脾，色白入肺，质轻升浮，入表实卫，为升阳补气之圣药。《本草纲目》转引张元素之论曰："黄芪甘温纯阳，其用有五：补诸虚不足，一也；益元气，二也；壮脾胃，三也；去肌热，四也；排脓止痛，活血生血，内托阴疽，为疮家圣药，五也。"用黄芪治疗气虚型消渴合并脑病，效果颇佳。内热偏盛者，可配伍天花粉、知母以清热养阴。

（2）当归。味甘、辛，性温。归肝、心、脾经。具有养血活血、调经止痛、润肠通便的功效。清代徐大椿在《神农本草经百种录》中云："当归为血家必用之药……凡通闭顺气，和阴清火，降逆生津，去风利窍，一切滋润通和之品，皆能令阴气流通，不使亢阳致害，即所以生血也。"《本草正义》云："当归味辛而甘，其气温，故能胜寒。气味俱厚，故专入血分，而亦为血家气药。"

（3）川芎。味辛，性温。归肝、胆、心包经。具有活血行气、祛风止痛等功效。《本草汇言》云"上行头目，下调经水，薛潭中开郁结，时珍血中气药也"，其气善走窜，"虽入血分，又能去一切风，调一切气"。川芎可用于治疗消渴迁延日久并发的中风。

（4）茯苓。味甘、淡，性平。归心、肺、脾、肾经。本品甘淡，甘则能补，淡则能渗，既能扶正，又能祛邪，功专益心脾、利水湿，且补而不峻，利而不猛，为健脾渗湿之要药。现代药理研究表明，茯苓可降血糖，对于消渴病属中消者，茯苓可健脾气，补脾阴。《名医别录》云："茯苓，无毒。止消渴，好唾……开胸府，调藏气，伐肾邪，长阴，益气力，保神守中。"

（5）黄连。味苦，性寒。归心、脾、胃、肝、胆、大肠经。本品大苦大寒，可泻心火、除湿热。张仲景认为消渴的实质是胃肠燥热，热毒内盛。消渴日久，内热伤津耗气，治疗当"釜底抽薪"，清热以养耗损之阴。黄连清热燥湿的功效符合消渴的治则。

（6）丹参。味苦，性微寒。归心、心包、肝经。本品首载于《神农本草经》，具有活血化瘀、行血止痛、凉血消痈、除烦安神的功效。

（7）葛根。味辛、甘，性凉。归脾、胃、肺经。本品辛甘性凉，轻扬升散，发表散邪，解肌退热，生津止渴，升阳止泻。既能治疗头项强痛而恶寒的太阳表实无汗证，又能疏泄足太阳膀胱经的经气。

2. 常用方剂

（1）镇肝熄风汤。组成为牛膝、代赭石、龙骨、牡蛎、龟板、白芍、玄参、天冬、川楝子、生麦芽、茵陈、甘草。功效为平肝潜阳。

本方所治之类中风，张氏称之为内中风，其病机为肝肾阴虚，肝阳化风。肝为风木之脏，体阴而用阳，肝肾阴虚，肝阳偏亢，阳亢化风，风阳上扰，故见头晕目眩、目胀耳鸣、脑部热痛、面红如醉；肾水不能上济心火，心肝火盛，则心中烦热；肝阳偏亢，气血随之逆乱，遂致卒中。本病轻则风中经络，肢体渐觉不利，口眼渐形歪斜；重则风中脏腑，眩晕颠仆，不知人事等，即《素问·调经论》所谓的"血之与气并走于上，则为大厥，厥则暴死，气复反则生，不反则死"。本证以肝肾阴虚为本，肝阳上亢、气血逆乱为标，但以标实为主。治以镇肝息风为主，佐以滋养肝肾。方中牛膝归肝、肾经，入血分，性善下行，故重用以引血下行，并有补益肝肾之效，为君药；代赭石之质重沉降，镇肝降逆，合牛膝以引气血下行，急治其标，龙骨、牡蛎、龟板、白芍益阴潜阳，镇肝息风，共为臣药；玄参、天冬下走肾经，滋阴清热，合龟板、白芍滋水以涵木，滋阴以柔肝，肝为刚脏，性喜条达而恶抑郁，过用重镇之品，势必影响其条达之性，故又以茵陈、川楝子、生麦芽清泻肝热，疏肝理气，以遂其性，共为佐药；甘草调和诸药，合生麦芽能和胃安中，为使药。

（2）羚角钩藤汤。组成为羚羊角、桑叶、川贝母、生地黄、钩藤、菊花、茯神、白芍、甘草、竹茹。功效为化痰息风、开窍通络。

本方主治肝经热盛动风证。方中以羚羊角、钩藤清热凉肝，息风止痉，二者共为君药；桑叶、菊花清热息风，共为臣药；白芍、生地黄、甘草养阴增液以柔肝舒筋，竹茹、川贝母清热除痰，茯神宁心安神，均为佐药；甘草调和诸药，兼为使药。诸药合用，共奏平肝息风、清热止痉之效。《重订通俗伤寒论》何秀山按曰："以羚、藤、桑、菊息风定痉为君。臣以川贝善治风痉，茯神木专平肝风。但火旺生风，风助火势，最易劫伤血液，尤必佐以芍、甘、鲜地酸甘化阴，滋血液以缓肝急。使以竹茹，不过以竹之脉络通人之脉络耳。"

（3）大定风珠。组成为白芍、阿胶、龟板、干地黄、麻仁、五味子、牡蛎、麦冬、炙甘草、鸡子黄、鳖甲。功效为滋阴泻热、息风通络。

本方主治消渴合并脑病后期。以真阴大亏、虚风内动而见神倦瘈疭、脉虚弱、舌绛苔少为证治要点。方用血肉有情之品鸡子黄、阿胶共为君药，吴鞠通自释鸡子黄"为血肉有情，生生不已，乃奠安中焦之圣品……能上通心气，下达肾气……其气焦臭，故上补心；其味甘咸，故下补肾"，阿胶甘平滋润，入肝补血，入肾滋阴，二药合用，为滋阴息风的主要配伍；臣以麦冬、干地黄、白芍滋阴增液，养血柔肝，龟板、鳖甲、牡蛎益阴潜阳，平肝息风，六者共助君药以奏滋阴息风之效；佐以麻仁养阴润燥，五味子酸收，收敛欲脱之阴；炙甘草调和诸药，与白芍配伍，酸甘化阴。诸药合用，峻补真阴，潜阳息风，使阴液得复，筋脉得养，则虚风自息，病证可愈。

（4）补阳还五汤。组成为黄芪、当归尾、赤芍、地龙、川芎、桃仁、红花。功效为补气养血、活血化瘀通络。

本方主治消渴合并脑病所致的正气亏虚、气虚血滞、脉络瘀阻。正气亏虚，不能行血，以致脉络瘀阻，筋脉肌肉失去濡养，故见半身不遂、口眼歪斜。气虚血瘀，舌本失养，故语言謇涩；气虚失于固摄，故口角流涎、小便频数、遗尿失禁；舌暗淡、苔白、脉缓无力为气虚血瘀之象。本证以气虚为本，血瘀为标，即王清任所谓的因虚致瘀。治当以补气为主，活血通络为辅。本方重用黄芪以补益元气，意在气旺则血行，瘀去络通，为君药；当归尾活血通络而不伤血，为臣药；赤芍、川芎、桃仁、红花协同当归尾以活血祛瘀，地龙通经活络，力专善走，周行全身，以行药力，共为佐药。《医林改错》言："此方治半身不遂，口眼歪斜，语言蹇涩，口角流涎，大便干燥，小便频数，遗尿不禁。"

3. 其他疗法

（1）体针。①神昏。属闭证可针水沟穴，或十宣穴放血；属脱证可灸关元穴、气海穴、神门穴。留针 20 分钟。②半身不遂。上肢针肩髃穴、曲池穴、外关穴、合谷穴等；下肢针环跳穴、委中穴、阳陵泉穴、足三里穴、太冲穴等。亦可针头部运动区的相应部位。③语言謇涩或不语。针廉泉穴、哑门穴等。④口歪。针迎香穴。

（2）推拿。适用于中风急性期或恢复期的半身不遂，尤其是半身不遂的重症。其手法为推、滚、按、捻、搓、拿、擦。取风池穴、肩井穴、天宗穴、肩髃穴、曲池穴、手三里穴、合谷穴、环跳穴、阳陵泉穴、委中穴、承山穴。以患侧颜面、背、四肢为重点。

4. 预防与调护

消渴合并脑病是消渴后期常见的、多发的病证之一。本病为多种致病因素长期作用的结果，发病前常有诱发因素，因此预防与调护对本病的发生具有重要意义。

（1）日常调护。正气存内，邪不可干。平时应生活规律，起居有常，饮食有节。忌食肥甘厚味、辛香炙烤之物；调畅情志，保持心情舒畅；适当增减衣服，防止外感，并结合个人情况，进行锻炼，以增强体质。

（2）药物调护。①风阳上扰者，用潜阳熄风煎加味。药用羚羊角、珍珠母、龟甲、天麻、葛根、玳瑁、生槐花、天竺黄、生地黄、秦艽、胆南星，水煎服。肝肾阴虚者，加服六味地黄丸；便干便秘者，加肉苁蓉、阿胶、胡麻仁。一般服至症状消失，减量，再服一段时间以巩固疗效。②痰浊阻滞者，用化痰通络汤或半夏白术天麻汤加减。药用法半夏、郁金、天麻、白术、陈皮、丝瓜络、旋覆花。本方用量一般取常用量，至症状消失，改服人参健脾丸。③肾虚血瘀者，用补肾活络汤加减。药用何首乌、枸杞子、益母草、麦冬、白蒺藜、黑豆、丹参、黄精。本方用量不宜太大，至症状改善，改服丸剂调治。④气虚血瘀者，用补阳还五汤加味。药用生黄芪、生白术、当归身、川芎、红花、党参。本方黄芪宜重用，15～45 g，10 天为 1 个疗程，渐至症状消失，再服一段时间以巩固疗效。

（3）食疗调护。①黄芪猪肉羹。适用于气虚血亏，肾精不足。取黄芪30 g、大枣10 枚、当归10 g、枸杞子10 g、瘦猪肉100 g、精盐少许。先将瘦猪肉洗净，切薄片，与黄芪、当归、大枣、枸杞子一并入锅，加水适量，炖汤；肉将熟时，加入少许精盐调味。食肉喝汤，可常食之。②薏苡仁粥。适用于痰热互结而致瘫肢拘挛、不得屈伸，大便秘结，语言謇涩，口苦烦躁，苔腻。每次取薏苡仁30 g、火麻仁15 g。先水研火麻仁，取汁，后将薏苡仁捣碎，入汁煮粥，空腹食之，早晚各1 次，5～7 天为 1 个疗程。③羊肚粥。适用于肝肾亏虚，痰瘀留滞。每次取用羊肚1 个，粳米100 g，姜、葱、豆豉、花椒、蒜五味各适量。先将羊肚切成大块，与粳米煮粥，加五味调料调适，空腹食之。

（二）消渴合并心病

1. 常用药物

（1）丹参。味苦，性微寒。归心、心包、肝经。《神农本草经》记载丹参主心腹邪气，破癥除瘕，止烦满，养血，去心腹痼疾结气。即丹参具有养血除烦、行血破瘀、通经止痛的功效。消渴合并心病时，既有热又有瘀，用丹参既可通血脉，又可凉血养血。

（2）水蛭。味咸，性平。功效主要为破血逐瘀。《医学衷中参西录》认为其味咸，故善入血分；其原为噬血之物，故善破血；其气腐，其气味与瘀血相感召，不与新血相感召，故破瘀血而不伤新血。消渴合并心病时因消渴伤阴常致脉络干瘪，瘀血胶结，多见腐象，必以水蛭的破、噬之性治之，方可开通脉络。

（3）僵蚕。味辛、咸，性平。归肝、肺经。功效以泄风痰、散结消肿、行经络为主。络脉为人体细小之脉，最易感风气，亦唯风能穿经透络。僵蚕感风气而僵，凡风气之疾，皆能治之，盖借其气以相感也。消渴合并心病时，络脉受损，痰瘀阻滞于内，必借僵蚕之性以透之。

（4）黄芪。味甘，性微温。归肺、脾经。主要功效为补气升阳、益卫固表、托毒生肌、利水退肿。黄芪能大补中气，和益营卫，《神农本草经疏》总结为："味甘，微温，无毒。主痈疽……五劳羸瘦，止渴，腹痛，泄痢，益气。"因其益气，气旺则津液自中焦而生，故止渴；营卫之气既可昼行于外固表、泽肤、濡润筋骨，亦可夜行于内养五脏。黄芪通过旺中焦而使津液精微灌输四旁，养心而止消渴，故可用来治疗消渴合并心病所致的气虚、瘀血阻滞等。

（5）砂仁。味辛，性温。归脾、胃经。具有芳香化湿、和中调气的功效。《玉楸药解》认为砂仁可和中调气，行郁消渴，降胃阴而下食，达脾阳而化谷。消渴合并心病因消渴日久而致胃阴受损、气机失调、清浊易位，加之胸痹的寒、痰、瘀等邪气的作用，故治疗选用运化中轴之药可使清升浊降。

2. 常用方剂

（1）生脉散合保元汤加减。组成为人参、麦冬、五味子、黄芪、桂枝、炙甘草。功效为补益心气、养心通脉。

方中人参甘温，益气养心宁神；麦冬甘寒，养心神而除烦；五味子收敛耗散之精气，引气归原；黄芪甘温，大补元气，更得人参、炙甘草之助，中气能鼓舞，心气能充沛，血脉自然通畅；妙在桂枝一味，入血通脉，人参得桂枝之行导，心气能鼓舞，桂枝得炙甘草之平和，温心阳而和血脉。

（2）血府逐瘀汤。组成为桃仁、红花、当归、生地黄、川芎、赤芍、牛膝、桔梗、柴胡、枳壳、甘草。功效为行气活血、化瘀通络。

本方主治瘀血内阻胸部、气机郁滞诸症，即王清任所称的胸中血滞血瘀之证。胸中为气之所宗，血之所聚，肝经循行之分野。血瘀胸中，气机阻滞，清阳郁遏不升，则胸痛、头痛日久不愈，痛如针刺，且有定处；胸中血瘀，影响及胃，胃气上逆，故呃逆干呕，甚则水入即呛；瘀久化热，则内热瞀闷，入暮潮热；瘀热扰心，则心悸怔忡、失眠多梦；郁滞日久，肝失条达，故急躁易怒；至于唇、目、舌、脉所见，皆为瘀血之象。治宜活血化瘀，行气止痛。方中桃仁破血行滞而润燥，红花活血祛瘀以止痛，共为君药；赤芍、川芎助君药活血祛瘀，牛膝活血通经，祛瘀止痛，引血下行，共为臣药；生地黄、当归养血益阴，清热活血，桔梗、枳壳相配，一升一降，宽胸行气，柴胡疏肝解郁，升达清阳，与桔梗、枳壳同用，尤善理气行滞，气行则血行，共为佐药；桔梗能载药上行，兼有使药之用，甘草调和诸药，亦为使药。诸药合而用之，使血活瘀化气行，则诸症可愈。本方为治胸中血瘀证之良方。

（3）黄连温胆汤合瓜蒌薤白半夏汤加减。组成为全瓜蒌、黄连、半夏、竹茹、胆南星、天竺黄、陈皮、茯苓、枳壳、菖蒲、郁金、薤白。功效为清化痰热、宣通脉络。

方中全瓜蒌味甘、微苦，性寒，导痰热下行，黄连清热泻火，二药合用，清化痰热，共为君药；竹茹、枳壳、胆南星、天竺黄清化痰热，半夏、陈皮、茯苓涤痰化浊，共为臣药；菖蒲、郁金化痰宣通，薤白辛温体滑，味辛则通，体滑则降，故能宣通心之经脉，宽胸下气，共为佐使药。

（4）炙甘草汤。组成为炙甘草、生姜、人参、生地黄、桂枝、阿胶、麦冬、麻仁、大枣，清酒煎服。功效为滋阴养血、益气补阳。

本方是《伤寒论》治疗脉结代、心动悸的名方。其证是伤寒汗、吐、下或失血，或杂病阴血不足、阳气不振所致。阴血不足，血脉无以充盈，加之阳气不振，无力鼓动血脉，脉气不相接续，故脉结代；阴血不足，心体失养，或心阳虚弱，不能温养心脉，故心动悸。治宜滋心阴，养心血，益气气，温心阳，以复脉定悸。方中生地黄滋阴养血，为君药，《名医别录》谓生地黄

"补五脏内伤不足，通血脉，益气力"；配伍炙甘草、人参、大枣益心气，补脾气，以资气血生化之源，阿胶、麦冬、麻仁滋心阴，养心血，充血脉，共为臣药；佐以桂枝、生姜辛行温通，温心阳，通血脉，诸厚味滋腻之品得生姜、桂枝则滋而不腻；清酒辛热，可温通血脉，以行药力，是为使药。

（5）真武汤。组成为茯苓、白芍、白术、生姜、附子。功效为温阳利水。

本方为治疗脾肾阳虚、水湿泛溢的基础方。盖水之制在脾，水之主在肾，脾阳虚则湿难运化，肾阳虚则水不化气而致水湿内停。肾中阳气虚衰，寒水内停，则小便不利；水湿泛溢于四肢，则四肢沉重疼痛或肢体水肿；水湿流于肠间，则腹痛下利；水湿上逆肺胃，则或咳或呕；水气凌心，则心悸；水湿中阻，清阳不升，则头眩；若由太阳病发汗太过，耗阴伤阳，阳失温煦，加之水渍筋肉，则身体筋肉𬸚动、站立不稳。其证因为阳虚水泛，故当以温阳利水为基本治法。本方以附子为君药，附子辛甘性热，温肾助阳，化气行水，兼暖脾土，以温运水湿；茯苓利水渗湿，使水邪从小便去，白术健脾燥湿，共为臣药；生姜之温散，既助附子温阳散寒，又合茯苓、白术宣散水湿，为佐药。白芍亦为佐药，其义有四：一者利小便以行水气，《神农本草经》言其能利小便，《名医别录》亦谓之去水气，利膀胱；二者柔肝缓急以止腹痛；三者敛阴舒筋以解筋肉𬸚动；四者可防止附子燥热伤阴，以利于久服缓治。

3. 其他疗法

（1）体针。取心俞穴、巨阙穴、膻中穴、内关穴、厥阴俞穴、神门穴、郄门穴等。以标实为主时行泻法，以本虚为主时行补法并可加灸。要求有酸、麻、胀、沉、走窜等得气感，并留针20分钟。每日1次，10～12天为1个疗程。疗程间休息3～5天，一般治疗3个疗程。

（2）耳针。取心穴、肾穴、小肠穴、交感穴、神门穴、皮质下穴、肾上腺穴等。任取其中3～4个穴位，一般留针1小时。每日1次。两耳交替施用，10次为1个疗程。

4. 预防与调护

消渴合并心病经治疗之后，发作周期明显延长，痛势轻缓者，可予康复治疗。

（1）药物调护。康复阶段以扶正为本，治以益气养阴，补益心、脾、肾之药，佐以豁痰、活血、理气之药，方用生脉散、归脾汤、右归丸等配瓜蒌薤白半夏汤、桃红四物汤或柴胡疏肝散等，以求治本，改善心脏的病理变化。

（2）食疗调护。①痰浊未尽者可用双菇冬瓜汤。取鲜香菇、鲜蘑菇各5个，洗净，入生油中稍煸，加食盐少许、水适量，旺火煮至汤沸，入寸许冬瓜小块，煮熟。②留瘀未清者可用三仁粥。取桃仁、麻仁、柏子仁各10 g，洗净，加水适量，文火煮约15分钟，入粳米50 g，煮成粥。③气虚血亏者可用黄芪莲子红枣粥。取黄芪15 g，莲子10 g，红枣10枚，文火煮20分钟，捞去黄芪，入粳米50 g，煮成粥。④阴虚不复者可用山药煲猪肾。取猪肾1对，割开，除去脂膜，以粗盐擦洗，切成丁块，另取山药50 g，洗净，去皮，切片。先取山药，入油锅中煸，盛出，另起油锅，取葱、姜稍煸，入猪肾爆炒，加黄酒、细盐各少许，入山药片，旺火煮熟，勾芡即成。⑤阳虚不固者可用羊肉胡桃粥。取羊肉30 g，洗净，放葱、姜，煮至酥烂，入粳米30 g，煮成粥；另取胡桃1个，用生油煎熟，研细末，撒入粥中即成。

（3）锻炼调护。选平卧式内养功。通过平卧、放松、入静、意守、调息，可起到调理阴阳、通达气血的作用，从而减少胸痹心痛发作的次数。此外，还可配合太极拳、太极剑、慢跑等，长期坚持，能调和气血，疏通经络，增强体质。

（三）消渴合并胃病

1. 常用中药

（1）黄连。味苦，性寒。《名医别录》记载该药："主治五脏冷热，久下泄泻、脓血，止消渴、大惊，除水，利骨，调胃，厚肠，益胆，治口疮。"具有清热解毒、燥湿等功效，可治疗湿热痞满、胃热呕吐吞酸、吐衄、疮痈肿痛、湿疹湿疮等湿热郁结所致的各类疾病，对于消渴合并胃病的治疗具有显著疗效。

（2）半夏。味辛、苦，性温。归脾、胃经。具有降逆止呕、散结除痞等功效。《金匮要略》记载小半夏汤可治诸呕吐、谷不得下。半夏泻心汤则是治疗脾胃气机升降失常所致寒热错杂的代表方剂，临床上常用半夏泻心汤加减治疗消化性溃疡。

（3）白术。味苦、甘，性温。归脾、胃经。本品为补气健脾的第一要药，具有健脾益气、燥湿利水的功效。因其归脾、胃经，对于脾胃虚弱诸症也有显著作用。

（4）延胡索。味辛、苦，性温。本品为历代医家所推崇的镇痛药，可治疗气血瘀滞诸症。《本草纲目》记载延胡索专治一身上下诸痛。情志失调，肝气郁结，则气滞血凝，久而化热，则热郁血瘀而见消渴合并胃病，延胡索治疗本病效果显著。

2. 常用方剂

（1）四逆散。组成为醋柴胡、醋白芍、枳实、炙甘草。功效为疏肝和胃、理气止痛。

方中柴胡疏肝解郁，调畅气机，醋炙后则增强了疏肝止痛之效，为君药；白芍柔肝、缓肝、养阴和血，又有缓急止痛之功，收脾气之散乱，敛肝气之恣横，于土中抑木，醋炙后可增强其柔肝敛阴之功，与醋柴胡相配，一散一收，疏导气血，助醋柴胡疏肝调气而不伤正气，为臣药；枳实苦泻，行气散结，使气机疏畅而不壅滞，调中焦运化，与醋柴胡同用，一升一降，加强疏畅气机之功，为佐药，同时枳实配醋白芍又可理气和血；炙甘草缓急和中，与醋白芍相配，可缓急止痛，又能调和诸药，为使药。四药合用则疏肝理气和胃，升清降浊，理气止痛，使肝气疏达，脾胃气机调畅，疼痛自止。

（2）清中汤。组成为半夏、陈皮、茯苓、黄连、山栀子、草豆蔻、甘草。功效为清热化湿、理气和胃。

方中半夏、陈皮清中焦湿邪，共为君药；山栀子苦寒泻火，治胃热，黄连苦寒入中焦，清热燥湿，二者相配，清胃热之力更强，共为臣药；中焦有热，用山栀子、黄连苦寒泻火，易致格拒不纳，故加草豆蔻、茯苓燥湿健脾，理气温胃以反佐，则邪易伏而病易愈；甘草调和诸药，为使药。诸药合用则湿热除，胃气和。

（3）保和汤。组成为麦芽、山楂、莱菔子、厚朴、香附、陈皮、连翘、甘草。功效为消食导滞、和胃止痛。

方中麦芽消食和中，长于消米面诸果食积，山楂消食化积，尤能消肉食油腻之积，莱菔子消食行滞，善化麦面痰气之积，三药合用，可消多种饮食积滞，共为君药；厚朴宽中导滞，陈皮健脾消滞，理中焦之气以调中，香附解肝胃之郁以消食，三药行气散满，助麦芽、山楂、莱菔子消食积，共为臣药；盖食积日久易化热，故用连翘苦寒以清热散结，制行气药温燥之性，为佐药；甘草益脾，调和诸药。合而用之，则消食和胃，理气止痛。

（4）益胃汤加味。组成为麦冬、生地黄、沙参、玉竹、半夏、甘草、粳米。功效为滋阴养胃。

方中重用麦冬、生地黄，二药味甘性寒，能清热凉血，滋阴润燥，为甘凉益胃阴之上品，共为君药；沙参甘寒养阴，清热润燥，玉竹甘凉生津养阴，二药合用可以增强生地黄、麦冬复胃阴之力，共为臣药；半夏性虽温燥，但与大量生地黄、麦冬相配伍，非但不嫌其燥，且能制约甘润之品滋腻碍胃，为佐药；甘草、粳米益气生津，养胃和中，同时甘草调和诸药，二药共为使药。

（5）黄芪建中汤。组成为炙黄芪、饴糖、桂枝、白芍、炙甘草、生姜、大枣。功效为温中健脾、益气止痛。

方中重用炙黄芪以补中益气，饴糖甘温入脾，温中补虚，二药合用健脾补虚，和中缓急，共为君药；桂枝温阳气，白芍养阴补血，二药调和阴阳，同时又助炙黄芪、饴糖补虚健中，共为臣药；炙甘草合炙黄芪、饴糖则补脾养胃之力更强，合白芍酸甘化阴又缓急止痛，故为佐药；生姜辛温、大枣甘温，辛甘相合，能健脾而和营卫，共为使药。诸药合用辛甘与酸甘相配，辛合甘而生阳，酸得甘以生阴，阴阳相生，中气自立。

3. 其他疗法

体针。主穴为中脘穴、足三里穴，配穴为胃俞穴、脾俞穴、合谷穴、太冲穴、三阴交穴、建里穴等。手法包括泻法和补法。①泻法：凡急性胃脘痛及实证者，采用泻法。进针迅速刺入，反复捻转，上下提插，出针时摇大针孔，快速出针而不加揉按针孔。②补法：凡虚证之胃脘痛者，采用补法。进针缓慢刺入，轻度捻转，重插轻提，出针后用手指在针孔上快速按压，使针孔闭塞，不令经气外泄。

4. 预防与调护

（1）日常调护。①调节情志。本病诱因常为情志不畅，故需避免忧思恼怒，保持心情愉快，增强自身免疫力。②注意饮食。切忌暴饮暴食或忽饥忽饱，勿食生冷、炙煿、刺激性食物。饮食要定时定量，以清淡易消化食物为宜。忌酒。③适当休息。不可过劳，尤其进餐后应休息 30 分钟以上。④注意起居。避免风、寒、暑、湿等外邪内客于胃。

（2）食疗调护。①二姜粥：干姜 6 g，高良姜 6 g，粳米 60 g。将干姜、高良姜洗净，水煎，去渣取汁，粳米洗净，加入药汁中，文火煮成粥，随量食用。适用于胃寒疼痛。②陈皮粥：陈皮 10 g，生姜 4 片，粳米 60 g。将陈皮、生姜洗净，水煎，去渣取汁，粳米洗净，加入药汁中，文火煮成粥，随量食用。适用于脾胃气滞引起的胃脘痛及消化不良。③山楂粥：山楂 30 g，粳米 60 g，红糖 10 g。山楂洗净，水煎，去渣取汁，然后同粳米、红糖同煮成粥，空腹食，随量食用。适用于食积引起的胃脘不适。④参芪粥：党参

10 g，黄芪 10 g，红枣 4 枚，粳米 60 g。将党参、黄芪、红枣、粳米洗净，以冷水泡透，将全部用料放入锅内，加清水适量，文火煮成粥，随量食用。适用于脾虚气郁引起的胃脘痛。⑤瓜蒌根粥：瓜蒌根 15 g（鲜品 30 g），粳米 60 g。粳米加水煮成粥，将熟时加入瓜蒌根，再煮至粥熟；或将鲜品瓜蒌根洗净，水煎，去渣取汁，同粳米煮成粥。适用于胃热及胃津不足引起的胃脘不适。

（3）气功调护。做平卧式内养功，每天至少一次，每次 30 分钟，通过平卧、放松、入静、调息，可以达到减轻症状、增加食欲、恢复脾胃功能的目的。

（4）运动调护。不宜做剧烈运动，可以做散步、慢跑、打太极拳等活动，以促进血液循环，增强胃肠蠕动，调整脾胃功能，从而提高抵御疾病的能力，防止复发。

（四）消渴合并痹病

1. 常用药物

（1）黄芪。味甘，性微温。归肺、脾经。具有益气生血、温阳通痹的功效。陈士铎《本草新编》记载黄芪为补气之圣药。脾胃为气血生化之源，黄芪作为补气的首选药，临床上常用于治疗脾虚所致的气血亏虚。

（2）当归。味甘、辛，性温。归肝、心、脾经。当归最早记载于《神农本草经》，被誉为血家圣药，具有补血活血的功效。素来有"十方九归"的说法，当归也被广泛应用于消渴合并痹病的治疗中。

（3）鸡血藤。味苦、甘，性温。归肝、肾经。具有行血补血、舒筋活络的功效。鸡血藤首见于清代《本草备要》，配伍黄芪、当归、丹参可奏益气活血之效；配伍薏苡仁、木瓜则取其舒筋活络之功。

（4）桂枝。味辛、甘，性温。归心、肺、膀胱经。桂枝乃肉桂之梢，其条如柳，性温辛散，善疗寒凝血瘀诸痛证。《本草经解》记载桂枝辛润，辛则能润，润则筋脉和而关节利。

（5）白芍。味苦、酸，性微寒。归肝、脾经。《神农本草经》记载该药："治邪气腹痛，除血痹，破坚积，寒热，疝瘕，止痛。"白芍入肝经，有养血敛阴、柔肝止痛之功。肝体阴而用阳，且肝为血海，血足则肝柔，生血亦速，筋脉得以濡养，则筋脉挛急、麻木疼痛等不荣之象自然得缓。

2. 常用方剂

（1）补阳还五汤。组成为黄芪、当归尾、赤芍、地龙、川芎、桃仁、红花。功效为补气养血、活血化瘀通络。

本方出自清代王清任《医林改错》，原方主治中风之气虚血瘀证。方中黄芪补气、祛瘀通络，且无恋邪之弊，为君药；当归尾补血活血、改善血瘀，且与黄芪合用可祛瘀不伤根本，为臣药；川芎、赤芍、地龙、红花、桃仁共为佐药，川芎养血活血，赤芍散瘀止痛，地龙通行经络且具有增强药力之功，红花、桃仁合用可增强活血化瘀之功。诸药合用共奏益气活血、化瘀止痛之功。

（2）桃红四物汤。组成为当归、川芎、白芍、熟地黄、桃仁、红花。功效为滋阴活血、柔筋缓急。

本方常用于消渴合并痹病之气阴两虚、瘀血阻络证。消渴病久，暗耗津液，久病入络，燥热伤阴耗气，日久气阴两虚，气血无法通达四肢，导致络脉瘀滞，四肢肌肉筋脉因缺乏气血滋养而出现麻木、疼痛，甚至痿废不用。桃仁配红花可增强四物汤活血之功，熟地黄养阴补血，当归活血之余不忘补血，川芎可助当归活血之功，白芍敛阴、缓急止痛。全方以活血为要，行中有补，补中有行，共奏养血活血、化瘀止痛之功。

（3）当归四逆汤。组成为当归、桂枝、白芍、细辛、炙甘草、通草、大枣。功效为温经散寒、通络止痛。

本方出自《伤寒论》，为温经散寒的代表方剂。方中当归甘温，养血和血以补虚，桂枝辛温，温经散寒以通脉，共为君药；细辛温经散寒，助桂枝温通血脉，白芍养血和营，助当归补益营血，均为臣药；通草通利经脉以畅血行，大枣、炙甘草益气健脾，养血补虚，共为佐药，重用大枣，既合当归、白芍以补营血，又防桂枝、细辛燥烈太过，伤及阴血；炙甘草兼调和诸药而为使药之用。全方共奏温经散寒、养血通脉之效。

（4）双合汤。组成为当归、川芎、白芍、生地黄、陈皮、半夏、茯苓、桃仁、红花、白芥子、甘草。功效为化痰活血、宣痹通络。

消渴合并痹病病机主要为消渴日久，燥热伤阴，以致瘀阻内生、脉络不畅，血行不畅从而导致瘀血，同时痰瘀互结，导致疾病的发生。方中白芍通络止痛、活血化瘀，白芥子、陈皮、半夏、茯苓祛痰通络化湿，生地黄养阴生津、清热凉血，当归、川芎、桃仁、红花活血，甘草缓急调和。诸药合用，能显著改善消渴合并痹病的临床症状。

3. 其他疗法

（1）体针。可根据病变部位取不同的穴位。上肢可选取合谷穴、外关穴、手三里穴、曲池穴、肩贞穴、肩髎穴、肩髃穴等；下肢可选取环跳穴、承扶穴、风市穴、阳陵泉穴、内膝眼穴、犊鼻穴、血海穴、昆仑穴、丘墟穴、三阴交穴、足三里穴、商丘穴等；腰背可选取肾俞穴、大杼穴、委中穴及八髎穴等。急性期及实证者，一般采用泻法，风湿、寒湿或痰浊痹阻者可针灸并施，虚证取补法。

（2）耳针。取肾、脾及患部相应穴位及其压痛点，每次选2～3个穴位，埋针3～5天。

（3）点穴（或称指针）。于背部及下肢后侧，用双大指点双侧大杼穴、厥阴俞穴、肝俞穴、肾俞穴、关元俞穴、秩边穴、环跳穴、承扶穴、殷门穴、委中穴、承山穴、昆仑穴、太溪穴及八髎穴。于下肢内、外、前侧，点髀关穴、伏兔穴、鹤顶穴、内膝眼穴、犊鼻穴、足三里穴、三阴交穴、然谷穴、内庭。于上肢可点肩井穴、肩髃穴、肩贞穴、曲池穴、内关穴、外关穴、合谷穴。均以强刺激后停留镇定手法为主。适用于久痹不愈、关节僵硬畸形。

4. 预防与调护

（1）日常调护。加强锻炼，增强体质，防止风、寒、湿、热之邪入侵。久处潮湿工作环境者，更应注意预防外邪侵袭。一旦感邪，应及时治疗，绝不可贻误病情。一时性受寒、淋雨等，在身体疲劳时尤易发病，应及时采取防范措施，如服姜汁、午时茶、川芎茶调散等祛风散寒除湿之品。一旦发现关节疼痛等症状时，应及时治疗，以免病情进一步发展。

（2）药物调护。针对脏腑及气血阴阳的虚损程度进行调补，绝不可不加辨证地投以人参、鹿茸等温补之品。阴虚者滋阴，阳虚者补阳，气虚者益气，血虚者养血，肝肾不足者培补肝肾，脾胃虚弱者健脾益气。但恢复期的调补要注意"平和"，同时可酌加理气活血之品，以求气血调达。

（3）食疗调护。康复期的饮食，一要节制，二要清淡，三要营养丰富。此外，可根据病情，辨证选用食疗方。①木瓜汤。木瓜4个，白蜜1 kg。将木瓜蒸熟去皮，研烂如泥，加入白蜜，调匀，盛入净瓷器内。每日晨起用开水冲服1～2匙。此汤具有通痹止痛的功效。凡因湿热阻滞经脉而引起的筋骨疼痛均可用此汤。②川乌粥。生川乌头3～5 g，粳米30 g，姜汁10滴，蜂蜜适量。将生川乌头捣碎，研为极细粉备用，粳米煮粥，煮沸后加入生川乌头极细粉，改用文火慢煎，煮熟后加入姜汁及蜂蜜搅匀，稍煮一二沸即可。适用于寒湿痹病，宜温服。热性疼痛、发热者及孕妇忌服，不可与半夏、瓜蒌、贝母、白及、白蔹等中药同服。③老桑枝煲鸡。老桑枝 60 g，雌鸡 1 只（约500 g）。雌鸡去毛及内脏，和老桑枝共入锅中，加水适量，煲汤，加少许食盐调味，饮汤食鸡肉。可用于治疗四肢酸痛麻痹、项背强痛、慢性腰肌劳损。④木瓜牛膝酒。木瓜 120 g，牛膝 60 g，桑寄生 60 g，大曲酒 500 ml。将木瓜、牛膝、桑寄生加入大曲酒中，浸泡 7 天，每次服用 15 ml，每日 2 次。可用于治疗瘀血痹阻。⑤桑椹子粥。桑椹子、粳米各适量。桑椹子、粳米洗净，加水煮成粥。常食此粥，可强肝肾，壮身体。

（4）生活调护。居室以通风、干燥、向阳为宜。床铺须平整（尤其是脊柱患病者，最好用木板床），被褥要干燥、轻暖。避免睡卧当风，汗出受邪，出汗较多者，须用干毛巾擦干，应及时更换被汗打湿的衣被。保持正确的体位，有利于恢复健康；对于四肢功能丧失而长期卧床者，应经常变换体位，防止褥疮形成；对于行走不便者，应提防跌倒。宜进食营养丰富、易于消化的食物，少食辛辣刺激及生冷、滋腻之物，并可结合口味及舌苔变化调整饮食。服药后要注意观察疗效与不良反应，使用外用药时，应注意有无痒疹或水疱等。

（五）消渴合并足病

1. 常用药物

（1）黄芪。味甘，性微温。归肺、脾经。黄芪能补气养血，使正气得以旺盛，具有托毒排脓、敛疮生肌的功效，是补益脾气之要药，亦是疮家圣药。可治疗疮疡中期难腐难溃、疮疡后期疮口难敛，也可治疗消渴合并足病。消渴合并足病病人肌肤、筋脉失养，黄芪能补气行血以行滞通痹，可以改善下肢血运不畅导致的肢端缺血、痹痛麻木等症状。

（2）红花。味辛，性温。归心、肝经。红花善于活血散瘀、消肿止痛，治疗疮疡肿痛，可与当归、赤芍等同用；亦能活血通脉以化瘀消斑，可治疗瘀滞斑疹色暗，改善消渴合并足病病人下肢皮肤干燥、弹性差、色素沉着等症状。

（3）当归。味甘、辛，性温。归肝、心、脾经。当归为补血之圣药、活血行瘀之良药，补血亦能活血，可治疗血虚血瘀诸症、肢体寒凝痹痛麻木及痈疽疮疡肿痛等。当归常与黄芪配伍以补益气血、排脓解毒，如托里透脓散、十全大补汤；与金银花、赤芍等配伍可治疗疮疡初期、肿胀疼痛，如仙方活命饮；与金银花、玄参等配伍可治疗脱疽溃烂、阴血伤败，如四妙勇安汤，也可以改善消渴合并足病病人下肢皮温降低及间歇性跛行等症状。

（4）赤芍。味苦，性微寒。归肝经。能清热凉血、散瘀止痛，治疗热毒壅盛之痈肿疮疡。无论是内服还是外用，均能清热解毒止痛，缓解消渴合并足病病人局部红肿热痛等症状。

（5）鸡血藤。味苦、甘，性温。归肝、肾经。鸡血藤苦泻甘缓，温而不烈，性质和缓，能活血补血、舒筋活络止痛，为治疗经脉不畅、络脉不和病证的常用药，可缓解消渴合并足病病人周围神经病变引起的手足麻木等症状，常配伍黄芪、当归等药组方运用。

2. 常用方剂

（1）四妙勇安汤。组成为金银花、玄参、当归、甘草。功效为清热解毒、活血止痛。

消渴合并足病多由火毒内蕴或寒湿化热，血行不畅，气血凝滞，瘀阻筋脉而致。四妙勇安汤尤适用于热毒正盛而阴血耗伤之脱疽溃烂。方中金银花甘寒入心，善于清热解毒，故重用，为君药；当归活血散瘀，玄参泻火解毒，甘草清解百毒，配金银花以增强清热解毒之力，用量亦不轻，共为辅佐。四药合用，既能清热解毒，又能活血散瘀，是治疗脱疽的良方。"四妙"者，言本方药仅四味，功效绝妙，且量大力专，服药之后，药力勇猛迅速，使邪祛病除，身体健康，平安无虞，故称"四妙勇安汤"。

（2）五味消毒饮。组成为金银花、野菊花、蒲公英、紫花地丁、紫背天葵子。功效为清热解毒、利湿消肿。

方中金银花、野菊花擅清热解毒散结，金银花可解中、上焦之热毒，野菊花入肝经，专清肝胆之火，二药相配，善清气分之热结；蒲公英、紫花地丁均具清热解毒之功，为治疗痈疮疔毒之要药，蒲公英兼能利水通淋、泻下焦之湿热，与紫花地丁相配，善清血分之热结；紫背天葵子善除三焦之火。五药合用，气血同清，三焦同治，兼能开三焦热结，利湿消肿。

（3）阳和汤。组成为熟地黄、肉桂、麻黄、鹿角胶、白芥子、姜炭、生甘草。功效为温阳散寒、活血止痛。

本方主治寒湿痰瘀所致的流注、痰核、瘰疬、乳岩、贴骨疽等病的初起肤色不变、肿硬作痛症状。对于消渴合并足病，素体阳虚、营血不足、寒凝湿滞所致者，治疗以温阳补血、散寒通滞为主。痹阻于肌肉、筋骨、血脉者，局部或全身可见一系列虚寒表现。方中重用熟地黄，滋补阴血，填精益髓，配以血肉有情之鹿角胶，补肾助阳，益精养血，二者合用，温阳养血，以治其本，共为君药；肉桂温肾助阳，通利血脉，化气行水，姜炭温运脾阳，温煦肌肉，共为臣药；白芥子可达皮里膜外，温化寒痰，通络散结，麻黄宣通经络，与诸温和药配合，可以开腠理，散寒结，引阳气由里达表，通行周身，共为佐药；生甘草为使药，解毒而调和诸药。纵观全方，补血与温阳并用，化痰与通络相伍，益精气，扶阳气，化寒凝，通经络，温阳补血以治本，化痰通络以治标，用于阴疽，犹如离照当空，阴霾自散，故以"阳和"名之。《外科症治全生集》曰："夫色之不明而散漫者，乃气血两虚也；患之不痛而平塌者，毒痰凝结也。治之之法，非麻黄不能开其腠理，非肉桂、炮姜不能解其寒凝。此三味虽酷暑，不可缺一也。腠理一开，寒凝一解，气血乃行，毒亦随之消矣。"

3. 其他疗法

针刺治疗消渴合并足病使用较多的穴位为足三里穴、三阴交穴、阳陵泉穴、阴陵泉穴、丰隆穴、太溪穴。足三里穴为足阳明胃经之合穴、胃之下合穴，具有健脾化痰、补益正气的功效，对于治疗消渴引起的痹病有较强针对性，如《灵枢·四时气》记载："著痹不去，久寒不已，卒取其三里。"《针灸甲乙经》言该穴可治"消中"。三阴交穴为足三阴经之会，具有健脾利湿、滋补肝肾的功效。《针灸甲乙经》言："足下热，痛不能久坐，湿痹不能行，三阴交主之。"阳陵泉穴是足少阳胆经穴，具有疏肝利胆、和胃降逆、通络止痛的功效。用于下肢痿痹。阴陵泉穴为足太阴脾经之合穴，具有健脾利湿的功效。丰隆穴为足阳明胃经之络穴，具有化痰的功效。用于咳嗽痰多、下肢痿痹。太溪穴为足少阴肾经之输穴、原穴，具有补益肝肾的功效。

针刺治疗消渴合并足病的穴位集中于下肢，使用较多的经脉为足阳明胃经、足太阴脾经、足少阳胆经，主要通过针刺病位附近穴位、调节局部气血从而产生治疗作用。足阳明胃经穴位可补益气血、祛痰行气，施治时多取足三里穴、丰隆穴、解溪穴等；足太阴脾经穴位可补血养血、调经统血，施治时多取三阴交穴、阴陵泉穴、血海穴等；足少阳胆经为枢机，下肢痹病多取阳陵泉穴、悬钟穴、环跳穴等，可发挥疏通经络、行气活血、通络止痛的功效。临床施治时选取穴位进行搭配，则补血行血、益气行气、调经通络效果更佳。

（1）体针。上肢选曲池穴、内关穴、合谷穴，配后溪穴、曲泽穴、少海穴；下肢选足三里穴、三阴交穴、阳陵泉穴、复溜穴，配太溪穴、血海穴、委中穴、承山穴。每次取 2 ~ 4 个穴位，针刺得气后留针 30 分钟，每天 1 次，15 天为 1 个疗程。休息 1 周后可进行第 2 个疗程的治疗。

（2）耳针。选取心穴、交感穴、肾上腺穴，可增强神经血管机能。热穴（位于对耳轮上端上、下脚交叉处稍下方）配内分泌穴及相应部位（足、膝、肘、腕等）穴位。

4. 预防与调护

日常防护要避免感染、减少皮肤损伤。护理方面要勤检查患肢，做好清创、规范换药。穿着宽大松软鞋袜，避免局部因摩擦、挤压而致伤。常用中性肥皂水或温水清洁患肢。有足癣者应积极防治，避免合并感染。常修指（趾）甲，谨防外伤。

（六）消渴合并目疾

1. 常用药物

（1）黄芪。味甘，性微温。归肺、脾经。具有补气升阳、益气固表、利水消肿的功效。黄芪能益脾气以生津解渴，气为血之帅，气行则血行，血行则瘀祛；益气而固摄，可防血溢脉外，成为离经之瘀血。

（2）葛根。味辛、甘，性凉。归脾、胃、肺经。葛根为甘凉清热之品，能鼓动胃气上行而生津止渴。黄芪与葛根以 2∶1 的用量组成黄芪葛根汤，《证治汇补》用本方治疗酒郁、内热恶寒，后世多用本方治疗气阴两虚之消渴。黄芪葛根汤中黄芪能补中益气，升清气而助肺气达表；葛根能解肌清热，升阳生津。

（3）生地黄。味甘、苦，性寒。归心、肝、肾经。具有清热凉血、养阴生津的功效。常用于治疗热病口渴、消渴及肠燥便秘等。

（4）三七。味甘、微苦，性温。可消肿定痛，用于各种体内、外出血证。三七止血不留瘀，化瘀而不伤正，为止血圣药，是我国传统的血证良药。清代朱东樵言三七的作用集中于血分，主要发挥止血、活血、补血三重作用。清代赵学敏在《本草纲目拾遗》中补充了三七的补血作用："其味微甘而苦，颇类人参。人参补气第一，三七补血第一。味同而功亦等，故人并称曰人参三七，为药品中之最珍贵者。"气、血是人体的两大基本物质，气有推动调控、温煦凉润、防御、固摄等作用，而血则起濡养及化神的作用。故三七不但能改善出血症状，活血祛瘀，亦能濡养眼部。

（5）丹参。味苦，性微寒。归心、心包、肝经。具有活血调经、祛瘀止痛、凉血消痈、清心除烦、养血安神的功效。古有"一味丹参饮，功同四物汤"的说法：补血生血，功过归地；调血敛血，力堪芍药；逐瘀生新，性倍川芎。

2. 常用方剂

（1）杞菊地黄丸。组成为枸杞子、菊花、熟地黄、山茱萸、牡丹皮、山药、茯苓、泽泻。功效为益气养阴、活血通络。

方中枸杞子滋补肝肾，益精明目；菊花清肝明目，平抑肝阳；熟地黄味厚，为阴中之阳，能补肾填精；山茱萸味酸收敛，助肾封藏，以补益肝肾；牡丹皮主宣通，可防山茱萸之酸涩；茯苓通利，可防山药之滞塞；泽泻利小便以泻相火，又可行熟地黄之滞。诸药合用，既发挥了滋补肝肾之功，又防止了滋阴滞塞之弊。本方为历代滋补肝肾之良方。

（2）生脉散合增液汤加减。组成为牡丹皮、麦冬、五味子、玄参、生地黄。功效为益气养阴、生津增液。

本方于生脉散中去甘温之人参，易以甘凉补阴之玄参，再加甘寒之牡丹皮、生地黄养阴清热，滋液生津。全方酸甘化阴，补阴救液，既清解伏于血分、过时而发的暑热之邪，又能滋阴生津。方中重用玄参，其性咸寒润下，善滋阴降火，润燥生津，为君药；麦冬甘寒滋润，大有滋阴润燥之功；生地黄滋阴壮水，清热润燥，二药共为臣药；牡丹皮可清解血分热邪，为佐药；五味子收敛固涩，盖气生津，为使药。全方药少力专，妙在寓泻于补，以补药之体，作泻药之用，既可攻实，又可防虚。

3. 其他疗法

本法只适用于消渴合并目疾早期病人，且宜与内服外点药物配合使用。

（1）体针。常用穴为睛明穴、球后穴、攒竹穴、鱼腰穴、臂臑穴、合谷穴、足三里穴、三阴交穴。用补法。每日或隔日1次，每次取2~3个穴位，8~10次为1个疗程。

（2）耳针。取肝穴、脾穴、肾穴、眼穴等。用补法。每日1次，10次为1个疗程。

4. 预防与调护

（1）调畅情志，避免急躁、沮丧。

（2）高度近视者，应避免过用目力。

（3）出血者，饮食宜清淡，少食辛辣刺激之品。

（4）节制房事，惜精宁神。

（七）消渴合并肾病

1. 常用药物

（1）黄芪。味甘，性微温。归肺、脾经。具有固表止汗、补气升阳、利水消肿、敛疮生肌的功效。《本草正义》云："补虚损、五劳羸瘦，皆益气温养之功。且甘能益津液，温和则润泽，而芪禀升举之胜，助其脾胃津液，斯口渴自止。"

（2）生地黄。味甘、苦，性寒。归心、肝、肾经。具有清热凉血、养阴生津的功效。《本草正义》曰："其治溺血、利大小肠者，甘寒清热，又能养阴，固通利二腑热结之正治也。"

（3）山药。味甘，性平。归肺、脾、肾经。具有补脾养胃、生津益肺、补肾涩精的功效，为补虚药中的补气药。《神农本草经》记载："味甘，温，无毒。治伤中，补虚羸，除寒热邪气，补中，益气力，长肌肉。久服耳目聪明，轻身、不饥，延年。"该药主要用于治疗消渴合并肾病早期肺脾气阴两虚证。

（4）茯苓。味甘、淡，性平。归心、肺、脾、肾经。具有利水渗湿、健脾宁心的功效。《本草思辨录》云："茯苓甘淡，为胃之正药。色白而纯，则兼入肺……淡渗则又从皮毛而入太阳之府，肺胃职司下降，膀胱气化则出，其利小便。"消渴日久，脾肾阳虚，水湿潴留，泛溢肌肤，则面足水肿，利用茯苓利水渗湿之功，可改善水肿症状。

（5）山茱萸。味酸、涩，性微温。归肝、肾经。具有补益肝肾、收涩固脱的功效。《景岳全书》云："味酸涩，主收敛，气平微温，阴中阳也。入肝肾二脏。能固阴补精，暖腰膝，壮阴气，涩带浊，节小便，益髓兴阳，调经收血。"《本草备要》记载山茱萸补肝肾、涩精气，对治疗肝肾亏虚型消渴合并肾病有较好的疗效。

（6）丹参。味苦，性微寒。归心、心包、肝经。具有活血化瘀、通经止痛、清心除烦、凉血消痈的功效。《本草纲目》谓其能破宿血、补新血。更有"一味丹参饮，功同四物汤"之说。

（7）川芎。味辛，性温。归肝、胆、心包经。具有活血化瘀、祛风止痛、行气开郁的功效。《日华子本草》曰："治一切风，一切气，一切劳损，一切血；补五劳，壮筋骨，调众脉。"

（8）党参。味甘，性平。归脾、肺经。具有补中益气、养血生津、健脾益肺的功效。《本草正义》记载党参："力能补脾养胃，润肺生津，健运中气……则健脾运而不燥，滋胃阴而不滞，润肺而不犯寒凉，养血而不偏滋腻。"

（9）泽泻。味甘、淡，性寒。归肾、膀胱经。具有利水渗湿、泻热、化脂降浊的功效。《药品化义》曰："因能利水道，令邪水去则真水得养，故消渴能止。又能除湿热，通淋沥，分消痞满，逐三焦蓄热停水，此为利水第一良品。"

2. 常用方剂

（1）济生肾气丸合真武汤加减。组成为熟附片、鹿角片、巴戟天、淫羊藿、熟地黄、山药、山茱萸、白术、茯苓、泽泻、车前子、桂枝。功效为温肾利水。

方中熟附片大辛大热，温肾助阳，化气行水，兼暖脾土，以温运制水，为君药；鹿角片、巴戟天、淫羊藿温运肾阳，助君药峻补命门之火，共为臣药；熟地黄、山药、山茱萸补益肾阴，以取"阴中求阳则生化无穷"之意，茯苓、泽泻、车前子利水渗湿，使水湿从小便而出，白术健脾燥湿以利水，桂枝助膀胱化气行水，共为佐药。

（2）实脾饮加减。组成为炮附子、干姜、白术、桂枝、茯苓皮、椒目、车前子、大腹皮、木香、生姜、大枣、炙甘草。功效为温阳健脾利水。

方中炮附子温肾以助气化，行阴水之停滞，干姜温脾阳以助运化，散寒水之凝结，温养脾肾，扶阳抑阴，共为君药；白术、茯苓皮、车前子健脾燥湿，渗湿利水，使水湿从小便而去，桂枝、椒目温阳散寒，化气行水，大腹皮、木香行气导滞，令气行湿化，共为臣药；生姜、大枣益脾和中，共为佐药；炙甘草调和诸药，为使药。

（3）防己黄芪汤合参苓白术散加减。组成为生黄芪、党参、防风、防己、炒白术、茯苓皮、生薏苡仁、山药、车前子、杜仲、炙甘草。功效为补气利水。

方中生黄芪、党参补益元气，化气以行水，为治病之本，故共为君药；防风、防己祛风除湿，助卫行水，炒白术、山药健脾运湿以化水，茯苓皮、生薏苡仁、车前子渗湿利水，助君药以奏补气利水之功，共为臣药；杜仲补肾益精，利下焦之湿，为佐药；炙甘草调和药性，为使药。

（4）五皮饮合胃苓汤加减。组成为泽泻、桂枝、苍术、白术、陈皮、桑白皮、生姜皮、大腹皮、猪苓、茯苓皮、生姜、大枣。功效为通阳化湿利水。

方中泽泻直达下焦的肾与膀胱，可利水渗湿，为君药；茯苓皮、猪苓、桑白皮、生姜皮淡渗利水，增强君药利水渗湿之功，共为臣药；桂枝助膀胱气化，通阳化气以行水，苍术、白术燥湿健脾以化湿，陈皮、大腹皮调畅气机，行气利水，生姜、大枣调和营卫，补益中焦，均为佐药；大枣又能调和诸药，亦为使药。

（5）麻黄连翘赤小豆汤合五味消毒饮加减。组成为赤小豆、连翘、金银花、野菊花、蒲公英、紫花地丁、紫背天葵、生麻黄、杏仁、炙甘草。功效为清热解毒利水。

方中赤小豆解毒利水消肿，为君药；辅以连翘清热散结，金银花、野菊花、蒲公英、紫花地丁、紫背天葵清热解毒，生麻黄、杏仁宣肺行水；炙甘草调和诸药，为使药。

（6）防己黄芪汤合六味地黄丸加减。组成为生黄芪、生地黄、熟地黄、太子参、山药、枸杞子、茱萸肉、紫河车、女贞子、旱莲草、防己、茯苓皮、生薏苡仁、续断、车前子、芦根、白茅根。功效为益气养阴利水。

方中生黄芪鼓动阳气，疏其壅滞，补益肺气，使肺能通调水道，生地黄、熟地黄补肾填精，大补肾阴，三药合用，气阴双补，故共为君药；太子参助生黄芪益气健脾，山药、枸杞子、茱萸肉、女贞子、旱莲草、紫河车助生地黄、熟地黄补益肾阴，共为臣药；茯苓皮、生薏苡仁、车前子淡渗利水消肿，防己祛风行水，配黄芪疏散在表之水湿，白茅根、芦根清热生津利水，续断温阳补肾，有阳中求阴之意，共为佐药。

3. 其他疗法

针刺脾俞穴、肾俞穴、阴陵泉穴、三阴交穴、足三里穴、命门穴、丰隆穴、水分穴，采用弱刺激手法。可酌情加灸法。

针灸可用平补平泻法，选用肾俞穴、脾俞穴、三焦俞穴等，隔日1次，亦可加艾灸或行温针。

4. 预防与调护

要充分休息，保证睡眠，避免疲劳。要注意调畅情志，保持心情舒畅，树立战胜疾病的信心。要合理安排饮食，做到饮食有节，宜忌得当。在水肿初起或水肿较甚时，应给予无盐饮食，肿势减退后，可逐渐改为低盐饮食；不宜进食有碍脾胃运化的滋腻、肥甘之物，忌发物、辛辣、烟酒等刺激性物品，忌暴饮暴食、过食生冷寒凉之品。

宜经常锻炼身体，增强体质。生活起居有常，注意个人卫生，提高自身免疫力，防止外邪侵袭。房事有节，慎用伤肾药物，有病早治。

水肿消退后，邪气已尽，正气未复，当根据气血阴阳脏腑虚实不同，进行有效康复治疗。药物调护宜以健脾益肾为主法，精心调理，巩固疗效。食疗调护可采用黄芪粥，即黄芪 30 ~ 60 g，生薏苡仁 30 g，鸡内金 9 g，赤小豆 15 g，糯米 30 g，金橘 2 只，白糖 1 匙，煎煮成粥，常服。

（八）消渴合并皮肤瘙痒

1. 常用药物

（1）生地黄。味甘、苦，性寒。具有清热凉血、养阴生津的功效。《本经逢原》记载："干地黄心紫通心，中黄入脾，皮黑归肾，味厚气薄，内专凉血滋阴，外润皮肤荣泽。病人虚而有热者宜加用之。"血热易生风生燥，风燥之邪停留肌表易发为瘙痒，本品既可滋阴，又可清热凉血，正对消渴合并皮肤瘙痒阴虚内热之病机。

（2）当归。味甘、辛，性温。归肝、心、脾经。具有补血活血、调经止痛的功效。本品长于补血，为补血圣药。在治疗血虚导致的消渴合并皮肤瘙痒中起着举足轻重的作用。清代沈金鳌在《杂病源流犀烛》中提到血虚之痒、虫行皮中，描绘了血虚导致瘙痒的特点：如同蚁虫在表皮中行走。血虚则肌肤失于濡养，肌肤干燥、脱屑、增厚、瘙痒。

（3）刺蒺藜。本品辛散苦泻，轻扬疏散，可祛风止痒，不论是治疗风疹瘙痒还是血虚瘙痒，均有疗效。治疗风疹瘙痒常与荆芥、防风等配伍，治疗血虚瘙痒常与当归、何首乌等配伍。

（4）防风。具有祛风解表、胜湿、止痉的功效。本品辛温发散，能祛风止痒，可用于治疗多种皮肤病，尤长于风邪所致之瘾疹瘙痒。《神农本草经》曰："治大风，头眩痛，恶风，风邪，目盲无所见，风行周身。"

（5）白鲜皮。味苦，性寒。具有清热燥湿、祛风止痒解毒的功效，为外科止痒的常用药物。《本草纲目》转引《药性论》载其："治一切热毒风、恶风，风疮疥癣赤烂，眉发脱脆，皮肌急，壮热恶寒，解热黄、酒黄、急黄、谷黄、劳黄。"

2. 常用方剂

（1）消风散。组成为当归、生地黄、防风、蝉蜕、知母、苦参、胡麻仁、荆芥、苍术、牛蒡子、石膏、甘草、木通。功效为凉血清热、消风止痒。

消风散方中胡麻仁、生地黄、当归活血，苍术配伍苦参燥湿清热，知母、石膏清热泻火，木通渗利湿热，蝉蜕、牛蒡子、防风、荆芥祛风止痒，甘草解毒清热、调和诸药。诸药合用，共奏养血清热、祛风止痒之功。消风散去苍术以防燥湿伤阴，并加用赤芍、紫草、水牛角、徐长卿、牡丹皮散瘀凉血。

（2）当归饮子。组成为当归、生地黄、白芍、川芎、何首乌、荆芥、防风、白蒺藜、黄芪、甘草。功效为养血润燥、消风止痒。

《灵枢》中提到："虚邪之中人也，洒淅动形，起毫毛而发腠理……抟于皮肤之间，其气外发，腠理开，毫毛摇，气往来行，则为痒。"当归饮子是治疗皮肤疮、疥、癣、湿毒、燥痒的常用方剂。方中当归、川芎补血、活血、润燥，白芍养血敛阴、补血生精，何首乌滋补肝肾、养血祛风，黄芪补气升阳，防风、白蒺藜祛风活血止痒，生地黄滋阴补血，甘草益气补虚、调和诸药。

（3）龙胆泻肝汤加减方。组成为龙胆草、栀子、黄芩、木通、泽泻、车前子、柴胡、甘草、当归、生地黄、薏苡仁、滑石。功效为清热利湿止痒。

龙胆泻肝汤见于《医方集解》，具有泻肝胆实火、清下焦湿热的功效。加减方中龙胆草大苦大寒，上泻肝胆实火、下清下焦湿热，为本方泻火除湿两擅其功的君药；黄芩、栀子具有苦寒泻火之功，为臣药；泽泻、薏苡仁、车前子、滑石、木通清热利湿，使湿热从水道排出，为佐药；苦燥、渗利伤阴，故配当归、生地黄为佐药；火郁易使肝气逆，故佐以柴胡解郁；甘草调和诸药，为使药。综观全方，泻中有补，利中有滋，使火降热清，分清湿浊，瘙痒得止。

（4）玉液汤加减。组成为黄芪、山药、知母、瓜蒌根、麦冬、五味子、荆芥、蝉蜕、苦参、地肤子。功效为清热生津、祛湿止痒。

玉液汤源自《医学衷中参西录》，根据本病皮肤干燥瘙痒、困倦气短、口干多尿的证治特点，选以黄芪、山药为君药，取其补脾益气之功，脾气升达，津液生化有源又输布有序；知母、瓜蒌根、麦冬，大量甘凉濡润之品，可清热滋阴、生津润燥，阳升而阴应，为臣药；五味子酸甘化阴，生津止渴，又可补肾固涩缩泉；荆芥、蝉蜕为轻宣辛散之品，取消风散之方义，可疏风止痒；苦参、地肤子均为苦寒之品，可去皮肤中积热，除皮肤外湿痒，有清热利湿、祛风止痒之效。全方同奏益气养阴生津、祛风利湿止痒、调和血脉通络之功。皮肤麻木者酌加牛膝、鸡血藤、丹参之品，可活血化瘀、养血通络。

3. 其他疗法

（1）针刺。取曲池穴、合谷穴、血海穴、足三里穴等。隔日1次，10次为1个疗程。

（2）耳针。取枕部穴、神门穴、肺区穴、肾上腺穴，针刺后留针30分钟，每天1次。

4. 预防与调护

（1）调畅情志，保持心情舒畅。

（2）内衣要柔软宽松，宜穿棉织品或丝织品，不宜穿毛织品。

（3）瘙痒处应避免搔抓、摩擦、热水烫洗及用碱性强的肥皂洗涤。亦不要用刺激性强的外涂药物。

（九）消渴合并神经源性膀胱疾病

1. 常用中药

（1）车前子。味甘，性寒。归肾、肝、肺经。质滑降利。车前子善于利水通淋，渗湿泻热，是通利小便的要药。《神农本草经》曰："治气癃，止痛，利水道小便。"《本经逢原》记载车前子有专通气化，行水道之功效。

（2）木通。味苦，性寒。归心、小肠、膀胱经。具有利尿通淋、通经下乳的功效。《本草新编》记载本品"逐水气，利小便"。但使用本品时切不可多用，多用会导致元气下泄。张景岳在治疗小便病证时常用木通，他认为木通味苦气寒，沉也，降也，能够引火下行，通利九窍、关节，清火退热，诸火炽盛时均可应用。

（3）滑石。味甘、淡，性寒。归肺、胃、膀胱经。具有利水通淋的功效。《神农本草经》载其能治疗"癃闭，利小便，荡胃中积聚，寒热，益精气"。《本草纲目》中提出本品上能发表，下能利水道。《医学衷中参西录》有言"因热小便不利者，滑石最为要药"。

（4）泽泻。味甘、淡，性寒。味甘淡能利水渗湿通淋，性寒能泻肾经之火、膀胱之热，为利水渗湿泻热的常用药。《医学启源》曰"治小便淋沥，去阴间汗""其用有四：入肾经一也；去旧水，养新水二也；利小便三也；消肿疮四也。又云：咸，阴中微阳，渗泄止渴"。

（5）肉桂。味辛、甘，性热，为纯阳之品。其药性悍烈，能走能守，补命门之火，且能引火归原。小便不利均与膀胱气化相关，《医学启源》中称肉桂可"补下焦火热不足，治沉寒痼冷之病"，能促进膀胱气化，故常采用肉桂治疗本病，无论寒湿、湿热均可用之。

2. 常用方剂

（1）清肺饮加减。组成为黄芩、桑白皮、麦冬、车前子、茯苓、木通、栀子、生甘草。功效为清肺热、利水道。

本病由于肺为邪热所壅，失于肃降，不能通调水道，肺热下移，膀胱气闭，则小便不通，故须清肺热以治其本。方中黄芩清泻肺热，为君药；桑白皮有助君药清泻肺热之功，为臣药；车前子、木通、茯苓、栀子清热通利小便，使热从小便而去，以泻肺、膀胱之热邪，麦冬滋养肺阴，防止热盛伤津，共为佐药；生甘草调和诸药，为使药。

（2）沉香散加减。组成为沉香、石韦、滑石、当归、橘皮、生白芍、冬葵子、王不留行、甘草。功效为疏调气机、通利小便。

方中沉香、橘皮疏肝理气降逆，调畅气机，行气利尿，为君药；辅以石韦、滑石、冬葵子通利水道，合君药行气利尿，当归、王不留行补血活血和营，取血为气母，调畅气血之意，生白芍养血柔肝，护肝利肝，以达气机，生白芍配甘草又可缓解挛急；甘草可调和诸药，为使药。

（3）八正散加减。组成为木通、车前子、萹蓄、瞿麦、栀子、滑石、大黄、生甘草。功效为清热利湿、通利小便。

本病病位在膀胱，为湿热互结，壅积下焦，膀胱气化不利，小便不通，故须清利膀胱湿热以治其本。方中木通清热利小便，为君药；萹蓄、瞿麦、滑石、车前子助君药清热利小便，使湿热从小便而去，共为臣药；栀子清泻三焦之火，使热从小便而出，大黄泻火通便，使火热从大便而出，共为佐药；生甘草调和诸药，为使药。

（4）补中益气汤合春泽汤加减。组成为人参、炙黄芪、白术、升麻、柴胡、桔梗、陈皮、泽泻、猪苓、甘草。功效为升清降浊、化气行水。

方中炙黄芪、人参、白术健脾益气，共为君药；升麻、柴胡、桔梗升阳举陷，共为臣药；并配陈皮调理中焦升降气机而升清降浊，泽泻、猪苓化气行水利水，共为佐药；炙甘草又可调和药性，为使药。

（5）济生肾气丸化裁。组成为肉桂、熟附子、熟地黄、山药、山萸肉、茯苓、泽泻、牛膝、车前子、牡丹皮。功效为温阳益气、补肾利水。

方中肉桂、熟附子温补肾中之阳，以鼓舞肾气，共为君药；辅以山萸肉、牛膝、山药、熟地黄滋补肝肾以阴中求阳，茯苓、泽泻、车前子通调水道，渗利水湿；佐以牡丹皮清泻肝火，与温补肾阳药相配，补中寓泻，使补而不腻。

3. 其他疗法

（1）通治法。以通调膀胱气化为主，选足太阳膀胱经、足少阴肾经、足太阴脾经和任脉等经穴。如肾俞穴、膀胱俞穴、三焦俞穴、中极穴、气海穴、阴陵泉穴、三阴交穴、阴谷穴或委阳穴等，每次取 3～5 个穴位，用毫针刺，酌情补泻。肾气不足者，配合灸法治疗。

（2）膀胱湿热证。可选足太阳膀胱经、足太阴脾经和任脉等经穴。如中极穴、膀胱俞穴、委阳穴、阴陵泉穴、三阴交穴等，用毫针刺，行泻法。

（3）尿路阻塞证。可选足太阳膀胱经、足太阴脾经和任脉等经穴，如膀胱俞穴、肾俞穴、气海穴、关元穴、中极穴、三阴交穴、阴陵泉穴等，用毫针刺，行泻法。

（4）肾阳衰惫证。选足少阴肾经、足太阳膀胱经、任脉和督脉等经穴，如命门穴、三焦俞穴、肾俞穴、气海穴、关元穴、委阳穴、阴谷穴等，用毫针刺，行补法，可配合灸法。

4. 预防与调护

（1）药物调护。在康复阶段，可继续辨证地选用清湿热、散瘀结、利气机或补脾肾等方药以巩固疗效，防止复发。常用药有八正散、抵当丸、补中益气汤、济生肾气丸、六味地黄丸、滋肾通关丸等。

（2）食疗调护。①脾胃虚弱者。可常服芡实茯苓粥。芡实 15 g，茯苓 10 g（捣碎），加水适量，煎至软烂时，再加淘净的大米适量，继续煮烂成粥，每日分顿食用。②肾气虚弱者。可常服制黑豆。制黑豆 500 g，以水泡发备用，熟地黄、山萸肉、茯苓、补骨脂、菟丝子、旱莲草、黑芝麻、当归、桑椹子、五味子、枸杞子、地骨皮各 10 g，共煎汤。

（十）消渴合并汗证

1. 常用药物

（1）黄芪。味甘，性微温。归肺、脾经。具有补气健脾、益气固表的功效。《本草汇言》中记载，黄芪是"补肺健脾，方龙潭实卫、敛汗，驱风运毒之药也"。《本经逢原》中记载其能够补五脏诸虚之证，虽药性温补，但能够通调血脉、流行经络，故在补气的同时，又可活血祛瘀。分析消渴合并汗证之病因病机，无论是从肺脾气虚或卫外不固立论，还是从阴虚燥热或瘀血内阻立论，黄芪均当为组方用药时的不二之选。

（2）五味子。味酸、甘，性温。归心、肺、肾经。本品五味俱全，以酸味为主，善敛肺止汗，临证常配伍麻黄根、牡蛎等具有收涩作用的药，用以治疗自汗、盗汗等。五味子尚有益气生津的功效，针对消渴阴虚燥热之基本病机，亦可作为常用药物使用。本品常配伍人参、麦冬等使用，治疗由气阴两伤导致的各种病证，消渴之汗出异常，辨证当属气阴两虚者，亦常选用生脉散（人参、麦冬、五味子）为基本方来组方治疗；此外，五味子也常与天花粉、知母、山药、黄芪等同用，治疗阴虚内热导致的各种病证。

（3）生地黄。本品甘寒质润，既能清热养阴，又能凉血止血，尤善治疗阴虚内热、津伤口渴或燥热灼阴、瘀血内阻等导致的病证。在治疗消渴时，常配伍黄芪、山药、山茱萸等。本品主归心、肝、肾经，善入血分，功善清热凉血，针对阴虚燥热之象明显之消渴合并汗证，临床常与黄芪、黄连、黄芩等配伍，如当归六黄汤。

（4）牡蛎。味咸，性微寒。归肝、胆、肾经。虽具有平肝潜阳之功效，将其归属于平肝息风药，但亦具有收敛固涩的功效，临床上常作为收涩类药物被各医家选用。如《太平惠民和剂局方》中所载之牡蛎散，即用本药与麻黄根、浮小麦等配伍，治疗自汗、盗汗，疗效显著，沿用至今。《海药本草》中记载本品可以补益诸脏之虚劳乏损，善补肾正气，纠正元气之亏虚，尚可收敛固涩，可盗汗，性微寒，能"去烦热"。

（5）浮小麦。《本草蒙筌》中记载本品能敛虚汗。《本草纲目》记载本品能益气除烦，可治疗自汗、盗汗。本品外可达肌表，内能入心经，为固表止汗、养心敛液的首选药物。临证选方用药时，无论自汗还是盗汗都常被选用于组方配伍之中，若辨证偏于气虚者，常与黄芪、麻黄根、煅牡蛎等同用，以奏固卫敛汗之功；若辨证偏于阴虚者，常与麦冬、五味子、地骨皮等同用，以奏滋阴敛汗之功。

2. **常用方剂**

（1）玉屏风散。组成为黄芪、防风、白术。功效为益气固表止汗。

《灵枢·本脏》云："卫气者，所以温分肉，充皮肤，肥腠理，司关阖者也。"卫气化生于中焦，借助肺气宣发而布散机表，发挥其正常功能作用。若肺脾气虚，则如《医方考》所云："卫气一亏，则不足以固津液，而自渗泄矣，此自汗之由也。"以黄芪入肺补气，入表实卫，固表止汗；防风乃风药之润剂，黄芪配白术则补气固表力更强，又能补脾胃而助生化之源；白术益气健脾，助黄芪培土生金，固表止汗，佐防风以祛风散邪、补中兼疏。

（2）归脾汤。组成为白术、茯苓、黄芪、龙眼肉、酸枣仁、人参、木香、炙甘草、当归、远志。功效为养血补心。

心藏神而主血，脾主思而统血，思虑过度，心脾气血暗耗，脾气亏虚则体倦、食少；心血不足则见惊悸、怔忡、健忘、不寐、盗汗；面色萎黄，舌质淡，苔薄白，脉细缓均属气血不足之象。上述诸症虽属心脾两虚，却是以脾虚为核心，以气血亏虚为基础。脾为营卫气血生化之源，《灵枢·决气》曰："中焦受气取汁，变化而赤，是谓血。"故方中以人参、黄芪、白术、炙甘草等甘温之品补脾益气以生血，使气旺而血生；当归、龙眼肉甘温补血养心；茯苓、酸枣仁、远志宁心安神；木香辛香而散，理气醒脾，与大量益气健脾药配伍，复中焦运化之功，又能防大量益气补血药滋腻碍胃，使补而不滞，滋而不腻。全方共奏益气补血止汗、健脾养心之功。

（3）当归六黄汤。组成为当归、黄芩、黄连、黄柏、熟地黄、生地黄、黄芪。功效为滋阴降火。

《景岳全书·汗证》指出汗由血液而发。《素问·评热病论》曰："阴虚者，阳必凑之，故少气时热而汗出也。"以当归、生地黄、熟地黄入肝肾而滋阴养血，含"壮水之主以制阳光"之意；以黄连、黄芩、黄柏清热除烦，泻火坚阴，热清则火不能扰，阴坚则汗不外泄；倍用黄芪以益气实卫，固表止汗，又可合当归、熟地黄以益气养血，气血足则腠理固密，汗不易泄。本方治疗阴虚内热、外汗者，效如桴鼓，被前贤朱丹溪称为"治盗汗之神剂"。

（4）黄连温胆汤。组成为黄连、竹茹、枳实、半夏、陈皮、甘草、大枣、茯苓。功效为清热化痰、健脾止汗。

对于因脾虚痰热郁蒸而汗出者，理当健脾化湿、理气清热。以半夏燥湿化痰，和胃降逆，气降则痰降；黄连清热燥湿，竹茹清热化痰，除烦安神，二者与半夏相伍则痰热俱清而无扰心之忧；枳实、陈皮调节气机，助半夏、竹茹化痰除湿；大枣、甘草益气和中，合茯苓健脾利湿兼调和诸药。

3. **其他疗法**

（1）实证。针刺大椎穴，起针后拔火罐以泻热。

（2）虚证。艾条熏灸大椎穴、百会穴、涌泉穴等。

4. **预防与调护**

（1）怡情养性。调畅情志在消渴病合并汗证中起到很重要的作用。肝主疏泄和情志，气有余便是火，消渴日久，气机不畅，复因情志不舒，肝郁化火，火热逼津外泄而致汗出异常。平时多陶冶情操，保持活泼开朗的性格，肝木条达，气机畅通，则疾病不生。

（2）注意饮食、运动。饮食宜清淡，条件允许者可食药膳调养。适当运动，强健筋骨，生活调摄得当，这样才能获得良效。

（3）定期检查。出现气阴两虚之汗证时，一般来讲已经发展到中期阶段，此时应建议病人进行系统检查，及时掌握消渴及其并发症的情况，并且在治疗过程中树立未病先防、已病防变的观念。

第五章 古籍医案举隅

一、上消医案

【案例1】省中周公者，山左人也，年逾四旬，因案牍积劳，致成羸疾。神困食减，时多恐惧，自冬春达夏，通宵不寐者凡半年有余，而上焦无渴，不嗜汤水，或有少饮则沃而不行，然每夜必去溺二三升，莫知其所从来，且半皆如膏浊液，尪羸至极，自分必死。及予诊之，岂其脉犹带缓，肉亦未脱，知其胃气尚存，慰以无虑，乃用归脾汤去木香及大补元煎之属，一以养阳，一以养阴，出入间用，至三百余剂，计人参二十斤，乃得全愈。此神消于上，精消于下之证也，可见消有阴阳，不得尽言为火。

明代张景岳《景岳全书·三消》

按：肺、脾、肾三脏俱虚，阴阳互根，精气互用，一端虚久必累其应，病久则阴阳精气互损。肺脾气虚，于津液则气化运化失司，或不得上承或滞而不行，故而或不渴或少饮；于水谷则运化无力，脾为后天之本，气血生化之源，土弱久矣则无以长养万物，气血生化乏源，继而气血两虚，不荣不养，不运不化，致成羸疾，神困食减，气血不奉养心神，心不藏神，五脏六腑之大主不定，时多恐惧，自冬春达夏通宵不寐。肾虚久，精气不用，固摄无力，然每夜必去溺二三升，长此以往津液损伤愈多，精气亏虚愈甚，气化固摄失司，下元不固，精气下泄，清浊不分，则症见溺多且半皆如膏羸至极。阴阳之分，有寒热之据，有精气之因，总则两端，以寒热言阴阳者，必不离水火之意，然本患确无显著寒热之症，则必以精气分阴阳，精不足为阴虚，气不足为阳弱，虽无寒热之偏，但有阴阳之功力减，故而可见阴阳精气俱损且有不调之候。

张氏功善温补，重于下元，固其根本，先天得养则后天得复，意在恢复肺、脾、肾三脏其源、其本、其根之功，继而奉养人体大主，心神得养，以复阴阳之衡，则寤寐自调，恐惧自安。精气血渐复，阴阳渐长，则诸羸证候渐愈。治当以渐补肺、脾、肾之痼羸，择以归脾汤、大补元煎，合于三脏之虚。归脾汤一方为心脾两虚之证而设，益气健脾助统运，补血养心以安神。《神农本草经》谓人参补五脏，安精神，定魂魄，补气生血，养心益脾；龙眼肉补益心脾，养血安神，助人参为君；黄芪、白术助人参益气健脾，当归助龙眼肉养血补心，同为臣药。茯神、远志、枣仁宁心安神，炙甘草益气补中，调和诸药为佐使，加生姜、大枣调和脾胃以资生化。全方心脾同治，气血并补，先天后天兼顾；大补元煎又有山药、熟地黄、杜仲、山茱萸、枸杞。熟地黄乃景岳常用之药，味厚滋腻主入肝肾，长于益精血而大补五脏真阴，《本草从新》言其治一切肝肾阴亏，虚损百病，为壮水之主药。人参与熟地黄相伍，即景岳之"两仪膏"，善治精气大耗之证。熟地黄配当归长于滋阴补血，枸杞、山茱萸补肝肾，杜仲温肾阳，甘草助补益而和诸药。诸药配合，功能大补真元，益气养血，故景岳曾称本方为救本培元第一要方。慢病当以缓图其效，速求不得，药不至数百余剂，虚劳羸弱第一要药人参契于温补以复下元固摄之力，但终究为复其损极之元气而用，大补元气，唯赖人参一味，无可以代，且补肺、脾、肾之气功力卓著，此正合"人参为药之四唯之一"之意，亦是张氏主于温补之擅长，故人参一药不得二十斤，此证难得痊愈。

【案例2】治粤客李之藩，上消引饮，时当三伏，触热到吴，初时自汗发热，烦渴引饮，渐至溲便频数，饮即气喘，饮过即渴，察其脉象，惟右寸浮数动滑，知为热伤肺气之候，因以小剂白虎加人参，三服，其势顿减，次与生脉散，调理数日而痊。

清代张璐《张氏医通·杂门》

按：肺为相傅之官，主气而通调水道，为水之上源，赖其宣降之功，向上、下、内、外敷布津液。肺受燥热所伤，失其宣降之力，致使津液不能输布周身，水本固有走下之性，而直趋下行，渐至溲便频数。热必伤津，津伤则见烦渴引饮，又加之全身津液多从小便而出，所耗为甚，以致饮过即渴。《医学纲目》云："盖肺藏气，肺无病则气能管摄津液，而津液之精微者，收养筋骨血脉，余者为溲，肺病则津液无气管摄，而精微者亦随溲下，故饮一溲二。"此患虽证聚于肺，但治当兼胃，中焦脾胃为肺金之母，为水谷之源，正合程国彭在《医学心悟》中所述治上焦者，宜润其肺，兼清其胃之意。

先行白虎汤加人参，取意仲景之"白虎加人参汤"之妙法，清热益气而生津，于阳明热盛、气津两伤，亦或暑病热盛而津气两伤者无不可治。人参既大补元气又生津止渴，合以白虎汤清热泻火、除烦生津之意，全方清透、滋养、护中并用，扶正祛邪，契合病机，顺于病势，加之其患不久，所耗不甚，故而"三服，其势顿减"。生脉散本为"肺中伏火，脉气欲绝"而设，而《万病回春》主其用治"暑伤于气，所以脉虚、弦、细、芤、迟，属元气虚脱"之证。是方所主系肺热久羁，或外感暑热而致气阴两伤。故而治当益气补肺，滋阴生津以敛汗生脉。方中人参大补元气，益肺生津，固脱止汗而为君，臣以麦冬甘寒滋润，伍以人参则气阴双补，佐以五味子，益气生津，敛阴止汗，基于人参、麦冬，既可固气津之外泄，又能复气阴之耗伤。诸药合用，使元气充、肺阴复而脉归于平和。嘉言择以此法，意在缓致于似猛，功凑以不急，故次与生脉散调理数日而瘥。

【案例3】计（四十），能食善饥，渴饮，日加瘦瘦，心境愁郁，内火自燃。乃消症大病。

生地、知母、石膏、麦冬、生甘草、生白芍。

清代叶桂《临证指南医案·三消》

按：此患见"饥、渴、瘦"等诸消之证，但又有"心境愁郁，内火自燃"之候，或起于情志，或致于情志，或纠于情志。愁郁日久，郁而化热，火热内燔，消灼肺胃阴津而发为消渴之证。《临证指南医案·三消》邹滋九按语有云："三消一症，虽有上、中、下之分，其实不越阴亏阳亢，津涸热淫而已。"是证之治，重在清中以滋，但切不可忽视情志之因，火从郁化，扰肝以亢，用药须工于柔肝平肝。该案叶氏遣药之中，石膏、知母无外清胃中之火热，伍以生地黄、麦冬功在养阴生津，更兼以助阴液以制阳热，生甘草之辈以调和诸药不忘健脾益气，以复运化之力和化源之功。诸药之中，生白芍为妙为须，其敛阴止汗，柔肝平肝，酸甘之中助清热生津养阴诸药治消证以成合力，又得清热生津养阴诸药之力以清肝之热、缓肝之急，相辅相成，相得益彰。故《本草求真》曰其敛阴益营、于土中泻木。《得配本草》谓其："泻木中之火……收阴气……除烦止渴。"尤在配伍之时强调："配甘草，止腹痛并治消渴引饮。肝火泻，胃热解也。"

【案例4】王（五八），肌肉瘦减，善饥渴饮。此久久烦劳，壮盛不觉，体衰病发，皆内因之症。自心营肺卫之伤，渐损及乎中下。

按脉偏于左搏，营络虚热，故苦寒莫制其烈，甘补无济其虚，是中上消之病。

犀角三钱、鲜生地一两、玄参心二钱、鲜白沙参二钱、麦冬二钱、柿霜一钱。

又，固本加甜沙参。

清代叶桂《临证指南医案·三消》

按：消渴之证多由内因引起，总归禀赋不足、饮食失常、情志失调、劳欲失度等，尤以阴虚体质者最易罹患；长期过食肥甘，损伤脾胃，积热内蕴，化燥伤阴，消谷耗液；或肝郁化热，内燔肺胃，阴津损伤；或劳欲过度，肾精亏损，阴虚阳亢，火因水竭益烈，水因火烈益干。刘完素曰："消渴者，本因饮食服饵失宜，肠胃干涸，而气液不得宣平；或耗乱精神，过违其度；或因大病，阴气损而血液衰虚，阳气悍而燥热郁甚之所成也……若饮水多而小便多者，名曰消渴；若饮食多而不甚饥，小便数而渐瘦者，名曰消中；若渴而饮水不绝，腿消瘦而小便有脂液者，名曰肾消。如此三消者，其燥热一也，但有微甚耳。"虚热久灼，脉络因损，热入营血，或煎熬津液而致瘀滞，或迫血妄行而发出血。

故叶氏所言，仅用苦寒之法只制其标热，仅用甘补之药唯益其本虚，万全之法当须标本兼顾，清补兼施，清热之中补益阴津，清补之中凉血安流。热不除则阴耗不止，阴不充则阳无以制，即阴虚阳热终在，则脾、肺、肾三脏之功难以全复，诸消之证万难皆除。是证治法首当凉血益阴宁络，犀牛角、鲜生地黄、玄参皆以寒凉之势，或甘或咸，直入血分，凉血热以消其沸，制妄行以宁其络，配以鲜白沙参、麦冬，以补肺、胃之阴亏，其阴已益，其热亦消，其功也复，继而消解"善饥渴饮"之证，孽证既消，则津液得布，运化复常，气血生化得以续源，肌肉得营，则"肌肉瘦减"渐愈。此证叶氏遣药之中，妙在柿霜，柿霜甘平而涩，功在清心肺之热、生津止渴、化痰平嗽，治肺热燥咳、咽干喉痛、口舌生疮、吐血、咯血、消渴等证。李时珍曰其"清上焦心肺热，生津止渴，化痰宁嗽，治咽喉口舌疮痛"。《随息居饮食谱》亦谓："柿霜乃柿之精液，甘凉清肺，治吐血、咯血、劳嗽、上消、咽喉口舌诸病甚良。"

【案例5】脉虚涩，咽中时痹，不妨食物，大便干燥，此肺中气不下降，不主运行。消渴心热，皆气郁为热，非实火也。

枇杷叶、苏子、蜜炙橘红、马兜铃、茯苓、川贝母。

清代叶桂《叶氏医案存真·卷一》

按：肺司呼吸而主气，治节为用，贵为"相傅"之官，朝百脉以助心而主气血，宣发肃降，治节周身之气的生成与运行，刻下本患或由他因而致肺气不降，或逆或滞，终究郁而成热。一则脾失健运，水液不布，金土失用，津液不得上承于口而发为消渴。二则气郁则热，灼耗阴津，亏耗且失于输布，可见大便干燥、消渴心热之候。三则气机既郁，滞而不行，肺之门户为咽喉，必致不畅，故而时感咽中时痹。四则津液既亏而失布，必致周身血脉失滑失润而涩滞不行，故见脉虚涩。诸症之机，总责之于肺气郁热，以不降为要，故治首当清肺、降气兼以疗郁热所致燥与咳，脾与肺，五行系为母与子，治肺健脾不可或缺也。

叶氏于此证遣方用药亦显此法，紫苏子辛温沉降，主归肺经，力工降气又兼润肠通便，针对肺气不降、大便干燥尤为适度，于是证起扛鼎之用。《得配本草》谓其"降气定喘，宽肠开郁"，方中妙在配伍川贝母，紫苏子"得川贝，降气止嗽"，"配萝卜子、桑白皮，治消渴变水"。本方虽未用桑白皮，却择茯苓代之，一则恐桑白皮过于寒泻，是于津伤不利，虽有郁热，但桑白皮性猛，实为过也，有矫枉过正之嫌。二则茯苓药性较为平和，利水之中更兼健脾，攻补兼施，取"培土生金"之意，与紫苏子为伍，其力适中，可致所期。方中亦有枇杷叶、蜜炙橘红值得珍视，陈士铎《本草新编》载其可下气，除呕哕不已，亦解口渴。橘红实为橘皮之最外层者，气味虽厚，质轻气清，温而不散，散而不破，于此虚实夹杂之候实为贴切，张元素、李时珍谓为可补可泻，可降可升。再予紫苏子、马兜铃、茯苓、川贝母者，可期攻补自如、进退自主，于肺热、气郁、消渴、便秘、心热诸症无往而不利也。

【案例6】许学士云：一卒病渴，日饮水斗许，不食者三月，心中烦闷，时已十月。予谓心经有伏热，与火府丹数服。越二日来谢，云：当日三服渴止，又三服饮食如故。此本治淋，用以治渴，可谓通变也。方用生地二两，木通、黄芩各一两，蜜丸桐子大，每服三十丸，木通汤下。

清代魏之琇《续名医类案·消》

按：消渴一病，渴饮、溲频、多食、消瘦诸症者本为众矣，然此患虽渴而多饮，但有"不食、心中烦闷"之症许久，虽属僻见，却不必愕然。心为火脏，其性通明，如日烛照当空，今热伏于内，同气相求，扰惹于心，心主神明之力不复，故可见"心中烦闷"，如许氏谓"心经有伏热"。君不明则下不安，臣职为之不力，仓廪之官失司，运化有碍，虽有大饮，然水津敷布不循常道，更无濡润之功，此患既知无水肿痰饮之证，即可测水津必多从溺而出，故多饮频饮亦烦渴不止。阴津不循常道，未滋胃腑，胃者，阳明燥土也，喜润而恶燥，既已失润，必当失其纳腐之功，"不食者三月"一证不难虑得。是证病机在于"心经伏热"，热去则诸相安位，臣职必复。

治以"火府丹"，导心之伏热从溺而出，仿治热淋之意，使邪有去路，当断之法也。《圣济总录》谓火府丹："治上焦热结，心肺壅滞，面赤心忪，口干头昏。"生地黄气味苦微甘微寒，入于少阴；木通气味苦平，入手太阳，能泻丙丁之火；黄芩气味苦平，入手足少阳、阳明。此因火邪内伏，致神识如惊，小便短涩。心与小肠相为表里，小肠为火府，非苦不通，泻其府则腑自安矣。是方本为治淋，此以治渴，虽谓通变，亦是契于机法，热去神安，不耗阴津，渴亦自止，胃腑得濡，食亦得复。

【案例7】陆祖愚治李悦吾，大便燥，年五十余，患消渴症，茶饮不能离口，小便多，大便燥，殊不欲食，及食后即饥，病将一载，精神困惫，肌肤枯涩，自分必死。脉之沉濡而涩，曰：病尚可药。凡人身之津液，以火而燥，然必以气化而生，前医纯用清凉之品，所以不效。洁古云：能食而渴者，白虎倍加人参，大作汤剂服之，今不能食，及食即饥，当合二方加升麻佐葛根，以升清阳之气，少合桂、附，以合从治之法。每味数两，大砂锅煎浓汁，禁汤饮，以此代之。此病仲景谓春夏剧，秋冬瘥，今当盛暑，病虽不减，亦不剧，若依法治之，兼绝厚味，戒嗔，闭关静养，秋冬自愈。幸其能守戒忌，交秋即瘥，至秋末全愈。

清代魏之琇《续名医类案·消》

按：消渴之辨，重于虚实上下。以烦渴多饮为主者称为上消；以多食善饥为主者称为中消；以尿频、量多为主者称为下消。但长期临床实践证明，本病是一种全身性疾病，可影响体内多个脏腑，但主要在脾、肾、肺、胃，且涉及肝。若以乏力倦怠、消瘦、尿浊味甜为主者，病位在脾；若以腰部酸痛、阳痿遗精、尿频量多为主者，病位在肾；若以烦渴多饮、口干舌燥为主者，病位在肺；若以多食善饥、口干便秘为主者，病位在胃；若以精神抑郁、头晕耳鸣、目胀目涩为主者，病位在肝。是患以渴、饥、燥、热为主，大体不离太阴、阳明，肺胃津伤，肺外合皮毛，津液亏而失布，必见"肌肤枯涩"，虽多饮却从溺出也，亦必津乏，肺与大肠相表里，共命运耳，肠燥便秘可见也。津液既亏，血脉无充，亦不得润养，固见"脉之，沉濡而涩"之候。

"纯用清凉之品，所以不效"者，正合"寒之不寒，是无水也"，阴津乏也，唯图热者寒之，其功必不得万全，虽一时得法而奏效，终究顾此失彼，病必缠绵，必予滋阴生津之品，壮水之主，以制阳光。元素之意，能食而渴者，白虎倍加人参，是由"能食而渴"者，胃阴未伤，纳腐尚力耳。"今不能食，及食即饥"，阳明之腑，阴津已乏，不复阴液，不谓之治，但于数证之中，必不可罔顾，脾土已弱，升清无力，即使阴液得复，亦上承不得，故上工之思，必思得周全，不伍以升麻、葛根之辈，其气不得升也，然葛根之属，升清之中又生津止渴，实为"一箭双雕"也。是证之治，更妙处在于"少合桂、附"，助阳之用，但须详知"少合"之意，必不得大剂而喧宾夺主，"桂、附"之属终归燥热，伤阴耗液，不得不虑，恐坏由其一也！

【案例8】黄锦芳治游画山消渴，六脉微缓而沉，肺脉尤甚，肝脉差起，小便甚多，肌肉消瘦，烦渴不止。此必初病时过服石膏、知母、花粉、蒌仁、贝母、犀角等苦寒之药，伤其肺胸及肾，以致地气不升，天气不降，宜滋阴补气，使漏卮不至下泄。用当归一钱，炙芪四钱，升麻三分，玉竹三钱，桂元十个，桑螵蛸一钱，龙骨一钱，菟丝二钱，龟板一钱，木瓜四分，炙草三分，使其二气交合，霖雨四布，则病自愈。嘱其日服一剂，禁服苦茶，后病者以洋参代人参，服之甚效。

清代魏之琇《续名医类案·消》

按：消渴总不离"阴虚燥热"。阴津亏耗，燥热偏盛，阴虚为本，燥热为标。《医学心悟·三消》曰："三消之证，皆燥热结聚也。"《临证指南医案》亦言："三消一症，虽有上、中、下之分，其实不越阴亏阳亢，津涸热淫而已。"阴虚与燥热两者互为因果，恶性循环，耗损肺、胃、肾之阴而为病。肺主气，为水之上源，敷布津液，燥热伤肺，肺不能输布津液，则见口渴多饮、尿频量多。胃为水谷之海，主腐熟水谷，脾为后天之本，主运化。饮食不节或劳倦过度，忧思日久，损伤脾土；或禀赋不足，导致脾失健运，水谷不化，精微日少，导致多食多饮而消瘦、小便无节。张锡纯指出"膵为脾之副脏"。

"脺"即指胰腺，说明胰腺分泌胰岛素的功能与脾有关，脾气健旺则胰腺分泌胰岛素正常，脾虚则胰腺分泌胰岛素不足导致血糖升高。肾为先天之本，主藏精而寓阴阳。肾阴亏损则虚火内生，上燔心肺则烦渴多饮，中灼脾胃则胃热消谷，肾之开阖失司，固摄无权，则水谷精微直趋下泄而为小便。

过服苦寒，热虽已去，阴液亦伤，泉源更竭。初病之时，虽有意伍以知母、天花粉等生津养阴之品，但终究势单力薄，必然不敌苦寒之众。肺、胃已伤，久必累及少阴之肾，上下俱虚，于己之保尚不得余力，更无暇他顾也！上下不睦，私守其位，阴阳不交，治必熟虑，阴阳之本，互根互用，以臻于平和。故须"滋阴补气，使漏卮不至下泄"也。黄氏于是证之治，详虑周全，气、血、阴、阳兼而顾之，且又虑升降相因，择药当归、炙黄芪、玉竹、桂圆、菟丝子、龟板之众属，合于诸虚，不失彼此也。龟板一味，更须以详知，不仅于壮水之主，镇坐先天，致浮阳引归之力，《得配本草》谓龟甲者："血虚滞于经络，得此可解。其结邪气郁于隧道，得此可通其塞。"更得意于桑螵蛸、龙骨、木瓜、升麻、炙甘草之辈，陈士铎于桑螵蛸有言："男子虚损肾衰，益精强阴，补中除疝，止精泄而愈白浊，通淋闭以利小便。"桑螵蛸配伍龙骨有补肾助阳、收敛固涩之效，木瓜敛肝和胃，升麻俾诸降于升提，甘草平诸药于调和。全方衡于升降之机，平于阴阳之本也，故得"二气交合霖雨四布，则病自愈"也。

【案例9】某，渴而溲赤，肺消之渐也。

煨石膏、元参、冬瓜子、空沙参、地骨皮、活水芦根。

清代张乃修《张聿青医案·消渴》

按：是案虽言语寥寥，证候无几，然"渴而溲赤"可知津伤热甚，肺胃已灼，"肺消之渐"固也。消之证不同，归之火则要一也。经曰：饮食入胃，游溢精气，上输于脾，脾之精气，上归于肺，通调水道，下输膀胱，水精四布，五行并行，以为常也。亦有曰：上焦如雾，中焦如沤，下焦如渎。阳明司天，四之气，嗌干引饮，此心火为寒水所郁故然。少阳司天，三之气，炎暑至，民病渴。太阳司天，甚则渴而欲饮，水行凌火，火气郁故然。少阴之复，渴而欲饮，少阳之复，嗌络经槁，渴引水浆，色变黄赤。刻下是患，火热已然灼烧肺胃，相傅之官宣降失司，仓廪之官纳运失调，是故水津不布，加之其本已乏，热灼津伤，阳热无制，渴饮而溲赤，实为必然。

张氏于是患之治，方之药伍，直达证要，清肺胃之火热，益肺胃之阴津，导热邪从溺而出。煨石膏者，甘寒之尤甚，主于肺胃。"石膏味甘而辛，本阳明经药，阳明主肌肉。其甘也，能缓脾益气，止渴去火"，此丹溪之论，实可参也。然火炎土燥，非苦寒之剂所除。略施苦寒之玄参（元参），是因虑其热甚，言苦能降泄，虽有燥性于阴津之伤有碍，然寥寥之量无足为虑也，况其又兼益阴之功耳。冬瓜其子，汪昂有曰："寒泻热，甘益脾，利二便，消水肿，止消渴。"以期邪去有路矣。空沙参、地骨皮、活水芦根之属，皆为甘寒益阴生津之用，甘寒之品，为祛胃火、生津液之上剂也。于是案，思得《太平圣惠方》治消渴，体热烦闷有"麦冬散"一方："麦门冬二两（去心），茅根二两（锉），栝楼根二两，芦根一两（锉），石膏二两，甘草一两（炙微赤，锉）。右件药，捣粗罗为散，每服四钱，以水一中盏，入小麦一百粒，煎至六分，去滓，不计时候温服。"其法之机理，其方之药伍，尤近其思，与张氏可互参而鉴，取效亦然。

【案例10】左，频渴引饮溲多。湿热内蕴，清津被耗，为膈消重症。

煨石膏四钱、甜桔梗一钱、杏仁泥三钱、黑大豆四钱、黑山栀二钱、瓜蒌皮三钱、川贝母四钱、炒竹茹一钱、枇杷叶（去毛）二片。

清代张乃修《张聿青医案·消渴》

按：是案虽云湿热之蕴，然不足虑其气血之滞行，若妄以辛散过用，必重耗其无几之阴。直须虑其久蕴而热益甚，成煎灼之势，阴津耗甚，是为膈消重症。于此患，当遵从正之训："膈消者，心移热于肺，传为膈消。王太仆云：心肺两间中有斜膈膜，下际内连横膈膜。故心移热于肺，久久传化，内为膈热。消渴而多饮者，此虽肺金受心火之邪，然止是膈消，未及于肺也。故饮水至斗，亦不能已其渴也，其状多饮而数溲，或不数溲变为水肿者，皆是也。此消乃膈膜之消也。"治必从心、肺与胃也，三焦之蕴热当以速去。煨石膏、甜桔梗、杏仁泥、瓜蒌皮、川贝母之伍，当知为肺之所设，肺热既除，宣降复常，水液得布，于此不赘；炒竹茹、枇杷叶伍以煨石膏者，当知为胃之所立，胃热既除，和降又常，津化复源，若诸火燃于四旁而有水灌也；黑山栀者，其寒之甚，三焦诸火直折，又兼利溺之功，导湿热之蕴速去；黑大豆者，本为利水解毒助黑山栀之用，又念其色黑入肾，然于消渴之证其义更妙也。葛洪有乌豆置牛胆中阴干百日，吞之治消渴之述。《普济方》治肾虚消渴难治者，以瓜蒌根、大黑豆（炒）等分为末，面糊丸，如梧桐子大，黑豆百粒煎汤下，此乃取其补肾益阴之功。

【案例 11】左，频渴引饮，溲多浑浊，目昏不寐。此肺胃湿热熏蒸，将成膈消重症。

煨石膏四钱、瓜蒌皮三钱、煅磁石三钱、黑山栀三钱、川贝母二钱、酸枣仁二钱、川连二分拌炒、茯苓三钱、黑大豆四钱、夜交藤四钱、淡竹叶一钱。

清代张乃修《张聿青医案·消渴》

按：肺胃之热蕴，与湿相合而难以速去，湿寓热中，煎熬且为之搅动，清浊混一，溲多浑浊矣。然郁久热甚，熏蒸于上，阳脏之心同气应之而受躁扰之乱，君主之官藏神失司，君相动摇不安，阴液亏乏而阳无以制，火性炎上，冲扰头目，此阴阳不交，故可见"目昏不寐"之候。胃腑灼，肺叶焦，真液干，必好饮水，而为膈消重症也。膈消不为寒所薄，阳气得宣散于外，故曰可治。

是证之治，必当顾其标本，兼而发力。肺胃之湿热，当先清利，兼而泻心君之火，佐以安神之品。煨石膏、瓜蒌皮、川贝母之属，为肺相之所设，肺热以除，宣降复常，水液得敷；川贝母者甘润之性，虑其肺叶热伤阴亏失润，肺为娇脏也，喜润恶燥，得之以缓；黑大豆之义，他案已述，于此不赘；黑山栀导泻三焦火热；淡竹叶主泻心火于小肠腑；川黄连主入心胃，虽苦寒之甚，然稍用之可不虑其苦燥伤阴之虞，《神农本草经》已言其能"止消渴大惊"，《本草纲目》载其为诸方可治"三消骨蒸""消渴尿多"之证，其案不乏；于此心胃火热必除，又添茯苓以利溺，湿热之蕴，邪去有路，茯苓者又兼健脾之功、培土生金之义，且能安神养心，妙于本方，实不可缺也；酸枣仁、夜交藤、煅磁石者，乃为"不寐"之用，酸枣仁甘酸，生津敛汗益阴，夜交藤者，何首乌之蔓茎，于阴血已亏、心神失养者，从其名亦可知其功也，二者相伍，于心烦不眠、汗出烦渴者实为不二之选。然酸枣仁、夜交藤毕竟草木之属，于是患火之炎上为病，须伍以矿石以期重镇安神。煅磁石入于少阴，除烦闷，逐惊痫，坠炎上之火以定志，引肺金之气以入肾，正如《得配本草》所言之："水得金而自清，火不攻而自伏。"相火不上则气清而聪明，神明安定则躁扰必却。是方清肺胃、泻心火、滋阴津同法于重镇、养心、宁神，方遣药伍之周详，终得不寐可愈，渴饮得缓，神安则志定，热除则液复，阴生则火熄，阴阳复恒则君相安位，标本兼顾，是患可期渐复之效。

【案例 12】左，频渴溲多。膈消重症，不能许治。

天花粉三钱、煅石膏六钱、淡天冬二钱、大麦冬二钱、川草薢二钱、肥知母二钱、云茯苓四钱、淡黄芩一钱五分、甜桔梗三钱、枇杷叶去毛四片。

清代张乃修《张聿青医案·消渴》

按：水亏火益，烘蒸君心，心热入肺，久而传化，内为膈热消渴之多饮溲频也。火热内灼致精液枯乏，脏腑焦腐，数饮以浇，欲润其泽。热气腾上，火脏心君极易先受，散漫不收，胸中烦躁，渴饮水浆，小便频数，此尚在上焦。然热蓄于中久矣，土脏脾胃受之，阳伏内蒸，消谷而善饥，食饮倍常却肌肉不生，欲饮冷而溲数，色白味甘，此传于中焦，病未极矣。至热伏于下，仍不得治，水脏肾终受之，精液枯竭，虽引水自救而不能终愈，饮一溲二，饮溺反倍，此犯于下焦，久病及肾，伤及先天阴阳之本。是案乃膈消，虽称重症，亦不必曰其不治。

治必益津液、固水源以灌溉火热之炎，然虚热者体本无之，可谓之邪也，虽溲多而更佐以利溺之品助邪去。天花粉、淡天冬、大麦冬、肥知母者是为生津养阴助水源而设，煅石膏、淡黄芩、枇杷叶者是为清热泻火助灌溉而用，使以川草薢、云茯苓利水渗湿以期邪有去路，甜桔梗载药上浮保肺以护水之上源，欲复其宣降之能也。以栝楼其根作粉，洁白如雪，吹动若天女散花，故有天花粉之名，可为消渴身热、烦满大热、补虚安中之用。《本草纲目》曰："栝楼根味甘微苦酸……酸能生津，感召之理，故能止渴润枯。微苦降火，甘不伤胃。"于是方实为要药也。李东垣有言："栝楼根纯阴，解烦渴，行津液。心中枯涸者，非此不能除。"又谓其："津液不足则为渴。栝楼根味苦微寒，润枯燥而通行津液，是为渴所宜也。"以天花粉（栝楼根）治消渴燥热而引饮溲频之案，往之不乏古籍载案，医家以验互参，于此不赘。甜桔梗于是方堪为不可或缺，张元素谓其："为肺部引经药……譬如铁石入江，非舟楫不载。所以诸药有此一味，不能下沉也。"诸药相合，可补肾水阴寒之虚，而泻心火阳热之实，除肠胃燥热之甚，济身中津液之衰，使道路散而不结，津液生而不枯，气血利而不涩，则病已可期矣。

【案例 13】邑人某，年二十余，贸易津门，得消渴证。求津门医者，调治三阅月，更医十余人不效，归家就医于愚。诊其脉甚微细，旋饮水旋即小便，须臾数次。投以玉液汤，加野台参四钱，数剂渴见止，而小便仍数，又加萸肉五钱，连服十剂而愈。

清代张锡纯《医学衷中参西录·治消渴方》

按：张锡纯乃近代杏林之大贤，中西医相参为重，案中于是患证之机要述之已明，气阴亏虚，元气不升，肾关不固，气阴亏则水源渐竭，元气乏则气化无力，津液不布，亏虚乏润，遂见渴饮频频，本于正虚使然也。《医学衷中参西录》之"玉液汤"，功效在于益气生津、润燥止渴。主治气阴亏虚之消渴。症见口渴引饮、饮水不解、小便频数量多或小便浑浊、困倦气短、舌嫩红而干、脉虚细无力。是方所治乃脾气不升、肾虚胃燥所致。张锡纯曰："消渴之证，多由于元气不升，此方乃升元气以止渴者也。"脾主升清，散精于肺，精气以此敷布；肺主治节，上以布津润口，下以通调水道，入注膀胱以成溺出。今气虚已成脾不升清之势，加之胃燥津伤，津液不得上承于口，故口渴引饮、饮水不解；肾司二便，主水液，肾虚不固，膀胱失约，加之脾气失摄，则水精下流，故小便频数量多或小便浑浊；困倦气短，舌嫩红而干，脉虚细无力，均为气虚胃燥阴伤之象。

消渴之证，若其肺体有热，治当用清热润肺之品；若因心火热而烁肺者，更当用清心之药；若肺体非热，因腹中气化不升，清气即不能上达于肺，与吸进之清气相合而生水者，当用升补之药，助其气化而导之上升。"玉液汤"正合此义，是方所合证之机要，总以脾气亏虚、不得升清以转输津液为主，胃燥津伤、肾虚不固为辅。故治当益气升清以布津，生津润燥以止渴，收摄固肾以缩尿。是方重用黄芪、山药补脾固肾，益气生津，既助脾升而散精达肺止渴，又使肾固而能封藏缩尿，共为君药。知母、天花粉滋阴清热，润燥止渴，共为臣药，使之阳升而阴应，自有云行雨施之妙也。五味子上可益气生津止渴，下能补肾固精止遗，封固肾关，不使水液急于下趋；葛根生津止渴，《珍珠囊》言其"升阳生津，脾虚作渴者，非此不除"；鸡内金促脾运，化谷生津；上三药共为佐药。诸药配合，共奏益气生津、润燥止渴、固肾摄津之功。益气升阳与生津润燥相配，使气旺津生液布；补脾益肾与收敛摄纳相伍，标本同治。

另按：张锡纯是中西医汇通学派的代表人物之一，"衷中参西"汇通中西医的思想使他找到全新的治学观点和方法。首先他抛弃崇古泥古、故步自封的观点，敢于创新，不全于故纸旧文中求学临证。他认为单从古籍文献的角度来汇通中西医基本理论，并不足以解决当时的临床问题。其次他倡导古为今用，反对空谈，崇尚科学实验方法。张锡纯虽无利用仪器进行实验室研究的条件，但他能充分利用自己长期临证实践的条件，尽一切可能通过切身实践去总结经验。同时，"玉液汤"的药理机制值得一提，有多个实验研究显示该方能提高胰岛细胞活性，对胰岛细胞的凋亡和坏死有一定程度的抑制作用。表明该方具有保护胰岛细胞的作用，为其用于糖尿病的临床防治提供了药理学基础。

二、中消医案

【案例1】李东垣治顺德安抚张耘夫，年四十余，病消渴，舌上赤裂，饮水无度，小便数多。李曰：消之为病，燥热之气胜也。《内经》云：热淫所胜，佐以甘苦，以甘泻之，热则伤气，气伤则无润。折热补气，非甘寒之剂不能。故以人参、石膏各二钱半，甘草生、炙各一钱，甘寒为君。启元子云：滋水之源，以镇阳光，故以黄连三分，酒黄柏、知母、山栀各二钱，苦寒泻热，补水为臣。以当归、麦冬、白葵、兰香各五分，连翘、杏仁、白芷各一钱，全蝎一个，甘辛寒和血润燥为佐。以升麻二钱，柴胡三分，藿香二分，反佐以取之。桔梗三钱，为舟楫，使浮而不下也。名之曰生津甘露饮子。为末。汤浸蒸饼和成剂，捻作饼子，晒半干，杵筛如米大，食后每服二钱，抄在掌内，以舌舐之，随津咽下，或白汤少许送下亦可，此治制之缓也。治之旬日良愈。古人消渴，多传疮疡，以成不救之疾，此既效，亦不传疮疡，以寿考终，后以此方治消渴诸症皆验。

明代江瓘《名医类案·消渴》

按：是患之证，以渴饮甚、燥热著、溲溺多为主症。案中虽未详述其因，但总归不离禀赋、饮食、情志、劳欲诸因失常。《黄帝内经》载五脏皆柔弱者，善病消瘅，尤以阴虚者最易罹患也。过食肥甘，醇酒辛香，脾胃失运，积热内蕴，化燥伤阴而为之。《黄帝内经》有云："此肥美之所发也。此人必数食甘美而多肥也，肥者令人内热，甘者令人中满，故其气上溢，转为消渴。"数情不调，交结成郁，久而化热内燔，肺胃津伤而发为消渴。叶桂有训后学曰："心境愁郁，内火自燃。乃消症大病。"久纵精亏，伤及先天，阴不制阳，水竭而火烈，肺、胃、肾俱伤而发为消渴也。《外台秘要方》于此有云："房事过度，致令肾气虚耗，下焦生热，热则肾燥，肾燥则渴。"

是患已见诸热、燥、渴之候，其治必不离清、泻、润、滋兼助运升阳也！燥热津伤，必以苦甘，于热盛泻之以苦寒，于燥虚润之以甘凉。李氏细究此患，已然洞见"热极耗气"为病机之枢，故于折热润燥养阴之际，必不可缺益气之法，方能使所求得以全应也，此兼顾之虑，上工之医不得不为之周思。人参、石膏、生甘草、炙甘草，直面其难，究其要一也，执要之用。人参大甘，大补元气、生津复脉而不失兼顾土金之功；石膏大寒，于诸热直折而势不可挡，臻于火热速去而阴液可保；生甘草、炙甘草调和，于诸药，于诸脏，皆有协调之力，不失"国老"之誉。于人参，《本草备要》谓之："大补元气，泻火。生，甘、苦、微凉。甘补阳，微苦微寒，又能补阴。熟，甘、温，大补肺中元气。"人参堪为"药之四唯"之首也，得升麻补上焦，泻肺火；得麦冬泻火而生脉；得生甘草、炙甘草，乃甘温退大热。黄连、酒黄柏、知母、山栀子者，取苦寒泻热补水、滋水之源以镇阳光之意，至于他药，案中已然明示；升麻、柴胡、藿香之辈，堪为本方妙手，反佐以取之，桔梗为楫，使诸药浮而不下。力合于求同存异，奏效于相反相成也。

【案例2】蜀医张肱，治眉山有揭颖臣者，长七尺，健饮啖，倜傥人也，忽得消渴疾，日饮水数斗，食常倍而数溺，消渴药服之逾年，病日甚，自度必死。张诊脉，笑曰：君几误死矣。取麝香当门子，以酒濡之，作十余丸，取枳椇子为汤，饮之遂愈。问其故，张曰：消渴消中，皆脾衰而肾败，土不胜水，肾液不上溯，乃成此疾。今诊颖臣，脾脉热极而肾不衰，当由酒与果实过度，虚热在脾，故饮食兼入而多饮。饮水既多，不得不多溺也，非消渴也。麝能败酒，瓜果近辄不结，而枳椇即木蜜，亦能消酒毒，屋外有此木，屋中酿酒不熟，以其木为屋，其下酿无味，故以二物为药，以去酒果之毒也。

明代江瓘《名医类案·消渴》

按：食饮有所偏嗜偏废，过食膏粱厚味且合辛辣醇酒，肥美所积，终发消渴。况消渴者，本因饮食服饵失宜，肠胃干涸，而气液不得宣平；或耗乱精神，过违其度；或因大病，阴损而血衰，阳悍而热郁甚之所成也。谨顾先贤，守真于消渴之论，吾辈须当周思。《济众新编》亦有云："消渴有三。上消，烦躁，舌裂，大渴，尿数，能食，人参白虎汤寒门，不能食，钱氏白术散小儿加柴胡、枳壳、五味子。中消，善食而瘦，自汗，便硬，尿赤数，不甚渴，调胃承气汤寒门。食㑊症善食而瘦，治同消中。下消，烦躁，引饮，面黑耳焦，尿如膏，腿膝枯，六味地黄丸、八味丸并五脏去附子加五味子。"

张氏于是患之治，看似不循常法，实则契于要机。脾衰肾败，先天已失，后天无据，必然土不制水，穷则及肾，周身阴液之本虚极，上济无力，上下失于阴助，终致消渴是证。刻诊之见，"脾脉热极而肾不衰"，见有所思，必由酒果之过，脾之虚热也当由酒与果实过度，虚热在脾，故饮食兼入而多饮。饮水既多，不得不多溺也，非消渴也，故而是患绝不可仅以消渴之证论治，所治之选，必虑于"酒果"之过，思之慎之。张氏谓"麝能败酒"，不足为奇，昔日先贤好古于"麝脐香"有言：通诸窍，开经络，透肌骨，解酒毒，消瓜果食积。其瓜果近辄不结之论，应不属妄伪；枳椇子（枳枸）者，甘酸而平，主于脾经，功能利水肿、解酒毒也。陆机疏义云：能败酒味，若以其木为柱，则屋中之酒皆薄也。藏器亦有云：煎汁成蜜，倍甜，止渴解烦也。止呕吐，解酒毒，辟虫毒。彦修有验案亦载一男子年三十余，因饮酒发热，又兼房劳虚乏，乃服补气血之药，加葛根以解酒毒，微汗出，人反懈怠，热如故。此乃气血虚，不禁葛根之散也。必须枳椇子解其毒。时珍曰：枳椇，本草止言木能败酒，而朱丹溪治酒病往往用其实。世人皆知葛根、葛花之辈功善解酒，然须虑其性散。是二药之用于此，合诸医之贤者之验，足可称道，是因既效。

【案例3】一妇年三十逾，常患消渴，善饥脚弱，冬亦不寒，小便白浊，浮于上者如油。予诊脉，皆细弱而缓，右脉尤弱。

曰：此脾瘅也。宜用甘温助脾，甘寒润燥。方用参、芪各钱半，麦门冬、白术各一钱，白芍、天花粉各八分，黄柏、知母各七分，煎服。病除后，口味不谨，前病复作，不救。

明代汪机《石山医案·消渴》

按：是患之证，脾肾皆弱，皆云肾者无实，此肾精耗极，阴亏于下，失于镇摄，相火妄动，致肾气亏虚，脬腑失约，清浊不分，合而溺下，见"小便白浊，浮于上者如油"。津液耗竭，元气衰虚，腥膻并伤于胃腑，脾中受热，水藏干枯，四体尫羸，精神恍惚，口苦舌干，日加燥渴。饮水随饮便下，小便味甘而白浊，腰腿消瘦，斯皆五脏精液枯竭，经络血涩荣卫不行，热气留滞，遂成斯疾也。肾脏虚惫，膀胱冷损，脾胃气衰，纵然食物，不作肌肤，腿胫消细，骨节酸疼，小便滑数。凡人处生，放恣者众，盛壮之时，不自慎惜，极意房中，稍至年长，肾气虚弱，百病滋生。唯有虚耗，唇口干焦，精液自泄，或小便白浊、大便干实，或渴而且利，或渴而不利，或不渴而利，所食之物，皆作小便，脾肾消损故也。《医方类聚·消渴门》于斯论详，可查其所以然者。

先贤省之，新安名医，力主温补，善遣人参、黄芪之辈，工于强固体之根本。脾肾固，气化复，纳运调，为治本之要。人参甘，大补元气，生津复脉而不失兼顾土金之功，伍以黄芪，如虎添翼者也，先天既补，后天得养。黄芪者，《神农本草经》谓之上品，先贤诸论不可略视。张元素认为黄芪甘温纯阳，补诸虚不足，益元气，壮脾胃，去肌热，补五脏诸虚，治脉弦自汗，泻阴火，去虚热。东垣有云："黄芪既补三焦，实卫气，与桂同功；特比桂甘平，不辛热为异耳……黄芪与人参、甘草三味，为除燥热肌热之圣药。脾胃一虚，肺气先绝，必用黄芪温分肉，益皮毛，实腠理，不令汗出，以益元气而补三焦。"白术者，力助其力。麦冬、天花粉者益阴生津。白芍者，敛阴以为气固。然黄柏、知母之伍，为阴亏于下、相火妄动之需，导虚火以下行，泻火坚阴之思也。《得配本草》曰："川柏补水，以其能清自下泛上之阴火，火清则水得坚凝，不补而补也。盖阴中邪火，本非命门之真火，不妨用苦寒者除之。"

但此案蹊跷之处，唯案末"后口味不谨，前病复作，不救"一句，令人深思。今引西亭之言："若肾中之真水不足，水中之真火虚浮于上，宜用二地以滋之，水足火自归藏也。如误投知、柏，水愈燥而火愈炎，反成孤阳飞越，莫可救矣。"《得配本草》既如是言，于此案，深思详论实可为鉴。

【案例4】昔有消渴者日饮数斗。刘完素以生姜自然汁一盆，置之密室中，具罂杓于其间，使其人入室，从而锁其门。病人渴甚，不得已而饮之，饮尽渴减。得《内经》辛以润之之旨。又《内经》治渴以兰除其陈气，亦辛平之剂也。刘完素之汤剂，虽用此一味，亦必有旁药助之也。秦运副云：有人消渴，引饮无度，或令食韭苗，其渴遂止。法要日吃三五两，或炒或作羹，无入盐极效。但吃得十斤即佳。

清代魏之琇《续名医类案·消》

按：是案于证候缘由言语无多，症见之述更是寥寥，仅"日饮数斗"一症为参，而复观守真之法，仅生姜汁、佩兰得效，并未本以燥热升腾、渴饮频频、肌瘦体乏、溲频溺浊等消渴固见诸症施治，即未周全于清热泻火、生津止渴、滋补肾阴、分清去浊诸法。姜汁、佩兰于是患竟独当一面，何故也？本于经意，湿阻中焦也，脾胃居中，气机之枢纽，太阴阳明者，水谷纳运相合，阴阳燥湿相济，气机升降相因。此湿浊黏滞，困以重着，脾为之失运，气机不畅，水津失布，上承无助，口唇无润，故而虽数饮而渴不解，实非阴津乏匮。守真于是证，拨云见日，直捣其枢。本于《黄帝内经》要旨，治以除湿化浊为本，解脾之困，以复其气运之机，"辛以润之"，醍醐之作。择生姜为汁而饮，既成水态，故弱其温热，益其滋润，非以其温热除寒去湿之由，而以其辛之本性，助气之行散，散去阴霾，复气之机，脾得运化耳，臻于诸湿不留之意；再议佩兰，雷敩曰：其气清香，生津止渴，润肌肉，治消渴胆瘅。时珍按《素问》有论：五味入口，藏于脾胃，以行其精气。津液在脾，令人口甘，此肥美所发也。其气上溢，转为消渴。治之以兰，除陈气也。王冰注经有云：辛能发散故也。又东垣治消渴生津饮，用兰叶，盖本于此。而韭苗之用，亦是合于辛散之法，不必赘述。再添片语，本于经意，固无误矣，然须确之以湿困中焦，失运乏布，终究阴津本无虚损，此法方可用鉴。诸上可知，"辛以润之"，以除湿之困，其理其用不可不详也！

【案例5】朱丹溪治徐兄年四十岁，口干小便数，春末得之，夏来求治。诊其两手，左涩右略数而不强，重取似大而稍有力，左稍沉略弱而不弦，然涩却多于右，喜两尺皆不甚起。此由饮食味厚生热，谓之痰热，禁其味厚，宜降火以清金，抑肝以补脾。用三消丸十粒，左金、阿魏丸各五粒，以姜汤吞下，一日六次。又以四物汤，加参、术、陈皮、生甘草、五味、麦冬煎服，一日三次，与丸药间服。一二日自觉清快，小便减三之二，口亦不干，止渴未除，头晕眼花，坐则腰疼，遂以摩腰膏治腰疼，仍以四物汤用参芪，减川芎、加牛膝、五味、炒柏、麦冬煎饮，调六一散服，反觉便多，遂去六一散，令仍服药丸而安。

清代魏之琇《续名医类案·消》

按：春夏阳盛，复加于本燥热之体，更兼厚味饮食，积痰酿热，燔灼肺金，伤其阴液，火炎其上。脾为后天之本，五行应土，肺主行水，五行应金，此子病及母，母子同病使然。着禁其味厚之饮食，更宜降火清金以使肺气清肃，再抑肝以补脾。肺位最高，如天之盖，《素问》云："苍天之气清净，则志意治。"三消丸之主义在于入脾、胃、肾经。此治三消之证致消渴不止者，皆由火气上炎，津液被劫，以苦寒、甘寒之味，制其上炎之火，而津液自振矣；左金丸清泻肝火，降逆止呕。肝火犯胃，症见胁肋疼痛，嘈杂吞酸，呕吐口苦，舌红苔黄，脉弦数。肝失条达，郁而化火，致肝火犯胃。方中重用黄连苦寒泻火为君，佐以辛热之吴茱萸，既能降逆止呕、制酸止痛，又能制约黄连之过于寒凉，二味配合，一清一温，苦降辛开，以收相反相成之效；于阿魏丸者，《医略六书》有曰："肉食不消，停滞胃脘，蕴蓄为热，故发热而成痞积焉。阿魏善消肉积，连翘清解蕴热，山楂化瘀滞以磨积，黄连清湿热以开胃也。俾结消热化，则脾胃清和而健运有常，何患肉积不化，蕴热不解乎。此消积清热之剂，为肉积蕴热之专方。"然久病乘虚而入络也，虑之当用四物之辈，养血和营通络之思。方中当归补血养肝、和血调经为主，熟地黄滋阴补血为臣，白芍养血柔肝和营为佐，川芎活血行气、畅通气血为使。四味合用，补而不滞，滋而不腻，养血活血，可使气血调和。四物汤者，物，类也，四者相类而仍各具一性，各建一功，并行不悖，川芎、当归入少阳主升，白芍、熟地黄入阴主降，川芎郁者达之，当归虚者补之，白芍实者泻之，熟地黄急者缓之。是方加人参、黄芪名曰"圣愈汤"，治一切失血、血虚烦渴燥热、睡卧不宁、五心烦热、作渴等症。因其药味皆醇厚平和而滋润，服之则气血疏通，内外调和，合乎圣度，又能愈病，故名之。如此为伍，进退有序，攻补兼施，气血同治，虑之周全，安能不愈。

【案例6】窦材治一人频饮水而渴不止，曰：君病是消渴也，乃脾肝气虚，非内热也。其人曰：前服凉药六剂，热虽退而渴不止，觉胸胁气痞而喘，窦曰：前症只伤脾肺，因凉药复损伤气海，故不能健运，而水停心下也。急灸关元、气海各三百壮，服四神丹六十日，津液频生。方书皆作三焦猛热，下以凉药，杀人甚于刀剑，慎之。

清代魏之琇《续名医类案·消》

按：凡饮水而渴不止者，无外三因，一者为津液匮乏，脏腑无润而渴也；二者为气虚无力推动，清阳不升，津液不布，脏腑失润而渴也；三者气滞输布失司，津液不得上承于口而渴也。此三者之因于是患可能兼而有之。气虚者主责之于脾，所谓脾为气血生化之源，后天之本固也；气郁者主责之于肝，肝为将军之官，疏泄职司，气机调达所倚之脏。是患之治，重在肝、脾与肺，主于气虚为要，勿轻言因热而灼阴液使然耳，故案中警言："方书皆作三焦猛热，下以凉药，杀人甚于刀剑，慎之。"气者属阳，虚则阳亦弱，此若反用寒凉，伤及土金，母子同病也，必使"雪上加霜"，气足津布而绝无望矣。关元、气海者，为先天元气聚会之处，为生气之海，主一身之疾，且兼任脉与冲脉同起胞宫，向后与督脉、足少阴之脉相并，同时任脉与足三阴、手三阴经相联系，故称"诸阴之海"。其穴居于人之下焦，所以又有调气机、益元气、补肾虚、固精血之功。急灸之，有培肾固本、补益元气、回阳固脱之功。更服四神丹者，本意为补五脏，远疫疠，却岚瘴，除尸疰蛊毒，辟鬼魅邪气。大治男子、妇人真元虚损，精髓耗伤，形羸气乏，中满下虚，致水火不交，及阴阳失序，精神困倦，面色枯槁，亡血盗汗，遗沥失精，大便自利，小便滑数，梦寐惊恐，阳事不举，腰腿沉重，筋脉拘挛，及治一切沉寒痼冷，久泻久痢，伤寒阴证，脉候沉微，身凉自汗，四肢厥冷。妇人百病，胎脏久冷，绝孕无子，赤白带下，月候不调，服诸药久不瘥，悉皆主之。此丹假阴阳造化之功，得天地中和之气，即与寻常一煅一炼僭燥丹药功效不同。此丹活血实髓，安魂定魄，悦泽颜色，轻身保寿。"六十日津液频生"，可见气复且调而津生兼布也。

【案例7】朔客白小楼中消善食，脾约便难，察其形瘦而质坚，诊其脉数而有力，时喜饮冷气酒，此酒之湿热内蕴为患。遂以调胃承气三下，破其蕴热，次与滋肾丸，数服涤其余火，遂全安。

清代魏之琇《续名医类案·消》

按：胃强脾弱，中消善食，脾约便难也。其脉数而有力，喜饮冷气酒，酒之湿热内蕴，必然燔灼胃腑，消食必速，善食必然。脾胃同居中焦，表里相连，此胃火之盛致强而脾受其掣致弱，运化不力，大便难行不难得见也。故而以调胃承气三下破其蕴热，次与滋肾丸数服涤其余火。调胃承气方中，药仅三味，然配伍惬当：大黄苦寒以泻热通便，荡涤肠胃；芒硝咸寒以泻下除热，软坚润燥；以炙甘草调和大黄、芒硝攻下泻热之性，使之和缓。邹澍云：本方所以名"调胃承气"，其承气之功皆在于大黄。本方与大承气汤、小承气汤相比，泻下导滞之力弱，尤适于症轻而体弱者。由于本方能调和肠胃，承顺胃气，祛除肠胃积热，使胃气得和，气机相接，从而诸症蠲除故也；滋肾丸主于下元不足，内热闭痼，诸火不能升降，虽不甚渴，而小便不利，淋

201

涩作痛，今续以数服涤其余火，遂得愈也。

【案例8】缪仲淳治湖州庠友张时泰，正月间骤发齿痛，十余日而愈。四月间焦劳过多，齿痛大作，医用石膏、知母等药不效，用刀去齿间紫血满口，齿痛不可忍，齿俱摇动矣。至六七月间，饮水益多，小便如注，状如膏，肌肉尽消，至十一月身不能起。冬末用黄芪、地黄等药，稍能起立，然善食易饥如故，小便如膏亦如故。今年二三月愈甚，亦不服药，齿痛如故，当门二齿脱落，复加口渴，昼夜不止，此中下二消症也，为立方未数剂而瘳。麦冬、芦根各五两，五味、地黄各三钱，黄芪五钱，生地六钱，天冬一两，用缲丝汤十碗煎二碗，不拘时服。丸方于前药中加黄柏三两，牛膝五两，沙参六两，枸杞四两，五味六两，蜜丸常服，遂不复发。

清代魏之琇《续名医类案·消》

按：此患初起齿痛骤然，前医误以阳明热甚而为治，不离石膏、知母者，须知晓其为阳明胃经之泻药，毕竟大寒之剂，清泻胃腑火热也，然是患实为少阴之病，先天之阴匮乏，相火以动而扰阴室，炎上而燔，发为齿痛。医者须明寒热阴阳、虚实先后，此为阳明与少阴牙痛有别，牙龈者属阳明胃，牙齿者属少阴肾也。徒泻阳明之热无益，故不效耳。病至渐进，半载余而有"饮水益多，小便如注，状如膏，肌肉尽消，至十一月身不能起"诸症，亦不得正治，几近岁末"身不能起"也，肾之精气耗极，元气乏源，以成周身不用，乃至重症使然。契于此，遂用黄芪、生地黄之辈，健脾益气而升阳，滋阴填精而固元，气神得以微复，稍能站立也。然胃腑热痼，消灼食饮，故见食易饥如故。肾之精气仍虚，元气不用，固摄失司，小便如膏亦如故也。终成中、下二消之证也。治必以填精益阴、健脾益气为法，元气得复有盼，清阳得升有望也。生地黄、熟地黄、天冬、麦冬、芦根者，养阴生津以充其精之源，以滋其津之本；五味子补涩兼备，标本兼顾；黄芪者，健脾益气之长也，脾健则阳升举；黄柏泻相火以坚阴，牛膝下行以载药归原，更以沙参、枸杞子、五味子之辈，助阴津续化，源远流长耳。缲丝汤治肾消、白浊及上、中二消，饥渴不生肌肉，其效如神。盖此属火，有滋阴之用，能泻膀胱中相火，引清气上潮于口而不渴也。法合证机，方以法立，药为方遣，收标本之效也。

【案例9】魏玉横曰：胡天叙年五旬，素豪饮而多思虑，自弱冠后即善病，近则两足及臂，常时痹痛，甚则肝肾之气上逆，或致晕厥，汗出不寐，齿痛龈露，夜卧阳事暴举，时时梦遗，面有油光，揩去复尔。脉之两手俱豁大，关前搏指，据症脉乃二阳之发心脾，今已传为风消矣。询其小便，云：颇清白。令以器贮，逾时观之。果变稠浆，面结腐皮，遂恐甚，告以平昔洪饮纵欲劳神，数十年所服桂附纯阳之药，不可胜计，未知尚能愈否。曰：幸未至息贲，但能断饮绝欲，多服养荣之剂，尚可为也。今病但有春夏，而无秋冬，非兼清肃之治不可。乃与生熟地、杞子、麦冬、沙参、地骨、知母、黄柏、黄连、石膏，出入增减，十余剂诸症渐平。惟齿痛转甚，自制玉带膏贴之而愈。次年因诊其媳产病，告以前方出入常服，计用石膏不下四五斤矣。此则初为寒中，后为热中之变症也。然初之桂附，未为痈疽，岂非天幸乎。

清代魏之琇《续名医类案·消》

按：酒乃纯阳，过饮必然积热而成痰热，继而耗伤阴津，又加之过于思虑而伤于心脾，素虚乃成，复加酒热煎熬燔灼，阴精耗极，虚于下元及于周身者，焉能不致诸恶之证候也。阴精亏虚，元气乏源，诸脏诸腑气化无力，鼓动无权，振奋无源，焉能不善病久病；久病必入于络，今大虚已成，精津并气血阴阳者皆不足，阴血为之能，阳气为之功，气血亏虚，因虚致瘀，气血经脉不通，切不可唯见"不通"而以为邪实，乃实则虚极使然也。虚则不荣则痛，实则不通则痛，不通不荣，本虚标实并存，谓之"大实有羸状，至虚有盛候"也，故可见"两足及臂，常时痹痛"之症也；下元阴精虚衰甚然，阴不制阳，发为虚亢风动，故见"甚则肝肾之气上逆，或致晕厥"之象也；阴之不足，复为阳扰，迫津外泄，热扰心神，藏神失司，故见"汗出不寐"也；下元之肾，内寓真水，今犹"深渊水枯，蛟龙不潜，必然急欲升腾"，此谓相火妄动，故可见"夜卧阳事暴举，时时梦遗"之症也；元气大损，制摄无力，精关不固，膀胱失约，身之精微必然合津而俱下，故见小便颇清白，以器贮，逾时观之，果变稠浆，面结腐皮之症也。

然数十年谬误所服肉桂、附子之辛燥大热之品不可胜计，诸症未得向愈着实事小，性命得保实为幸甚也！焉不知以肉桂、附子之辛燥大热，譬犹无水之釜，复下添烈焰，未致"火起锅干"之恶果，真乃万幸也！是证之治，若非填补阴精津血，并佐以泻相火以坚阴之法，绝难奏起沉疴愈痼疾之效，且亦不可急于朝夕之功，必缓缓图之，乃可期诸症向愈之望也。生地黄、熟地黄、枸杞子、麦冬、沙参、地骨皮、知母、黄柏、黄连、石膏诸药合剂兼随证增减，契于所思，合于证机，可视为万全之法。

【案例10】罗谦甫曰：顺德安抚张耘夫，年四十五岁，病消渴，舌上赤裂，饮水无度，小便数多。东垣先师以生津甘露饮子治之，旬日良愈。古人云：消渴多传疮疡，以成不救之疾。今效后不传疮疡，享年七十五岁而终。其论曰：消之为病，燥热之气胜也。《内经》云：热淫所胜，治以甘苦，以甘泻之。热则伤气，气伤则无润。折热补气，非甘寒之剂不能，故以人参、石膏、炙甘草、生甘草之甘寒为君。启玄子云：益水之源，以镇阳光。故以知、柏、黄连、栀子之苦寒，泻热补水为臣。以当归、麦冬、杏仁、全蝎、连翘、白芷、白葵、兰香，甘辛寒和血润燥为佐。以升、柴之苦平，行阳明少阳二经；白豆蔻、荜澄茄、木香、藿香，反佐以取之。重用桔梗为舟楫，使浮而不下也。为末。每服二钱，抄在掌内，以舌舐之。此制治之缓也。

震按：古今治消渴诸方，不过以寒折热，惟苦与甘略不同耳。要皆径直，无甚深义。独此方委蛇曲折，耐人寻味。

清代俞震《古今医案按·消渴》

按：方中用药繁多，然多而不杂，繁而不乱，君臣佐使，井井有条，故疗效确切。《兰室秘藏》云"生津甘露汤，一名清凉饮子。治消中，能食而瘦，口舌干，自汗，大便结燥，小便频数。"东垣先师治心火亢甚，乘于脾胃，亦是"至而不至，乃为不及"者之方也。升麻、柴胡气芳，石膏性沉，虽云消渴禁芳草石药，其气剽悍，恐助燥热，然欲走达经气，非芳香不能。故脾胃不及，须少用升麻，使阳气从脾胃中右迁于左，以行阳道，得春生万化之机。更用柴胡，使诸经左迁，生发阴阳之气，黄芪、杏仁理肺气，佐石膏清手阳明气分之热以生津，佐龙胆、黄柏、防己清足阳明血分之热以生液，津液既生，燥热亦解，又何患二阳复结也。一方用黄连退心火，以消舌上赤脉。一方用兰草，《素问》言：治之以兰，除陈气也。生津甘露饮子滋阴兼以清热祛湿、破气降逆，使肺胃布津洒陈而如甘露，主于阴虚火炎诸症。证机关键在于脾胃阴虚、湿热内蕴，脾胃阴亏则当治以甘寒滋润，然甘寒滋润则有碍于湿热；湿热内蕴，当治以轻利，然轻利之品又有伤阴之弊。然素体阳虚，口腔溃疡日久难愈，肢冷，腰膝酸楚，溲清，舌嫩有齿痕，脉沉细等肾阳不足、阴损及阳、水不济火、虚火上炎之证，不宜用本方。

【案例11】《东坡集》载，眉山揭颖臣，长七尺，素健饮啖。忽得渴疾，日饮水数斗，饭亦倍进，小便频数，服消渴药逾年，病日甚，自度必死。蜀医张肱，取麝香当门子，以酒濡湿，作十余丸，用枳椇子煎汤，服之遂愈。问其故，张曰：消渴消中，皆脾衰而肾败，土不胜水，肾液不上溯，乃成此疾。今诊颖臣，脾脉极热，肾脉不衰，当由酒果过度，积热在脾，所以多食多饮，饮多溺不得不多，非消渴也。麝香坏酒果，枳椇能化酒为水，故假二物去其酒果之毒也。

震按：此人似消渴，实非消渴。张公之见识殊高，用药最巧。

清代俞震《古今医案按·消渴》

按：酒果过度，必然酿生湿热，积热在脾，火热燔扰，运化无制，以致饮食为多，溲溺必由是而增。然终究非脾肾衰也，故不应以消渴为治。论及麝香一药，《本草备要》有云："治卒中诸风，诸气，诸血，诸痛，痰厥，惊痫，癥瘕，瘴疟，鼻窒，耳聋，目翳，阴冷。辟邪解毒，杀虫堕胎，坏果败酒，治果积、酒积。"可知其能坏酒果，故可疗酒果之过为害也。枳椇子者，善解酒毒，止渴除烦，止呕，利大小便。主治醉酒，烦渴，呕吐，二便不利。《新修本草》曰其味甘，平，无毒。《本草拾遗》谓其："止渴除烦，润五脏，利大小便，去膈上热，功用如蜜。"故假二物，去其酒果之毒，不必从消渴论治，诸症亦除。

【案例12】常熟汪东山夫人，患消证，夜尤甚，每夜必以米二升，煮薄粥二十碗，而溲便不异常人，此乃为火所烁也。

先延郡中叶天士，治以乌梅、木瓜等药，敛其胃气，消证少瘥。而烦闷羸瘦，饮食无味。

余谓此热痰凝结，未有出路耳。以清火消痰，兼和中开胃调之，病情屡易，随证易方，半年而愈。

清代徐大椿《洄溪医案·消》

按：是患之消证，主在中焦胃腑火盛，尚未伤及先天之肾，真阴真阳未损失殆尽，火热阴伤之候不显。夜尤甚之症可见阳热入阴，已然成热盛扰阴之象，故可见每夜必以米二升煮薄粥二十碗，而溲便不异常人，此乃火所烁也，阴未伤极也。然每日摄入大量水，必然殃及脾土之运化，水液失敷，酿成痰湿，与热相合，致痰热凝结，郁久则热益甚，燔灼胃腑必呈渐盛之势。治以乌梅、木瓜等药酸甘化阴生津并敛其胃气，消证虽见少瘥，然此终究权宜之计，非治本之思，论治本之法必以清火消痰兼和中开胃调之为当，终愈可期。

【案例 13】侯，脾胃虚而有火，故善饥而能食；肝气盛，故又腹胀也。甘寒益胃，甘温扶脾，苦辛酸以泄肝，兼而行之。

玉竹、川石斛、麦冬、党参、冬术、白芍、吴萸、炒川连、茯苓、乌梅、橘饼。

渊按：深得古人制方之意，而又心灵手敏。

清代王旭高《王旭高医案·三消》

按：胃腑若釜，火盛燔灼而消谷善饥。然肝气为盛，肝木必乘脾土，中焦为之受遏，终致运化无力，腹胀亦见也。皆知胃为阳明之燥土，喜润而恶燥，得阴自安；脾为太阴之湿土，喜燥而恶湿，得阳始运。故而是案，治以甘寒而益胃，甘温而扶脾，苦辛酸以泻肝，兼而行之，相辅相成之思。

【案例 14】钱，古称三消为火病，火有余，由水不足也。十余年来常服滋阴降火，虽不加甚，终莫能除。然年逾六旬，得久延已幸。今就舌苔黄腻而论，中焦必有湿热。近加手足麻木，气血不能灌溉四末，暗藏类中之机。拟疏一方培养气血之虚，另立一法以化湿热之气。标本兼顾，希冀弋获。

大生地、当归、山萸肉、麦冬、洋参、怀山药、龟板、建莲肉。

猪肚丸三钱，另服，开水下。

清代王旭高《王旭高医案·三消》

按：三消之证，终不离阴虚燥热之标本为病也。火因水竭而旺，水因火盛益枯，常有言：寒之不寒，是无水也。百医百法，制方亦繁，终究不离壮水制火之要也，固然不能速收于全效，然终不使病入膏肓而不得治矣。然病进之中，亦有虚实夹杂为患，此不难虑得。精津不足，元气不用，诸脏诸腑气化无权，气血津液之输布或无力或失调，偶或气滞津停而成痰浊，郁而化热，然本亦有热，而成湿热合邪，故有案中"今就舌苔黄腻而论，中焦必有湿热"也。"手足麻木，气血不能灌溉四末"，是症有二之思，一者气血亏虚不能充养四末而麻木，二者气血郁滞不得达于四末而不仁，前者属虚，后者为实，然是患是证必不单纯，毕竟虚实夹杂也，故补泻兼施、标本兼顾是为万全之思。退思居士拟疏一方，培养气血之虚，另立一法，以化湿热之气。标本兼顾，希冀弋获。周详之思，可见一斑也。大生地黄、当归、山萸肉、麦冬、西洋参、怀山药、龟板、建莲肉者，不离养阴填髓，补血活血，益气生津，健脾养心，虚则补其母，实则泻其子，共收补涩兼顾之功；孙真人用猪肚丸，养阴生津、清热止渴，《杏苑生春》云：用猪肚为肠胃之引，使黄连清热，知母、麦冬、天花粉生津止渴。

【案例15】庞，胃热移胆，善食而瘦，谓之食㑊。大便常坚结而不通者，胃移热于大肠也。胆移热于心，故又心跳，头昏。今拟清胃凉胆为主，安神润肠佐之。

鲜石斛、淡芩、郁李仁、火麻仁、枳壳、枣仁、瓜蒌皮、龙胆草、茯神、猪胆汁。

另更衣丸一钱，淡盐花汤送下。

此病服此方五、六剂后，用滋阴如二地、二冬、沙洋参等煎胶，常服可愈。

渊按：此似消非消之证。胆腑郁热移胃，传所不胜，故用苦寒直泻胆火。

清代王旭高《王旭高医案·三消》

按：五脏应于五行，生克制化失常，则乘侮传变为病。胃热移胆，善食而瘦，胃与脾相表里，五行应土，胆与肝相表里，五行应木，今土亢而侮木，虽善食而肌瘦也。谓之食㑊，是为胃肠及胆腑湿热，肝脾不和，运化传导异常，食饮经胃肠移易而过，食虽多，而不生肌肉为然。大便常坚结而不通者，六腑相连，以通为用，以降为顺，胃移热于大肠故也。胆移热于心，心主神明，为阳火之脏，同气相求，热扰心神，故见心中悸动、头昏也。治必用清胃凉胆、安神润肠之法。热去而阴自保，阴复则火自消也。郁李仁、火麻仁者，润肠腑而滑秘结，借枳壳之行滞，魄门已畅，诸热之邪得有去路。鲜石斛、瓜蒌皮、淡黄芩、龙胆草、猪胆汁之诸泻热之品有肠腑通畅为依，而火热去而无碍也，酸枣仁、茯神宁神赖于热不羁留。另更衣丸以淡盐花汤送下。《成方便读》云更衣丸主治燥火有余，津枯便闭之证。"真上好芦荟二两，麦冬一两捣烂为丸，朱砂一两为衣。治燥火有余，津枯便闭之证。芦荟，木之脂也，味苦性寒，阳明、厥阴药也，专能泻热降火，润燥通肠；而以麦冬之寒滑多脂者助之，其便有不立通者乎？用朱砂为衣者，镇其浮游之火，而复其离内之阴耳"。盐汤之咸，主于下行，功于软坚，于上方诸药似画龙点睛之笔，故功至欣喜乃为必然矣。

三、下消医案

【案例1】莫君锡，不知何许人，大业中为太医丞。炀帝晚年，沉迷酒色，方士进大丹，帝服之，荡思不可制，日夕御女数十人。入夏，帝烦躁，日引饮数百杯，而渴不止。君锡奏曰：心脉烦盛，真元大虚，多饮则大疾生焉。因进剂治之，仍乞进冰盘于前，俾上日夕朝望之，亦解烦躁之一术也。

明代江瓘《名医类案·消渴》

按：正气者，不为六欲七情所左右，若视食之甘美、酒之醇香、色之动心、物之奇幻者如过眼浮云，持波澜不惊之心境，实乃无上之正气也！邪气者，亦非仅有六淫、疫疠、虫蛇、毒热诸邪，如异常之风物、魅惑之女色、肥甘之厚味，凡动心摇神者，致心神以妄动，五脏六腑皆摇，亦可谓之邪也。正不御邪，必然交争，邪之所凑，其气必虚。房事过度，劳欲不节，终致肾精日亏，阴津已虚，无以制阳，虚火内生，相火妄动以扰四旁，心神更摇，此入恶性之循环，必使火因水竭而益烈，水因火烈而益干。肾者，一身阴阳之本，真阴之宅，其阴之虚极，肺胃者安能自保？烦躁渴饮之甚，必不罕见。更使人愤恨者，有无良方士，为求帝悦，进以大丹，是案虽未详述其含之物，但可知必是助燃相火诸品，服之瞬息，即见亢奋，所谓"荡思不可制"，无断煎熬真阴，终究火起而锅干也！又过食肥甘醇酒厚味，辛燥伤及脾胃，必使运化失司，积热内蕴，化燥伤阴，谷消而液耗，加之真阴无多，后天无源，先天失济，焉能病不入膏肓？是案之法，乏善可陈，心脉烦盛，真元大虚，治之岂乃朝夕之功，万不可功求速效，虽又言"乞进冰盘于前，俾上日夕朝望之，亦解烦躁之一术也"，终究权宜之计，若不以大补真元、益肾填精、约制相火之法兼以清心寡欲保全精神，假以时日，缓缓调养，皆不堪曰治，不然必致油尽灯枯。

【案例2】方勺（博按：元本误张杲。）治提点铸钱朝奉郎黄沔，久病渴，极疲瘁。方每见必劝服八味丸。初不甚信，后累治不痊，谩服数两，遂安。或问：渴而以八味丸治之，何也？对曰：汉武帝渴，张仲景为处此方。（琇按：仲景乃建安时人，方谓其治汉武，不知何本，赵养葵亦仍其误）。盖渴多是肾之真水不足致然，若其势未至于消，但进此剂殊佳，且药性温平，无害也。

明代江瓘《名医类案·消渴》

按：先天真阴日亏，阴损及阳，致阴阳俱弱，无根互生，诸脏以疲也。《景岳全书》于消渴之证即从命门着手，其认为古人论三消之证从三焦论火的观点"是固然矣"，然而张氏认为三焦之火多有病本于肾，而无不由乎命门也。命门为水火之腑，凡水亏证固能为消为渴，而火亏证亦能为消为渴者。所谓"水不济火，则火不归原"，是故有火游于肺而为上消者，有火游于胃而为中消者，有火烁阴精而为下消者，是皆真阴不足、水亏于下之消证。亦有真阳不足、火亏于下之消证，皆阳不化气则水精不布，水不得火则有降无升，所以直入膀胱而饮一溲二，以致泉源不滋，天壤枯涸。终究命门真阳之火衰而不能气化水液，致使水精不布，水不得气化而只降不升，才有饮一溲二之证。《医贯》亦谓消渴之证"总之是下焦命门火不归原，游于肺则为上消，游于胃即为中消"。脏腑焦腐，饮有形之水，以浇沃欲其润泽也。肾元耗损，水火不交，火必炎上，熏蒸于肺金，为火燥渴生饮冷，当先固其本，常须暖补肾气，饮食得火力，则润上而易消，亦免干渴也。故仲景云：宜服肾气八味丸，若不先固其本，又将何以御其渴哉！

【案例3】滑伯仁治一人，患消渴，众医以为肾虚水渴，津不能上升，合附子大丸服之。既服，渴甚，旧有目疾兼作。其人素丰肥，因是顿瘦损，仓惶请滑视之。曰：阴阳之道，相为损益，水不足则济之以水，未闻水不足而以火济之，不焦则枯。乃令屏去前药，更寒剂下之，荡去火毒，继以苦寒清润之剂，竟月平复。

明代江瓘《名医类案·消渴》

按：燥热怫郁，气液不通。《医述》于三消之论曰燥热结聚，可谓之然也。《宣明论方》多从燥热而论，曰"燥热郁甚而成消渴，多饮而数小便"，狂阳心火，燥其三焦，致肠胃燥涩怫郁，而水液不能宣行，则周身不得润泽。虽燥热消渴确需数饮以缓其渴急，然其水液不能浸润于肠胃之外，渴不能止而便注，使小便多出。是故燥热可使气机怫郁不畅，三焦水液代谢障碍，水液不能宣行，周身不得润泽而出现消渴。是患热气上腾，心虚受之，心火散漫，不能收敛，胸中烦躁，舌赤唇红，渴而引饮。总责之于热燥或火热，使气机怫郁，水液不得宣行。景岳将火热分为实火与虚火，谓实火者"以邪热有余"，虚火者"以真阴不足"，须明辨虚实而治。

众医仓然以为肾之阳气不用，气化失司，津液蒸腾乏力，于是患治以大辛大热之附子，聊以为可复其下元之力，然罔顾于真水已竭，孤阳焰烈以此而愈甚，火旺而锅渐干也，终致一竭。是故此患合附子大丸服之，既服渴甚，旧有目疾兼作，其是必然之象。虽景岳有言附子大能引火归原，制伏虚热，其意本以真寒假热、阴盛格阳而言，若先确以阴阳真假而法之，亦未尝不可。但"虚热"二字，最易令人误得，近代名医张山雷于《本草正义》有诤言异之："俗子每见阴虚发热，辄欲假托引火归原之说，径以桂附姑妄试之，无不助阳铄阴，陡兆焚如之祸，皆景岳此二句误之，作俑之孽，通一子不得辞其咎也。"古之先贤大医，确当以恭敬研习，得是法而慎用，然后世诸子诤诤之言，亦须吾辈深思详察，于是患以为参照，毕竟于水火之真要者，不可草率行之。故而适宜之法，当先"屏去前药，更寒剂下之，荡去火毒"，火热不益甚，继以滋润之剂续之，契于"寒之不寒，是无水也"之意，终可得"竟月平复"之果。

【案例4】一士人患消渴，服银柴胡一味，愈渴、热甚。加黄连同煎，服后服大补阴丸，不渴体健。

明代江瓘《名医类案·消渴》

按：消渴者，肾虚为要，余脏受累，君主与诸相、先天与后天、先病与后患，或为因，或为果，或食肥美之所发，或为情志所累。肾与膀胱，津液之枢，宣气上蒸，流化水液，达于五脏，调养骨髓，其次为脂肤，为血肉，上余为涕泪，经循五脏百脉，下余为小便也。腰肾冷者，阳气已衰，不能蒸上谷气，尽下而为小便，阴阳阻隔，气不相荣，故阳阻阴而不降，阴无阳而不升，上下不交，故成病矣。经云"二阳结，谓之消""大肠移热于胃，善食而瘦"。阳明胃与大肠二腑燥热内结，肠胃藏热，善消水谷。《东垣试效方》认为："手阳明大肠主津"，而热结则"津不足""足阳明胃主血，热则消谷善饥，血中伏火，乃血不足也"，均为"燥热为病"，水火不交，燥热伤阴所致。阴气乏布，阳不化气，二经燥结失润致消。喻昌谓之："手阳明大肠，热结而津不润。足阳明胃，热结而血不荣，证成消渴。"于消渴一证，诸论可参。

是患初治，见燥热之一症，确已知阴津无多，制阳无力，从虚热入治，择银柴胡一味，清热为法。实如《本草正义》曰："盖退热而不苦泄，理阴而不升腾，固虚热之良药。"然上工之法，必治病求本，燥热为标，阴亏为本，于是证实为妇孺皆知之证机，退虚热而不济阴津者何谓之治焉？故见初治之后而有"愈渴，热甚"之候也，应知"寒之不寒，是无水也"。后赖以丹溪之大补阴丸，治本之思也。是证之案虽述之无多，但确须见微知著。阴精亏损，阴不制阳之阴虚火旺之证，须培本清源，标本兼顾，治当滋阴与降火并行。是方之熟地黄工于益髓填精，龟甲为血肉有情之品，擅补精血，又可潜阳，二药重用，意在大补真阴，壮水制火以培其本，共为君药；黄柏、知母清热泻火，滋水清金，相须为用，泻火保阴以治其标，并助君药滋润之功，同为臣药；以猪脊髓、蜂蜜为丸，取其血肉甘润，助君药滋补精髓，兼制黄柏之苦燥，用为佐使。诸药合用，共收滋阴填精、清热降火之功。《医宗金鉴》誉本方："是方能骤补真阴，承制相火，较之六味功效尤捷。"亦合张山雷于银柴胡之诤言："苟劳怯而未至血液枯绝，以此清理虚火之燥灼，再合之育阴补脾，尚可徐图挽救，非北柴胡之发泄者所可同日语也。"故可收"不渴体健"之终效。初治虽不堪称贻误，确为思之不周。

【案例5】治商山一人消渴，用丹溪法，缫丝汤饮之而愈。此物属火，有阴之用，能泻膀胱中相火，引气上潮于口。

明代江瓘《名医类案·消渴》

按：恭思先贤之教，于诸脏腑者，不必肾水独当寒，心火独当热，须知诸气和同，宣而平之可也。刘完素《三消论》谓："五常之道，阴中有阳，阳中有阴，孤阴不长，独阳不成。但有一物，皆备五行，递相济养，是谓和平；交互克伐，是谓衰盛；变乱失常，患害由行。故水少火多，为阳实阴虚而病热也；水多火少，为阴实阳虚而病寒也。其为治者，泻实补虚，以平为期而已矣。"故治消渴之常法，补肾水阴津之虚，而泻心火阳热之实，除肠胃燥热之甚，济一身津液之衰，使道路散而不结，津液生而不枯，气血利而不涩，则病日已矣。散结濡枯利涩，为治消渴妙谛，亦治万病之准绳也。《仁斋直指方论》之"蚕茧汤"，主于消渴、血淋、三消及妇人血崩之证。若渴疾，日饮斗水，而诸药不效，遂服煮蚕茧缫丝汤一盏，其渴顿除，恐不及时，如无，但以乱绵煎汤服。蚕茧为已出蛾者，其性甘温，《医学正传》有云："盖此物属火，有阴之用，大能泻膀胱中相火，引阴水上潮于口而不渴也。"

【案例6】薛立斋治一贵人，病疽疾未安而渴作，一日饮水数升，教服加减八味丸方，诸医大笑，云：此药能止渴，吾辈当不复业医矣。皆用木瓜、紫苏、乌梅、人参、茯苓、百药等生津液之药，数剂而渴愈甚。不得已用前方，服三剂渴止。因相信久服，不特渴疾不作，气血亦壮，饮食加倍，强健过于少壮之年。薛氏家藏此方，屡用有验。

清代魏之琇《续名医类案·消》

按：真水不竭，安有渴哉！既为"贵人"，当知其常厚味食饮，淫欲恣情，酒面无节，嗜炙煿糟藏、咸酸酢醢、甘肥腥膻之物，继而炎火上熏，腑脏生热，燥气炽盛，津液焦涸，渴甚频饮而不能自禁矣！猛火自炎，留于分肉，腐肉败血，则发为痈疽。胃膈瘅热，烦满不欲食。或瘅成为消中，善食而瘦；或躁郁甚而消渴，多饮而数小便；或热病，或恣酒色误服热药者致脾胃真阴血液损虚。肝心相搏，风热燥甚，三焦肠胃燥热怫郁，而水液不能宣行，则周身不得润湿，故瘦瘁黄黑。而燥热消渴，虽多饮而水液终不能浸润于肠胃之外，渴不止而便注为小便多也。叔世俗流，不明乎此，妄为下焦虚冷，误死多矣。又如周身风热躁郁，或为目瘴痈疽疮疡，上为喘嗽，下为痿痹也。

众医之用木瓜、紫苏、乌梅、人参、茯苓、山药（百药）之辈，似乎合于是证契法，然终究为标而思也。岂不知，譬由见旱之灾，骤然引洪水以灌干涸，水愈多而猛烈无制，疏浚不及，决渎不立，壅于中焦，郁遏气机，失运乏布，上承不力，安能不见"数剂而渴愈甚"？夫渴证非一端，众以消渴、消中、消肾为最要。然而伤寒、瘅疾作大渴，亦未尝不重也。于有发痈疽者，谓有先渴而后疮者，先疮而后渴者，或有二证俱发，其危尤甚焉。消渴之人，愈与未愈，常须虑患痈证，多于骨节间忽发痈疽而卒。故每疗渴为之防疮，疗疮为之防渴，不过用八味丸、忍冬丸之类。于是训，薛氏教服加减八味丸方，是故"诸医大笑"耳。然若釜中有水，以火暖之，暖气升腾，阴以阳布，故能润也。若不以火力，水气则不能上，则终不得润。火力者，终究不离腰肾强盛也。常须暖补肾气，饮食得火力，则润上而易消，亦免干渴也。故仲景云：宜服肾气八味丸。然是方须详虑于证之恒常与异变，法于先师，制宜三因，圆机活法，工于化裁者，方为妙用也。

【案例7】孙文垣治一书办，年过五十，沉湎酒色，忽患下消之症，一日夜小便二十余度，清白而长味且甜，少顷凝结如脂，色有油光，治半年无效。腰膝以下软弱，载身不起，饮食减半，神色大瘁。脉之六部皆无力，《经》云：脉至而从，按之不鼓，诸阳皆然。法当温补下焦。以熟地黄六两为君，鹿角霜、山萸肉各四两，桑螵蛸、鹿胶、人参、白茯苓、枸杞子、远志、菟丝、山药各三两为臣，益智仁一两为佐，大附子、桂心各七钱为使，炼蜜为丸，梧桐子大，每早晚淡盐汤送下七八十丸，不终剂而愈。或曰：凡消者皆热症也，今以温补，何哉？曰：病由下元不足，无气升腾于上，故渴而多饮，以饮多小便亦多也，今大补下元，使阳气充盛，熏蒸于上，口自不渴。譬之釜盖，釜虽有水，必釜底有火，盖乃润而不干也。

清代魏之琇《续名医类案·消》

按：酒色无度，首伤脾肾，精气乏源，消渴证起。一则脾胃运化失权而水湿停聚，与热搏结，致湿热内蕴，阻碍气机，气化不利，转为消渴，是为标也；二则热灼津液，津液亏虚，转输不利，亦发为消渴；三则先后天俱损，源竭且无以为继，充养无力，此为本也。诸症必见，饮数溲频，久则脂膏渗漏，精液脱耗，流注胕中，清浊不分，水液浑浊，随溺而下，利下膏凝，饮水极多，形体羸弱，溺如米泔，腰膝冷痛。肾消者，病在下焦，初发为膏淋，下如膏油之状，至病成而面色黧黑，形瘦而耳焦，小便浊而有脂。是患精气已衰，源枯而流尽，气化无力，固摄失司，阴阳俱虚也。腰为肾府，见"腰膝以下软弱，载身不起，饮食减半，神色大瘁"诸候实非罕见矣。阴阳互根互用，体之根本，阴不足则阳无以生，阳不足则阴无以化，肾精化为元气一耳，发为阴阳两虚。

是证之治，于理不堪称费解，于药确当慎思。孙氏于是证之治，法于阴阳互根互用之意，阴中求阳，阳中求阴。重温补于滋养真阴之中，以熟地黄之纯补精血至阴之性，补而主静，制他药妄动之性，益阴填精，壮水之主以制四方虚动。补血气、滋肾水、益真阴，所求可遂，先济其源也。鹿角霜、山萸肉酸涩兼收，以敛阴精。桑螵蛸、鹿角胶、大附子、桂心乃为助阳之用，阴生阳长，更寓少火生气之意也。人参、白茯苓、山药者，助脾为用，工于后天，济之有源之思。枸杞子、菟丝子者，缓补肝肾阴阳，稳中求进。益智仁补心肾，戴葆元《本草纲目易知录》曰："主君相二火，补心气、命门、三焦之不足，能涩精固气。"合远志者，安神定志之需，"沉湎酒色"是为欲无节制，藏神之主不定，诸脏皆摇。《本草新编》于远志有论："远志定神，则君心宁静而心气自通于肾矣，心之气既下通于肾，谓远志但益心而不益肾，所不信也。是远志乃通心肾之妙药。故能开心窍而益智，安肾而止梦遗，否则心肾两离，何能强记而闭守哉。"故须知交通心肾之用，君臣相顾，心火下降于肾，使肾水不寒，肾水上济于心，使心火不亢，如本方得水火既济，阴阳交合，元气得固。众之所谓"凡消者皆热症也"，须当分之虚实源流，虚则补之，本于阴阳之法，是故温补可取。如是案之述，下元不足，蒸腾无力，阴津固少，更甚之为上承不得，下关不固，必见渴不自止又数饮溲频也。"今大补下元，使阳气充盛，熏蒸于上，口自不渴，譬之釜盖，釜虽有水，必釜底有火，盖乃润而不干也"。孙氏遣方之药，虑于阴阳，兼顾标本，补涩兼施，急缓得法，寒热有调，虚实有据，可期源远流长。其法其方其药之精妙之处，吾辈须慎思而躬行。

【案例8】一人不时发热，日饮冰水数碗，寒药二剂，热渴益甚，形体日瘦。尺脉洪大而数，时或无力。王太仆曰：热之不热，责其无火。又云：倏热往来，是无火也，时作时止，是无水也。法当补肾，用加减八味丸，不月而愈。

清代魏之琇《续名医类案·消》

按：热而渴饮冰水者，是故必然，若不虑阴阳，但用寒药仅以疗火热之因，于热或可暂解，于渴实无真益也，渴饮而羸瘦实为消渴固证。阴不制阳，虚热乃生，权当邪论之，入则并于阴者而畏寒，出则并于阳者而发热，阴阳俱虚，无制无衡，出入必当无常，是故王冰有言："热之不热，责其无火。又云：倏热往来，是无火也，时作时止，是无水也。"须知热之不热，是无火也，寒之不寒，是无水也，火者阳气，水者阴气耳。阴阳二气，本于一元，一元者肾气也，精所化，是从精气而视之阴阳，可明乎。是证之治，必当补肾，周身阴阳之本，阳得阴助则生化无穷，阴得阳助则涌泉不竭，景岳此训，诚不欺人也。

八味丸者，于是证堪为首选，但须化裁得当，虑之于周全。火燥致渴而生饮冷之欲，当先固其本，本于肾之阴阳，宜用肾气八味丸之类，若不先固其本，又将何以御其渴哉！然是患之候可窥得一斑，既有"尺脉洪大而数时或无力"，可知阴伤尚未致极也，源有所余，阳气略余耳，故可见"倏热往来"。以八味丸治渴，水未能生而火反助也。此等本不知书，妄引王冰之注，"益火之源，以消阴翳"，"壮水之主，以制阳光"。于此，亦当权益为思，故曰"加减"，是为正法。前人有所妙喻，是证之象譬如釜中有水而寒，须以火暖，水之上又以板覆，水液得暖而蒸腾趋上，板亦得润也。因水本属阴，性趋静下，如不以火力，水气无以承上，故曰："此板则终不得润。"意为肺胃得阴津而润。火力者，阳气耳，必是肾气强盛使然。常须暖补肾气，饮食得火力，则润上而易消，亦免燥渴也。故仲景云："宜服肾气八味丸。"肉桂、附子之属，于是证须当慎之，然言及"釜下火力"，可知其为必须。然言及阴亏液损，可知其当稍用。谓"加减"者，应是如此，加减于方寸之间谓之上工，终可得"不月而愈"之效也。

【案例9】邵某仲夏与婢通，因客至惊恐，精气大脱，即凛凛畏寒，翕翕发热，畏食饮，小便淋沥不禁。诊之，六脉弦细如丝，责责如循刀刃，此肾中真阳大亏之候。令服生料六味，稍加桂、附，以通阳气。咸谓夏暑不宜桂、附，另延医。峻用人参、附子，月余饮食大进，犹谓参附得力，恣饵不彻，遂至日食豚蹄鸡鸭七八餐，至夜预治熟食饱啖二次，如此两月余，形体丰满倍常，但苦时时嘈杂易饥，常见青衣群鬼围绕其侧。再诊脉，其脉滑数有力，而右倍于左，察其形色多滞，且多言多笑，而语无伦次。此痰食壅塞于中，复加辛热，助其淫火，始见阴虚，末传消中之患也。不急祛除，必为狂痴之患。为制涌痰之剂，迟疑不进。未几，忽大叫发狂妄见，始信言之非谬也。

清代魏之琇《续名医类案·消》

按：凡行不正媾和之事，必然心虚易惊，今惊恐太过而伤肾，元气虚下，精气大脱，真阴真阳耗甚，无生之源亦无气之主，卫外无力，易为外邪侵犯，即见凛凛畏寒、翕翕发热之表证。先天伤极，殃及后天脾胃，畏饮食则不罕见。惊恐伤肾，气陷于下，肾虚而膀胱失约，可见小便淋沥不禁，肾之真阳大亏。服六味加附子、肉桂，意欲以通阳气耳，可补阴之虚，助阳之弱。方名肾气丸者，因气属阳，补肾中之阳气也。方中六味地黄丸（地黄、山药、山萸肉、泽泻、茯苓、牡丹皮）可滋肾水，附子、肉桂可壮肾中之阳。一身阴阳皆根于肾，肾主骨生髓，与生殖发育密切相关。腰酸脚软，肢体畏寒，下半身常有冷感，少腹拘急，皆属肾阳不足之表现。方中药物配伍具有两大特点，一是"阴中求阳"，二是"少火生气"。肾为水火之脏，内寓真阴真阳，阴阳互根。故凡肾虚之症，必有阴阳两虚的病理变化，但其临床表现有偏阳虚或偏阴虚的不同。金匮肾气丸是为肾阴阳两虚、肾阳虚偏重者而设。肾阳虚者得之，可收"阴中求阳之效"；肾阴阳两虚者得之，则有阴阳并补之功。肾气丸中用六味地黄丸滋补肝肾之阴，用附子、肉桂壮肾中之阳，用阴中求阳之法，以达到温补肾阳之目的，"阳得阴助而生化无穷"。方中温补肾阳的附子、肉桂用量与滋补肝肾之阴的六味地黄丸用量相比甚少，从而体现了"少火生气"的中医理论，也说明本方意在徐生肾气，而不为速壮肾阳。

然是治虽得始效，其犹谓人参、附子得力，遂恣饵不彻，甚则日食豚蹄鸡鸭七八餐，至夜预治熟食饱啖二次，如此复月，终致形体丰满倍常，但若时时嘈杂易饥。何故？虚不受补矣！过食肥甘厚腻，酿成痰热为甚，痰食壅塞于中复加辛热，助其淫火以亢，阻扰心包，心神为之扰动，藏神失司，而常见青衣群鬼围绕其侧，脉滑数有力而右倍于左，察其形色多滞，且多言多笑而语无伦次之诸神志有异之象也。痰之为患，随气升降出入，病证广泛，变化多端，又皆言"怪病多由痰作祟"，故是患之得法之治必由涤涌痰涎之剂，痰涎不除，他证万难速消也。

【案例10】陆养愚治两广制府陈公，年近古稀，而多宠婢，且嗜酒，忽患口渴，茶饮不辍，而喜热恶凉，小便极多，夜尤甚，大便秘结，必用蜜导，日数次，或一块或二三块，下身软弱，食减肌削，所服不过生津润燥清凉而已，脉之浮按数大而虚，沉按更无力。曰：症当温补，不当清凉。问消本热症，而用温补，何也？曰：经谓脉至而从，按之不鼓，诸阳皆然。今脉数大无力，正所谓从而不鼓，无阳脉也。以症论之，口渴而喜热饮，便秘而溺偏多，皆无阳症也。曰：将用理中、参、附乎？曰：某所言温补在下焦，而非上中二焦也。经曰：阳所从阴而亟起也。又曰：肾为生气之原。今恙由于肾水衰竭，绝其生化之原，阳不生，则阴不长，津液无所蒸以出，故上渴而多饮，下燥而不润，前无以约束而频数，后无以转输而艰秘，食减肌削，皆下元不足之过也。曰：予未病时痿，是肾竭之应，既痿之后，虽欲竭而无从矣。彼虽不悦，而心折其言，遂委治之。乃以八味丸料，加益智仁，煎人参膏糊丸，每服五钱，白汤送下，日进三服，数日溺小，十日溺竟如常，大便尚燥，每日一次，不用蜜导矣。第口渴不减，食尚无味，以升麻一钱，人参、黄芪各三钱，煎汤送丸药，数服口渴顿止，食亦有味，又十日诸症痊愈。

清代魏之琇《续名医类案·消》

按：是患年高体弱，仍以酒色为过，殊不知年四十则精气自半，况乎年近古稀矣。先天之阴本固已亏极，今酒色之过，耗尽本所剩无几之阴精，可谓"火起锅干"也，锅干而火更难熄。水源衰于下，何言灌溉周身，故可见茶饮不辍，阴虚阳亢而喜热恶凉也。肾精虚极，元气无多，必使膀胱之腑失约，故而小便极多且入夜尤甚。阴虚之至，犹如河中水枯，大便干结难行，谓之"无水舟停"也。然须知阴损之极，必殃及其阳，所谓阴阳互根互用，相反相成而相得益彰耳。终致阴阳两相耗极，水火两虚。肾水衰竭，必然绝其阳气生化之源，阳不生，阴不长，津液所剩无多，更无阳气所蒸以出而布散，津液无以上承，必然渴而多饮，近则亦见下燥而不润，便秘难行，确如案中妙言曰：前无以约束而频数，后无以转输而艰秘，食减肌削，皆下元不足之过也。以八味丸料加益智仁，煎人参膏糊丸治之，是为标本兼顾之法，补中兼涩，固源而截流。消渴之至，阴阳大伤，元气虚极，须知非人参之峻益大补，则元气收复无望耳，以其大补元气、复脉固脱、峻补脏气之效，常常能挽狂澜于既倒，救证急于垂危，此拯危救急之功可谓无他药可代之，故明医景岳先师誉其"药之四唯"其一也，医病保命之药犹如"礼、义、廉、耻"之安邦定国之要也。然病去如抽丝，慢病当以缓图其效，须待精气阴阳渐复而化源展露之象，而后以人参、黄芪伍以升麻之辈，补中益气，振奋中土，以复其升清降浊之力，津液化生有源，上承于口有力，胃气已复，水津生布，所以口渴而顿止，饮食亦有味觉，诸症痊愈可见于不日之待也。

【案例 11】一男子禀颇实，乏嗣，服附子等药致作渴，左足大指患疽，色紫不痛，脉亦数而涩亦死。大抵发背脑疽肿痛，色赤水衰火旺之色，尚可治，若黑若紫，火极似水之象也，乃肾水已竭，精气已衰不治。《外科精要》云：凡病疽疾之人，多有既安之后，忽发渴疾而不救者，十有八九，疽疾将安，而渴疾已作，宜服加减八味丸，既安之后，而渴疾未见，宜先服之，以防其未然。薛儿闻其父云：一士夫病渴疾，诸医皆用渴药，累载不痊，有一名医教食加减八味丸，不半载而愈。

217

一老人冬月口舌生疮作渴，心脉洪大而实，尺脉大而虚，此消症也。患在肾，须加减八味丸补之，否则后发疽难疗。不信，仍服三黄等药降火。次年夏，果发疽而没。东垣曰：膈消者以白虎加人参汤治之，中消者善食而瘦，自汗，大便硬，小便数。《脉诀》云：干渴饮水，多食亦饥，虚成消中者，调胃承气汤、三黄丸治之。下消者，烦躁引饮，耳轮焦干，小便如膏脂。又云：焦烦水易亏，此肾消也，六味地黄丸治之。《总录》所谓未传能食者，必发脑疽背疮，不能食必传中满鼓胀，皆谓不治之症。洁古老人分而治之，能食而渴者，白虎加人参汤。不能食而渴者，钱氏白术散，倍加葛根治之，上中既平，不复传下消矣。前人用药，厥有旨哉。或曰：未传疮疽者，何也？此火邪盛也，其疮痛甚而不溃，或赤水者是也。经云：有形而不痛，阳之类也，急攻其阳，无攻其阴，治在下焦，元气得强者生，失强者死。

清代魏之琇《续名医类案·消》

按：热入营血，阳热与阴相合，交结相持，滞而不行，终究腐肉败血成脓而发为痈疽诸症。须观其痈肿处之色，或赤或黑之别，归途异耳。若其色赤，示其水衰而火旺，其证尚可治。其色若黑若紫，乃为火极似水之象也，示肾水已涸，精气衰也，乃为不治也。精、血、津、液者，俱为人之阴，乃构成人体及维续人之生命之物质基础，亦为调控激发人体脏腑功能之动力源泉，故证为阳盛，寒凉遏之，实不为至难之功。然阴之将枯，欲复之如常，何其难也。又况阴阳之互根互用，相反相成，相辅相成，孤阴不长，孤阳不生。须以阴中求阳，阳中求阴，以复其衡常，机理法则尚不难得，然毕竟方药奏之，若期终愈之功，实非朝夕之力也。所谓慢病当以缓图其效。八味丸者，方中熟附子、桂枝温补先天以振奋阳气；地黄、山萸肉、山药滋补肾之阴精，使阳得阴助而生化无穷，为阴中求阳之法；牡丹皮配桂枝可调血分之滞，益于通阳；茯苓、泽泻渗利阳虚所生之湿，使湿去则阳生，且可防滋腻之药敛邪。诸药合用，共奏温补肾阳之效。

疽疾将安而渴疾已作，宜随证加减服之，脾肾阳复，阴精得生，元气鼓舞后天脾土，运化有权，输布有力，津液得以上承而濡养口舌诸窍，故疗渴之诸症也，必仰赖阴平阳秘也；调胃承气、三黄、六味、白虎之辈，虑消渴之上、中、下机理有别以择而用治，有的放矢也，是为得法，终必使阴由阳生，阳得阴助。皆知百病不离阴阳失衡，病者不平，不平则鸣，鸣则不宁，医者平其不平也。然消渴有未见疮痈者，由是火盛腐败血肉，结于局部不散之故也，疮痈肿痛之甚而不发溃烂，有形而不痛，谓"阳之类也"，治必伐其阳热之邪，恐其灼阴，切记勿以过用温燥之品而耗阴，图下焦之治为根本。犹蛟龙必潜藏于有水之深渊，阴精足而相火不妄动也，又知气生于精血，终可复其阴阳之固衡矣。

【案例12】脉左细数而劲，右数大而虚，此肾精肝血内亏，水不涵木，阳夹内风，暴起莫制，指臂拘挛，口目㖞斜在左。盖肝风阳气从左而升，冲气撞心，消渴晕厥，仲景列于"厥阴篇"中。凡肝属阴木，必犯胃之阳土，饮食热气入胃，引动肝阳，即病发矣。此恙已六七年，阴损已极，必屏绝俗扰，怡悦情怀，然后滋养，堪固其阴，必有小效，无骤期速功。

炒松熟地、陈阿胶、大淡菜、萸肉、五味、芡实、金樱子粉。

清代叶桂《叶氏医案存真·卷一》

按：是患病逾数年，精血耗极，肝肾亏虚已久，阴衰于下，水不涵木，肝之脏五行应木，主于风气，水涸土疏，草木之根不固，所谓"土虚木必摇"，阳夹内风，引动肝风，风性主动而见"指臂拘挛，口目㖞斜在左。盖肝风阳气从左而升，冲气撞心，消渴晕厥"之候也。从肝之治必属无疑，谓之"木得其平，其风自止"。然欲得木平，必先安土，土之疏是由水枯，故安土须先灌溉滋润，是为补益肝肾之精血、阴气之属耳。炒松熟地黄者，大补五脏之真阴，固周身之真水；陈阿胶者，速生赤血，合以精复，是故血亦化生多源，是为契于"精血同源""肝肾同源""乙癸同源"之思也；大淡菜者，一誉"东海夫人"，生东南海中，似珠母，一头尖，中衔少毛，味甘美，人多食之，兼补肝肾、益精血、助肾阳也；山萸肉、五味子、芡实、金樱子之辈，俱为补涩兼备之用。诸药合力，补肝肾、益精血、固下元以灌水枯而实土疏，终使草木根固，风动自止矣。

【案例13】曹汉臣，厥阴头痛，舌干消渴，心下烦疼，无寐多躁，小腹胀满，小便滴沥，时时痉搐，最怕厥竭。

阿胶、鲜生地、鸡子黄、小黑豆皮。

煎半盏，即以汤药送滋肾丸三钱。

清代叶桂《叶氏医案存真·卷三》

按：是患之证机与前案所异无多，肝肾亏虚久矣，终为精血之耗，故阴衰于下，水不涵木而致风动使然也。虽见心下烦疼、无寐多躁诸候，亦属阴亏津乏，水不制火，同气相求，扰之于心君，藏神无司也。下焦阴亏，相火以扰，气机不畅，膀胱之腑则见气化不利，而有小腹胀满、溲溺滴沥之症也。阿胶、鲜生地黄者，以充其阴液之本无疑；鸡子黄者，工于滋阴润燥，养血息风，可疗心烦不得眠、热病痉厥之证；小黑豆皮者，善补肾益阴，健脾利湿，兼除热解毒，可疗风之犯脏之证；以前药煎汤送滋肾丸，为水不胜火，法当壮水以制阳光之虑也。黄柏苦寒，泻膀胱相火，补肾水不足，实为泻火存阴之用；知母寒滑，上清肺金而降炎上之火，下润肾燥而滋下虚之阴，皆知二药每相须而行，为补水泻火坚阴之良剂。肉桂辛热，假以反佐，为少阴引经，寒因热用也。众药合力，阴亏火炎上扰，心烦并类风之动诸症，焉能不除也。

【案例14】孙东宿治一书办，年过五十，酒色无惮。忽患下消症，一日夜小便二十余度，清白而长，味且甜，少顷凝结如脂，色有油光。他医治半年不验，腰膝以下皆软弱，载身不起，饮食减半，神色大瘁。孙诊之，六部大而无力。《经》云：脉至而从，按之不鼓，诸阳皆然。法当温补下焦，以熟地六两为君；鹿角霜、山茱萸各四两，桑螵蛸、鹿角胶、人参、茯苓、枸杞、远志、菟丝、山药各三两为臣；益智仁一两为佐；桂、附各七钱为使，蜜丸。早晚盐汤送四五钱，不终剂而愈。此证由下元不足，无气升腾于上，故渴而多饮，以饮多小便亦多也。今大补下元，使阳气充盛，熏蒸于上，则津生而渴止矣。

震按：生生子此条，实宗仲景"饮一斗，小便亦一斗，肾气丸主之"之法也。张杲治黄沔久病渴，极疲瘁，劝服八味丸数两而安。其学甚高，然治一水二火者患消渴而用此方，则大误。又阅滑伯仁案，一消渴者，医谓肾虚津不上升，合附子大丸服之，渴益甚，目疾亦作。滑斥之曰：此以火济火，不焦则枯。令弃前药，以寒剂下之，荡去火毒，继以苦寒清润之剂乃愈。是不可同日而语矣。《泊宅编》载，一仕人患消渴，医者断其逾月死。又一医令急致北梨二担，食尽而瘥。隋炀帝服方士丹药，荡思不可制，日夕御女数十人，入夏烦躁，日引饮数百杯而渴不止。莫君锡进冰盘于前，俾时刻望之，

是皆法外之法也。他如本草载淡煮韭苗，于清明前吃尽一斤；刘完
素以生姜自然汁一盆，置室中具杓于旁，给病人入室锁之，渴甚，
不得已而饮，饮渐尽，渴反减，是皆《内经》辛以润之之旨。而
《交州记》曰：浮石体虚而轻，煮饮治渴。故《本事方》神效散浮
石为君，实神效无比。

又按：风寒暑湿燥火，六淫之邪也。江氏分类集案，不立燥之
一门。缘诸病有兼燥者，已散见于各门，却无专门之燥病可另分一
类耳。故于湿之下，火热之上，间以消渴，盖消渴有燥无湿也。其
见解极是，允宜配列在此。

清代俞震《古今医案按·消渴》

按：饮食不节，嗜食肥甘，肆饮醇酒，致肠胃积热，脾胃运化失权，水
湿停聚，与热搏结，致湿热内蕴，阻碍气机，气化不利，转为消渴；又热灼
津液，津液亏虚，转输不利，亦发为消渴。《黄帝内经》云："此人必数食甘
美而多肥也，肥者令人内热，甘者令人中满，故其气上溢，转为消渴。"《备
急千金要方·消渴》则详载了饮酒与消渴之间的关系："凡积久饮酒未有不成
消渴，然则大寒凝海而酒不冻，明其酒性酷热，物无以加，脯炙盐咸，此味
酒客耽嗜，不离其口，三觞之后，制不由己，饮啖无度，咀嚼酢酱，不择酸
咸，积年长夜，酣兴不懈，遂使三焦猛热，五脏干燥，木石犹且焦枯，在人
何能不渴。"是证之机终由过食肥甘、醇酒厚味、辛辣香燥，损伤脾胃，运化
失司，积热内蕴，化燥伤阴，消谷耗液，发为消渴。火因水竭而益烈，水因
火烈而益干，肾虚、肺燥、胃热之证俱现，消渴已成。总归阴津亏耗，燥热
已偏，却以阴虚为本，燥热为标，终究标本互为因果，阴愈虚则燥热愈盛，
燥热愈盛而阴愈虚，此肾之阴精损极。下消本于肾，精枯髓竭必饮水自救，
饮多又失运化，溺多且状稠浊如膏者，肾之虚极，气化失司，固摄乏力，溺
关失约，清浊不分，并走于下。相火妄动，滋扰脬腑。阴不制阳，肾虚而膀
胱热，本虚标实也，虽阴津固虚，然先天之本失其水之下源之功，必致些许
水液无以常制、无常以布、无常以泄，羁留时日而异于恒常，为湿久矣，亦
致热生，终成虚实兼杂之候。此证所象，渴而欲饮为必然之症。

俞氏于是证治以阴阳互根之意，阴中求阳，阳中求阴。温补于润滋，择
熟地黄至阴之性重用为君，益阴填精，壮水之主，以制四方虚动。洁古谓其：
"补血气，滋肾水，益真阴。"重用鹿角霜、山茱萸各四两，酸涩兼收，以敛

阴津。桑螵蛸、益智仁、鹿角胶实为助阳之用，阴生阳长，相得益彰。臣之以人参、茯苓、枸杞、远志、菟丝子、山药，臻于脾、肾、肺共补皆调，俾化气有精，气血有源，阴阳有泉。稍以肉桂、附子补火助阳，少火生气也。病非朝夕，其治不强于速求，终以丸剂徐缓图之，不必求桴鼓之效，却有"不终剂而愈"之果。回顾其患本下元不足，气乏升腾，阴津不上承于口唇，渴而多饮。俞氏力主大补下元，阳盛本欲阴固，精微得以蒸上，则津生而渴止矣，诸症渐消。

【案例15】友人朱麟生，病消渴，后渴少止，反加燥急，足膝痿弱，命予亟以杂霸之药投之，不能待矣。予主是丸加犀角，坐中一医曰：肾病而以犀角、黄连治其心，毋乃倒乎？予曰：肾者，胃者之关也，胃之热下传于肾，则关门大开，关门大开，则心之阳火，得以直藏于肾。经云阳精所降其人夭，非细故也。今病者心火烁肾，燥不能需，予用犀角、黄连入肾，对治其下降之阳光，宁为倒乎？医敬服，友人服之果效，再更六味地黄丸加犀角，而肌泽病起。

清代喻昌《医门法律·消渴门》

按：心为君主之官，为火脏而主阳，如日当空，烛照万物。肾为水脏，藏精而奉为先天之本。心与肾，君与相，火与水，于全身脏腑实为阴阳之枢，故必求水火既济、精神互用、君相安位也。心位于上，五行属火，升已而降；肾居于下，五行属水，降已而升。心火下降，以资肾阳，温煦肾水，使肾水不寒；肾水上济，以滋心阴，制约心阳，使心火不亢；心肾阴阳水火升降互济，维持了两脏之间的平衡，称"心肾相交""水火既济"。《慎斋遗书》曰："心肾相交，全凭升降。而心气之降，由于肾气之升；肾气之升，又因心气之降。"若心与肾的阴阳水火升降互济失常，多见肾阴虚于下而心火亢于上之阴虚火旺，称"水火未济"，即"心肾不交"。心藏神，肾藏精，精能化气生神，为气、神之基；神能统精驭气，为精、气之主，故积精可以全神，神全可以统驭精气。如《类证治裁》说："神生于气，气生于精，精化气，气化神。"《类经》云："虽神由精气而生，然所以统驭精气而为运用之主者，则又在吾心之神。"心与肾病变相互影响，可见肾精与心神失调的精亏神逸；心为君火，肾为相火，君火在上如日照当空，为一身之主宰；相火在下，为神明之臣辅。命火秘藏，禀命守位，则心阳充足；心阳充盛，则相火潜藏守位。君火相火，各安其位，心肾上下交济。

此患用药争端聚于犀牛角、黄连，喻氏于是证持用二味，吾辈须习之思之。犀牛角咸寒，黄连苦寒，汪昂曰犀牛角凉心泻肝，泻心胃大热；曰黄连大苦大寒，入心泻火，镇肝凉血，燥湿开郁，解渴除烦。二者寒甚之药合用，直达心官，其火必熄也。心火不独亢，则有下降之机，肾水得煦有望。再更用六味地黄之辈，滋壮肾水，继而上济于心，终得水火既济，故"肌泽病起"也。

【案例16】杨（二六），渴饮频饥，溲溺浑浊，此属肾消。阴精内耗，阳气上燔。舌碎绛赤，乃阴不上承，非客热宜此。乃脏液无存，岂是平常小恙？

熟地、萸肉、山药、茯神、牛膝、车前。

清代叶桂《临证指南医案·三消》

按：渴饮频饥、溲混溺浊，实乃消渴之证所常有之候。《太平圣惠方》曰："一则饮水多而小便少者，消渴也；二则吃食多而饮水少，小便少而赤黄者，消中也；三则饮水随饮便下，小便味甘而白浊，腰腿消瘦者，消肾也。"此患属肾消，阴精内耗，阳气上燔，诸由所致，聚于肾之本脏，周身脏腑之阴精耗极，真水不足，制阳不力，虚阳上浮呈燔灼之势，舌色必然绛赤，脉象必然虚而细数。叶氏谓："非客热宜此。乃脏液无存，岂是平常小恙？"于此绝无他异。再思之，"夫消渴，皆由精血走耗，津液枯乏，引饮既多，小便必利，寝衰微，肌肉脱剥，指脉不荣，精髓内竭"。有《三因极一病证方论》是论，珠玉在前，后学必效。

对其真阴虚极视若无睹，唯顾其标之上浮热候而治之，必属权宜之计，绝非万全之法也！治病必求于本，终究阴平阳秘之求，阴复则阳热必消。叶氏择方，药必慎之，既求万全，更得契于证之机要。山药、茯神、牛膝、车前子伍以熟地黄、山萸肉，本意既显，恐其腻滞之思，以期补而兼行，世人多晓，此不赘述。熟地黄、山萸肉、山药之辈，六味地黄之"三补"，三者之伍，肝、脾、肾所需兼顾，本经之药，相得益彰，虑于五脏于五行，生克制化使然，互因互果，非叶氏袭前贤之法，实乃证机所需，周详之虑也。山萸肉酸涩而温，归于肝、肾经，工于补益收涩，其功虽不在专于补虚，但于是证有补益之中具封藏之功，可谓补敛俱佳之品。于山萸肉者，再雪峰有议："温燥既益张之焰，苦泄又更竭其阴，惟山萸味厚质浓……俾生生之气得遂，则心下之邪气可以除；内宁则外安，因邪而生之寒热可以解；液注则气注，而隔绝萎顿之中可以温……推之体工，咸趋正轨，则无汗能发，有汗能止，小便多能止……蒸热可解，气逆可平，气陷可升。"熟地黄者，虽温却实为益阴填精之至阴之药，大补五脏之真阴真水，较当归者，其工于阴而静守，合于阴之本性也。《本草新编》誉之："真阴之气非此不生，虚火之焰非此不降。洵夺命之神品，延龄之妙味也。世人以其腻滞，弃而不用，亦未知其功效耳。夫肾有补而无泻，是肾必宜补矣。然而补肾之药，正苦无多。山萸肉、牛膝、杜仲、北五味之外，舍熟地又用何药哉。"而山萸肉、牛膝不宜且不可为君，熟地黄为君药，虽为至阴之品，尤与其他阴药有殊，非多用之，奚以取胜。故而，是证非熟地黄、山萸肉为重，他药虽力，亦难以功成于所期也！

【案例17】王（四五），形瘦脉搏，渴饮善食，乃三消症也。古人谓：入水无物不长，入火无物不消。河间每以益肾水制心火，除肠胃激烈之燥，济身中津液之枯，是真治法。

玉女煎。

【案例18】姜（五三），经营无有不劳心，心阳过动，而肾阴暗耗，液枯，阳愈燔灼。凡入火之物，必消烁干枯，是能食而肌肉消瘦。用景岳玉女煎。

以上医案均出自清代叶桂《临证指南医案·三消》

【案例17、18】共按：火因水竭而益烈，水因火烈而益干，肾虚、肺燥、胃热之证俱现，消渴已成。总归阴津亏耗，燥热已偏，却以阴虚为本，燥热为标，终究标本互为因果，阴愈虚则燥热愈盛，燥热愈盛而阴愈虚，此肾之阴精损极。肾为水火之宅，一身阴阳之根本，肾阴虚则相火亢，亦耗真阴，阴衰于下，自保不足，更无以上奉，远离君主之官，心火独亢于上，一身脏腑阴阳之根本，肾水虚衰于下不能上济于心，心火亢盛于上不能下制于肾，水火不济，阴阳失交，此阴阳之本失衡之至，君相不安，他官愈恐，诸脏不合，周身不宁，全身精、气、血、水之输布代谢何言有序？或饥或渴或瘦，焉能不至！何况前人有云，无水则物不长，无火则物不消，水火者，阴阳之征兆也，水火同治，方得阴阳趋衡，以平为期。

除肠胃激烈之燥，济身中津液之枯，必仰赖益肾水而制心火，叶氏遵守此法，明籍之后，寻遍诸方，玉女煎者最为适也！景岳制本方，本于"少阴不足，阳明有余"，工在上清胃热而下滋肾水，标在胃热阴虚，本在肾水不足，中又有胃热扰心热烦，诸脏之乱，其功不相为助，必致烦热干渴，于消渴之消谷善饥者最宜。正如《景岳全书》所载："治水亏火盛，六脉浮洪滑大，少阴不足，阳明有余，烦热干渴，头痛牙疼，失血等证。"凡阴虚水亏、阳明火盛、烦渴内热者皆宜本方。是方石膏辛甘大寒，清胃火之有余，为君药。熟地黄甘而微温，滋肾水之不足，为臣药。君臣合用，清火而壮水，标本并图。知母苦寒质润，既助石膏以清胃热，又助熟地黄以滋肾阴；麦冬甘寒，清热养阴，共为佐药。牛膝导热引血下行，兼补肝肾，为佐使药。诸药合用，清胃滋肾，补泻并投，虚实兼顾，则热撤阴存，火降水充，诸症可愈。

是方取名"玉女"，其说有三：一指古代道家称肾为"玉女"，本方可滋补肾水，故名；二指观音菩萨左有"金童"，手持净瓶，右有"玉女"，手持柳枝，观音用柳枝蘸净瓶之水，洒于大地则清凉滋润，喻本方有滋阴降火之功；三指石膏其色白无瑕，性阴寒，象征"玉女"。本方以状如"玉女"之石膏为主，既补肾水之不足，又泻胃火之有余，宛若观音用柳枝蘸净瓶之水洒于大地一样，从而使阴虚火亢之症迅速得以平息，所以名"玉女煎"。

【案例19】王（左），消渴虽减于前，而肌肉仍然消瘦，舌干少津，溲多浑浊，脉象沉细。水亏之极，损及命火，以致不能蒸化清津上升。汤药气浮，难及病所，宜以丸药入下。

附桂八味丸（每服三钱，淡盐汤送下，上下午各一服）。

清代张乃修《张聿青医案·消渴》

按：阳不化气则水精不布，水不得火则有降无升，直入膀胱而饮一溲二，泉源不滋，土壤枯涸，皆由先天之肾阴阳俱亏而为消证。病虽缓致，根由先天禀赋不足，终使脾肾虚弱，先天无以充，后天无以养，精气耗伤，气血无源，肌肉日耗且无以充继，焉能不消瘦？肾精乃周身动力之源，其化为气而分阴阳，阴津者润养周身，其乏至极而无以敷布，加之肾之气化无力，先天之亏必累及后天之损，阴津本不足且运化无力，下元无根且浮，必致津液上承无助，口舌无养乏润，故必可见舌干少津，况且溲多日耗，其证益显。肾气化为阴阳两端，相反相成，相得益彰。阳气者温固，阴气者润养，此阴阳不调，先天不充，气化失司，其表里之膀胱一腑开阖失度，清浊无分，不难有溲多而浑浊一症。景岳有言示于后学："凡治消之法，最当先辨虚实。若察其脉证果为实火致耗津液者，但去其火则津液自生而消渴自止。若由真水不足，则悉属阴虚，无论上中下，急宜治肾，必使阴气渐充，精血渐复，则病必自愈。若但知清火，则阴无以生而日见消败，益以困矣。"此外，更须知阴阳者，虽曰对立制约之势，但终究为互根互用之情，阴亏则阳无以生，阳虚则阴无以长，须以阳中求阴，阴中求阳，首尾兼顾，因果互作，立于本方得万全之法，其择方者堪为"有的之矢"。

张氏遵守前贤，垂青于附桂八味丸者正合于此患证之机要，但又虑于日前既以汤药开路，病得其法，治得其药，本于效不更方之思，然刻下应易用丸剂以徐徐缓图之，效取于不急也。是方附子大辛大热，温阳补火；桂枝辛甘而温，温通阳气，二药相合，补肾阳之虚，助气化之复，共为君药。肾主精，为水火之脏，内寓真阴真阳，阳气无阴则不化，张景岳《景岳全书》曰："故善补阳者，必于阴中求阳，则阳得阴助而生化无穷；善补阴者，必于阳中求阴，则阴得阳升而泉源不竭。"故配伍干地黄滋补肾精，山茱萸、山药补益肝脾之精，共为臣药。君臣相使为用，以收蒸精化气、阴生阳长之效。方中补阳药少而滋阴药多，可见其立方之旨，并非峻补元阳，乃在温补肾气，即取"少火生气"之义。泽泻、茯苓利水渗湿，配桂枝又善温化痰饮；牡丹皮活血散瘀，伍桂枝则可调血分之滞，有助水湿祛除，此三味合为佐药，寓泻于补，俾邪去而补药得力，并制诸滋阴药之滋腻助湿。诸药合用，补精之虚以生气，助阳之弱以化水，使肾阳振奋，气化复常，诸症自除。少量温阳补火药与大量滋阴益精药为伍，旨在阴中求阳，精中求气；主以补虚，兼行通利，有调补之巧。然本方服用机要之一实为"淡盐汤送下"，盐者，咸也，五味入胃，各归所喜，咸先入肾，助药力直达病所，使"证、法、方、药、用"五者契合于一宜，虽不图奏效于旦夕，但不失为当下最捷之法，上工之医亦应不失"瞻前顾后"之周详所思，力免于"虎头蛇尾"，妙方佳药虽醒于目，然终必奏效于一用也。

【案例20】杨（左），膏淋之后，湿热未清，口渴溲浑酸浊，为肾消重症。

天花粉二钱、川草薢二钱、蛇床子一钱五分、川石斛四钱、秋石三分、天麦冬各一钱五分、覆盆子二钱、海金沙二钱、炙内金一钱五分入煎、川连二分。

再诊，小溲稍清，口渴略减。再清下焦湿热。

寒水石三钱、淡竹叶一钱五分、海金沙一钱五分、赤白苓各二钱、泽泻二钱、龟甲心五钱、炒黄柏二钱、车前子三钱、滑石三钱、大淡菜二只。

三诊，脉症俱见起色。效方出入，再望转机。

海金沙三钱、秋石二分、滑石块三钱、茯苓神各二钱、龟甲心五钱、福泽泻一钱五分、车前子三钱、炒牛膝三钱、川柏片一钱、大淡菜二只、鲜藕汁一杯。冲。

清代张乃修《张聿青医案·消渴》

按：下消者，本于肾，精枯髓竭必饮水自救，必以口渴为信，饮多又失运化，随即溺多而下也，其状稠浊如膏者，盖因肾之虚极，气化失司，一则固摄乏力，溺关失约；二则清浊不分，并走于下；三则相火妄动，滋扰胪腑。阴不制阳，肾虚而膀胱热，本虚标实故也，虽阴津固虚，然先天之本失其水之下源之功，必致些许水液无以常制、无常以布、无常以泄，羁留时日而异于恒常，为湿久矣，亦致热生，终成虚实兼杂之候。此证所象，渴而欲饮为必然之症，"溲浑酸浊"实由热之燔灼所致。溺浊于膏淋之后，绝非旦夕之功，虽以"浊"字述之，貌似有碍观瞻，以为必弃，实则其为体之精微所化，其泄愈多，其肾愈虚，其下关愈发约束不力，如此因果互使，时日已久，陷于极度恶性之循环，故为肾消重症！《医学纲目》转引洁古谓："肾消者，病在下焦。初发为膏淋，谓淋下如膏油之状，至病成面色黧黑，形瘦而耳焦，小便浊而有脂液，治宜养血，以分其清浊而自愈矣。"

故张氏于是证之治，益虚者不离肾，泄实者亦不离肾，总归利尿以导湿热，补阴以滋肾水，如此阳得阴制，其愈可期也。然湿与热结，最难速消，须步步为营，必由刻下核心证机立法遣方选药，以待其变，更续以效法。初诊之方中天花粉、天门冬、麦冬、川石斛之辈实为阴津亏耗所设，滋养肺、胃之阴而生津止渴耳；川草薢一药利湿分清去浊，为治溺之膏浊要药，合于《滇南本草》利膀胱水道，赤白便浊之意；川石斛甘而微寒，主胃、肾阴虚而热；蛇床子本为苦温兼有毒，取其温肾壮阳之功，些许之湿亦赖其而解，然苦温之性，于是证确有不宜，故伍以川黄连苦寒之甚以制之，又合于"湿热"之需。至于秋石一药，时珍曰：《淮南子》丹成，号曰秋石，言其色白质坚也。以人中白炼成白质，亦名秋石，言其亦出于精气之余也。《琐碎录》乃云秋石味咸走血，使水不制火，久服令人成渴疾。盖此物既经煅炼，其气近温，服者多是淫欲之人，借此放肆，虚阳亡作，真水愈涸，安得不渴耶？况甚则加以阳药，助其邪火乎，唯丹田虚冷者，服之可耳。观病淋者，水虚火极，则煎熬成砂石，小便之炼成秋石，与此一理也。是方以秋石主治虚劳羸瘦、骨蒸劳热、遗精下浊等证，亦取意于《本草纲目》秋石主治虚劳冷疾、小便遗数、漏精白浊之思，实为妙也；海金沙、炙内金诸药，合于湿热必寻去路之意，利尿通淋耳；覆盆子甘酸，归于肾、膀胱经，益肾固精缩尿。全方寓攻补兼施、寒温并用、敛利同予，方之妙在于分毫之别，以俟消息。

再诊之时，欣闻"小溲稍清，口渴略减"，膏浊见轻，意为下焦之关渐固，气化之力渐复。渴饮稍减，可知阴津渐复，上焦得润。其效虽不堪称"桴鼓"，但是方之药已合其证机，唯虑其湿热去路尚有障碍，邪必先去而正气有复之机，张氏续以"清下焦湿热"之法。寒水石、淡竹叶、海金沙、赤茯苓、白茯苓、泽泻、车前子、滑石诸药物总归有利膀胱而祛湿之用，此不赘述。然方中大淡菜、龟甲心、炒黄柏三药，实为妙配。大淡菜非菜蔬之属，一名"淡壳"，时珍曰：淡以味，壳以形，夫人以似名也。陈藏器谓其主于"虚劳伤惫，精血衰少，及吐血，久痢肠鸣，腰痛疝瘕，妇人带下，产后瘦瘠"之证。龟甲者，补肾阴之虚火，于真阴不足者最为有益，假以炒黄柏清热燥湿之中又退虚热骨蒸，善除下焦虚实之交热，引阳气下行，原欲其阳伏阴中，而成既济。诸药合用，再俟消息。

三诊之时，喜见"脉症俱见起色"，前投两方，颇费心机，张氏续既效之法，方药略以裁化，再望转机。海金沙、秋石、滑石块、茯苓、茯神、龟甲心、福泽泻、车前子、川柏片、大淡菜之属，续前本意，切中病机之需，此亦不再赘述。三诊刻下之方择以鲜藕汁，生津止咳清热，今下焦湿热几尽，邪已不足为虑，故而生养阴津以缓燥热，实为正轨之举；加炒牛膝一味，取其下行之性，补肝肾，利尿通淋，又合标本兼顾之意，实乃不可或缺，以固其效。

拜效法案，追思先贤，吾辈后学虑己学浅才疏而必有所思，天地六气五味，以配养人身六腑五脏，而究乎万物之源，终引《黄帝内经》论消渴诸症，比物立象，反复详明，非深达阴阳造化之机者，孰能如是哉！

附录一：消渴相关古籍

《黄帝内经》

《难经》

《中藏经》

《神农本草经》

《伤寒杂病论》

《名医别录》

《针灸甲乙经》

《脉经》

《小品方》

《肘后备急方》

《诸病源候论》

《黄帝内经太素》

《备急千金要方》

《重广补注黄帝内经》

《外台秘要方》

《千金翼方》

《新修本草》

《药性论》

《本草拾遗》

《日华子本草》

《黄帝明堂灸经》

《医心方》

《太平圣惠方》

《圣济总录》

《仁斋直指方论》

《三因极一病证方论》

《是斋百一选方》

《扁鹊心书》

《严氏济生方》

《黎居士简易方论》

《察病指南》

《卫生家宝方》

《太平惠民和剂局方》

《针灸资生经》

《三消论》

《儒门事亲》

《丹溪心法》

《素问病机气宜保命集》

《黄帝素问宣明论方》

《东垣试效方》

《医学启源》

《珍珠囊》

《兰室秘藏》

《脉因证治》

《金匮钩玄》

《心印绀珠经》

《活法机要》

《丹溪手镜》

《西方子明堂灸经》

《饮膳正要》

《世医得效方》

《本草纲目》

《秘传证治要诀及类方》

《症因脉治》

《类证治准绳》

《景岳全书》

《古今医统大全》

《类经》

《医镜》

《医学津梁》

《医方类聚》

《黄帝内经灵枢注证发微》

《医学入门》

《医学纲目》

《医贯》

《医学原理》

《治法汇》

《寿世保元》

《肯堂医论》

《东医宝鉴》

《订补明医指掌》

《医林绳墨》

《医灯续焰》

《慎斋遗书》

《赤水玄珠》

《医方考》

《仁术便览》

《万病回春》

《针灸大成》

《医方集宜》

《简明医彀》

《古今医鉴》

《济阴纲目》

《本草汇言》

《本草正》

《药品化义》

《本草蒙筌》

《针灸聚英》

《普济方》

《针灸大全》

《针方六集》

《类经图翼》

《名医类案》

《石山医案》

《医学正传》

《滇南本草》

《血证论》

《医醇剩义》

《杂病源流犀烛》

《医学心悟》

《医学从众录》

《四圣心源》

《医述》

《证治汇补》

《景岳全书发挥》

《辨证录》

《张氏医通》

《医碥》

《幼科铁镜》

《幼幼集成》

《医门法律》

《本草崇原》

《金匮要略浅注补正》

《类证治裁》

《医理真传》

《医学传灯》

《冯氏锦囊秘录》

《医方集解》

《续名医类案》

《本草从新》

《临证指南医案》

《金匮要略心典》

《金匮悬解》

《医经原旨》

《本草正义》

《妇科玉尺》

《本草求真》

《嵩崖尊生书》

《古今名医汇粹》

《罗氏会约医镜》

《石室秘录》

《长沙药解》

《本草新编》

《刺灸心法要诀》

《针灸逢源》

《勉学堂针灸集成》

《医学衷中参西录》

《得配本草》

《随息居饮食谱》

《本草述》

《叶氏医案存真》

《本草备要》

《济众新编》

《医宗金鉴》

《古今医案按》

《张聿青医案》

附录二：消渴古籍名词术语集

附表1　消渴病名、证候、病因病机、治则术语表

术语类目	术语名称
病证名	消渴　渴消　消症　消证　肺瘅　脾瘅　肾瘅　消瘅　脾消　肺消　肾消　膈消　鬲消　肺郁（消）　脾郁（消）　肝郁（消）　高消　顶消　高风　上消　渴利　消利　消中　中消　食㑊　消脾　内消　消肾　急消　下消　风消　阴消　阳消　三消　外感三消　内伤三消　虫渴　湿消　消肌　漏风　消浊
并发症病名	仆击　中风　偏枯　偏废不仁　偏风　消渴厥　消渴眩晕　痿厥　心悸　胸痹心痛　真心痛　胃痞　痞满　呕吐　泄泻　便秘　血痹　筋痹　肢痹　痿痹　麻木　痛证　痿病　痹病　痉病　气脱　脱疽　消渴目病　雀目　内障　视瞻昏渺　云雾移睛　血灌瞳神　暴盲　痈疽　筋疽　脉疽　肉疽　皮疽　骨疽　聋盲　痒风　风瘙痒　疮癣　痤痱　水肿　肺痨　络病　水疾　虚劳　尿浊　淋证　膏淋　关格　脱疽　消渴心病　消渴肠病　消渴肾病　消渴抑郁　消渴汗症　消渴不寐　消渴不举（阳痿）　阴痿　筋痿器不用　宗筋弛纵　消渴外阴瘙痒（消瘅疮）　消渴胆　骨痹（骨痿）　骨枯
证候	主证： 痰（湿）热互结证　脾气亏虚证　脾虚胃热证　气阴两虚证　热盛伤津（肺热、肝胃郁热、胃热、肠热、热甚）证　肝肾阴虚证　肾阴亏虚证　阴虚火旺证　阴阳两虚证　肝郁气滞证　胃肠湿热证　胆热脾寒证　肝胆湿热证　气虚痰结证　气虚血瘀证 兼证： 痰浊证　血瘀证

术语类目	术语名称
病因病机	病因： 1. 饮食不节（过食肥甘厚味　嗜酒　辛辣香燥） 2. 禀赋不足（正气不足　五脏柔弱） 3. 服芳香石药 4. 情志失调（肝郁气滞　心火积郁） 5. 外感六淫（邪毒内侵　疫毒　时行疫） 6. 劳欲过度，久坐少动 7. 虫积 8. 外伤（胰腺损伤） 病机： 1. 脾胃虚衰，运化失司 2. 胃肠燥热，邪热郁结 3. 丹石伤津，阴虚燥热 4. 嗜酒成性，积热于里 5. 热毒内蕴，耗液伤阴 6. 燥热怫郁，气液不通 7. 气实血虚，阴阳不交 8. 肝失疏泄，气机不畅 9. 命门火衰，真阳不足 10. 湿热互结，痰阻血瘀
治则	清热生津止渴　疏肝健脾利胆　清利肝胆湿热　清热化痰　清热润肺　开郁清热　益胃清热　调理肝脾　疏肝理气　清泻肠热　酸敛泻热　甘润养阴　健脾益气　清胃泻火　滋阴生津　益气养阴　滋补肝肾　滋肾养阴　滋阴降火　滋阴温阳　补益肝肾　清热利湿　健脾益气　化痰泄浊　益气活血

附表 2　消渴证候、治则、代表方剂术语表

证候	治则	代表方剂
痰（湿）热互结	清热化痰	小陷胸汤
热盛伤津	清热生津止渴	消渴方
肺热	清热润肺	二冬汤
肝胃郁热	开郁清热	大柴胡汤
胃热	益胃清热	三黄汤
肠热	清泻肠热	增液承气汤
脾气亏虚	健脾益气	四君子汤
脾虚胃热	清胃泻火，滋阴生津	玉女煎，白虎加人参汤
气阴两虚	益气养阴	玉泉丸，七味白术散，生脉散，参芪地黄汤
肝肾阴虚	滋补肝肾	杞菊地黄丸
肾阴亏虚	滋肾养阴	六味地黄丸，知柏地黄丸
阴虚火旺	滋阴降火	知柏地黄丸合白虎汤
阴阳两虚	滋阴温阳，补益肝肾	金匮肾气丸
肝郁气滞	疏肝理气，调理肝脾	柴胡疏肝散
胃肠湿热	清热利湿	葛根芩连汤
胆热脾寒	疏肝健脾利胆	柴胡桂枝干姜汤
肝胆湿热	清利肝胆湿热	茵陈蒿汤
气虚痰结	健脾益气，化痰泄浊	二陈汤合大黄黄连泻心汤
气虚血瘀	益气活血	补阳还五汤

附录三：消渴古籍名方汇总

一画

一柴胡饮

二画

二冬汤
十全大补汤
人参石膏汤
人参白术散
人参宁神汤
人参汤
人参散
八味丸
八珍汤
九房散

三画

三补丸
干地黄丸
土瓜根丸
大补阴丸
大承气汤
大黄甘草饮子
山茱萸丸

四画

天冬丸
天冬煎

天竺黄散
五苓散
水银丸
升麻丸
乌龙汤
乌梅木瓜汤
六君子汤
六味地黄丸
引火升阴汤

五画

玉女煎
玉泉散
玉烛散
甘露膏
龙凤丸
平补丸
归脾汤
四君子汤
生地八物汤
生脉散
生津丸
生津甘露汤
生津甘露饮子
生津养血汤
白矾丸
白虎加人参汤
白虎汤

白茯苓丸

冬瓜饮

玄菟丹

兰香饮子

半夏散

宁沸汤

加减八味丸

加减肾气丸

六画

地骨皮饮

地骨皮散

地黄丸

地黄汤

地黄饮子

地黄煎

百合知母汤

当归地黄汤

当归润燥汤

肉苁蓉丸

朱砂黄连丸

竹叶汤

竹叶黄芪汤

全真一气汤

合治汤

闭关止渴汤

羊髓煎

七画

麦冬丸

麦冬饮

麦冬散

花苁蓉丸

苁蓉丸

芦根汤

芦根散

连梅汤

牡蛎丸

牡蛎散

沃焦散

补中益气汤

补肾地黄丸

阿胶汤

八画

苦参丸

茅根汤

肾气丸

肾沥汤

肾沥散

知母丸

知母饮

知母散

金牙石汤

金银箔丸

泻黄散

泽泻丸

参附汤

参苓白术散

九画

珍珠龙脑丸

茯苓汤

茯神丸

茯神汤

茯神煮散方

荠苨散

胡桃丸

枸杞子丸

枸杞汤

枸杞根饮

钟乳丸

顺气散

信香十方青金膏

姜粉散

前胡汤

宣补丸

祛烦养胃汤

神应散

绛雪散

十画

桂心散

栝楼丸

栝楼根丸

栝楼根汤

栝楼散

柴胡芍药汤

柴胡饮

钱氏白术散

钱氏加减地骨皮散

铁粉丸

铅丹丸

铅丹散

铅霜丸

铅霜散

秘方乌梅五味子汤

逢原饮（自制）

消热止渴方

消渴痞丸

浮萍丸

调味承气汤

桑白皮汤

桑螵蛸丸

十一画

理中汤

菝葜饮

黄丹散

黄芩汤

黄芪丸

黄芪汤

黄芪饮

黄芪散

黄连丸

黄连散

黄柏丸

菟丝子散

梅花聚香汤

梅苏丸

猪肚丸

猪肚黄连丸

猪苓汤

猪肾荠苨汤

鹿茸丸

羚羊角散

清上止消丹

清心莲子饮

清凉饮

清凉饮子

十二画及以上

煮散方

葛根丸

葶苈丸

楮叶丸

棘刺丸

滋肾丸

犀角丸

槟榔散

酸枣仁丸

磁石汤

增损肾沥汤

熟干地黄散

薯蓣丸

附录四：主要参考文献

[1] 杨永杰，龚树全. 黄帝内经［M］. 北京：线装书局，2009.

[2] 戴原礼. 秘传证治要诀及类方［M］. 北京：中国中医药出版社，1998.

[3] 江瓘，魏之琇. 名医类案（正续编）［M］. 潘桂娟，侯亚芬校注. 北京：中国中医药出版社，1996.

[4] 张仲景. 金匮要略［M］. 北京：中国医药科技出版社，2018.

[5] 南京中医学院. 诸病源候论校释：上册［M］. 北京：人民卫生出版社，1980.

[6] 朱丹溪. 丹溪心法［M］//田思胜，高巧林，刘建青. 朱丹溪医学全书. 北京：中国中医药出版社，2006.

[7] 朱橚. 普济方：第四册［M］. 北京：人民卫生出版社，1982.

[8] 赵佶. 圣济总录［M］. 北京：人民卫生出版社，1982.

[9] 张景岳. 景岳全书［M］//李志庸. 张景岳医学全书. 北京：中国中医药出版社，1999.

[10] 王旭高. 王旭高临证医案［M］. 张殿民，史兰华点校. 北京：人民卫生出版社，1987.

[11] 吴谦. 御纂医宗金鉴（武英殿版排印本）［M］. 北京：人民卫生出版社，1963.

[12] 刘完素. 三消论［M］//宋乃光. 刘完素医学全书. 北京：中国中医药出版社，2006.

[13] 朱丹溪. 金匮钩玄［M］//田思胜，高巧林，刘建青. 朱丹溪医学全书. 北京：中国中医药出版社，2006.

[14] 严用和. 重订严氏济生方［M］. 浙江省中医研究所文献组，湖州中医院整理. 北京：人民卫生出版社，1980.

[15] 陕西省中医研究院. 医林改错注释［M］. 2版. 北京：人民卫生出版社，1985.

[16] 陈延之. 小品方［M］. 高文铸，辑校注释. 北京：中国中医药出版社，1995.

[17] 孙思邈. 备急千金要方校释［M］. 李景荣，苏礼，任娟莉，等校释.

北京：人民卫生出版社，1998.

[18] 王怀隐. 太平圣惠方［M］. 北京：人民卫生出版社，1958.

[19] 杨士瀛. 仁斋直指［M］. 北京：中医古籍出版社，2016.

[20] 陈无择. 三因极一病证方论［M］. 北京：中国中医药出版社，2007.

[21] 张子和. 儒门事亲［M］//徐江雁，许振国. 张子和医学全书. 北京：
中国中医药出版社，2006.

[22] 朱丹溪. 丹溪治法心要［M］//田思胜，高巧林，刘建青. 朱丹溪医学
全书. 北京：中国中医药出版社，2006.

[23] 唐容川. 血证论［M］//王咪咪，李林. 唐容川医学全书. 北京：中国
中医药出版社，1999.

[24] 费伯雄. 医醇賸义［M］. 王鹏，王振国整理. 北京：人民卫生出版
社，2006.

[25] 王肯堂. 杂病证治准绳［M］//陆拯. 王肯堂医学全书. 北京：中国中
医药出版社，1999.

[26] 沈金鳌. 杂病源流犀烛［M］//田思胜. 沈金鳌医学全书. 北京：中国
中医药出版社，1999.

[27] 程国彭. 医学心悟［M］. 北京：中国中医药出版社，2019.

[28] 陈修园. 医学从众录［M］//林慧光. 陈修园医学全书. 北京：中国中
医药出版社，1999.

[29] 黄元御. 黄元御医学全书［M］. 孙洽熙主校. 北京：中国中医药出版
社，1996.

[30] 张仲景. 伤寒论［M］. 钱超尘整理. 北京：人民卫生出版社，2005.

[31] 王焘. 外台秘要方［M］//张登本. 王焘医学全书. 北京：中国中医药
出版社，2006.

[32] 李用粹. 证治汇补［M］. 太原：山西科学技术出版社，2011.

[33] 叶桂. 景岳全书发挥［M］//黄英志. 叶天士医学全书. 北京：中国中
医药出版社，1999.

[34] 陈士铎. 辨证录［M］//柳长华. 陈士铎医学全书. 北京：中国中医药
出版社，1999.

[35] 张景岳. 类经［M］//李志庸. 张景岳医学全书. 北京：中国中医药出
版社，1999.

[36] 张璐. 张氏医通［M］//张民庆，王兴华，刘华东. 张璐医学全书. 北

240

京：中国中医药出版社，1999.

[37] 丹波康赖. 医心方 [M]. 赵明山注释. 沈阳：辽宁科学技术出版
社，1996.

[38] 刘完素. 素问病机气宜保命集 [M] //宋乃光. 刘完素医学全书. 北
京：中国中医药出版社，2006.

[39] 黎民寿. 黎居士简易方论 [M] //曹洪欣. 海外回归中医善本古籍丛
书：续　第二册. 北京：人民卫生出版社，2010.

[40] 赵献可. 医贯 [M]. 北京：人民卫生出版社，1964.

[41] 李东垣. 兰室秘藏 [M] //张年顺，吴少祯，张海凌. 李东垣医学全
书. 北京：中国中医药出版社，2006.

[42] 夏鼎. 幼科铁镜 [M] //周仲瑛，于文明. 中医古籍珍本集成：儿科
卷：小儿病源方论、幼科铁镜 [M]. 长沙：湖南科学技术出版
社，2014.

[43] 陈复正. 幼幼集成 [M]. 蔡景高，叶奕扬点校. 北京：人民卫生出版
社，1988.

[44] 王肯堂. 医镜 [M] //陆拯. 王肯堂医学全书. 北京：中国中医药出版
社，1999.

[45] 陈士铎. 辨证奇闻 [M] //柳长华. 陈士铎医学全书. 北京：中国中医
药出版社，1999.

[46] 金礼蒙. 医方类聚点校本：第二分册 [M]. 浙江省中医研究所，湖州
中医院校. 北京：人民卫生出版社，1981.

[47] 喻嘉言. 医门法律 [M] //陈熠. 喻嘉言医学全书. 北京：中国中医药
出版社，1999.

[48] 张志聪. 本草崇原 [M]. 刘小平点校. 北京：中国中医药出版
社，1992.

[49] 马莳. 黄帝内经灵枢注证发微 [M]. 王洪图，李砚青点校. 北京：科
学技术文献出版社，1998.

[50] 李聪甫. 中藏经语译 [M]. 北京：人民卫生出版社，1990.

[51] 朱丹溪. 脉因证治 [M] //田思胜，高巧林，刘建青. 朱丹溪医学全
书. 北京：中国中医药出版社，2006.

[52] 李梴. 医学入门 [M]. 田代华，金丽，何永点校. 天津：天津科学技
术出版社，1999.

[53] 楼英. 医学纲目 [M]. 阿静, 闫志安, 牛久旺校注. 北京: 中国中医药出版社, 1996.

[54] 程杏轩. 医述: 上、下册 [M]. 沈阳: 辽宁科学技术出版社, 2022.

[55] 刘完素. 黄帝素问宣明论方 [M] //宋乃光. 刘完素医学全书. 北京: 中国中医药出版社, 2006.

[56] 唐容川. 金匮要略浅注补正 [M] //王咪咪, 李林. 唐容川医学全书. 北京: 中国中医药出版社, 1999.

[57] 李东垣. 东垣试效方 [M] //张年顺, 吴少祯, 张海凌. 李东垣医学全书. 北京: 中国中医药出版社, 2006.

[58] 林珮琴. 类证治裁 [M]. 王东坡点评. 北京: 中国医药科技出版社, 2021.

[59] 沈炎南. 脉经校注 [M]. 北京: 人民卫生出版社, 1991.

[60] 张灿玾, 徐国仟. 针灸甲乙经校注: 下册 [M]. 北京: 人民卫生出版社, 1996.

[61] 王璆. 是斋百一选方 [M]. 刘耀, 张世亮, 刘磊点校. 上海: 上海科学技术出版社, 2003.

[62] 窦材. 扁鹊心书 [M]. 李晓露, 于振宣点校. 北京: 中医古籍出版社, 1992.

[63] 危亦林. 世医得效方 [M]. 王育学点校. 北京: 人民卫生出版社, 1990.

[64] 朱端章. 卫生家宝方 [M]. 杨雅西, 平静, 于鹰, 等校注. 北京: 中国中医药出版社, 2015.

[65] 郑寿全. 医理真传 [M]. 于永敏校注. 北京: 中国中医药出版社, 1993.

[66] 汪机. 医学原理 [M] //高尔鑫. 汪石山医学全书. 北京: 中国中医药出版社, 1999.

[67] 张三锡. 治法汇 [M]. 郑玲, 李成龙, 王小岗校注. 北京: 中医古籍出版社, 2012.

[68] 王肯堂. 类方证治准绳 [M] //陆拯. 王肯堂医学全书. 北京: 中国中医药出版社, 1999.

[69] 龚廷贤. 寿世保元 [M]. //李世华, 王育学. 龚廷贤医学全书. 北京: 中国中医药出版社, 1999.

[70] 陈士铎. 辨证录 [M] //柳长华. 陈士铎医学全书. 北京：中国中医药出版社，1999.

[71] 冯兆张. 冯氏锦囊秘录 [M] //田思胜. 冯兆张医学全书. 北京：中国中医药出版社，1999.

[72] 汪昂. 医方集解 [M] //项长生. 汪昂医学全书. 北京：中国中医药出版社，1999.

[73] 吴仪洛. 本草从新 [M]. 朱建平，吴文清点校. 北京：中医古籍出版社，2001.

[74] 叶桂. 临证指南医案 [M] //黄英志. 叶天士医学全书. 北京：中国中医药出版社，1999.

[75] 尤怡. 金匮要略心典 [M]. 雷风，晓雪点校. 北京：中国中医药出版社，1992.

[76] 黄元御. 金匮悬解 [M] //黄元御. 黄元御医学全书. 孙洽熙主校. 北京：中国中医药出版社，1996.

[77] 薛雪. 医经原旨 [M]. 洪丕谟，姜玉珍点校. 上海：上海中医学院出版社，1992.

[78] 张山雷. 本草正义 [M]. 程东旗点校. 福州：福建科学技术出版社，2006.

[79] 沈金鳌. 妇科玉尺 [M] //田思胜. 沈金鳌医学全书. 北京：中国中医药出版社，1999.

[80] 王肯堂. 医论 [M] //陆拯. 王肯堂医学全书. 北京：中国中医药出版社，1999.

[81] 黄宫绣. 本草求真 [M]. 太原：山西科学技术出版社，2015.

[82] 景日昣. 《嵩崖尊生书》校注 [M]. 刘道清，刘霖校注. 郑州：河南科学技术出版社，2015.

[83] 罗美. 古今名医汇粹 [M]. 伊广谦，张慧芳点校. 北京：中医古籍出版社，1999.

[84] 罗国纲. 罗氏会约医镜 [M]. 王树鹏，姜钧文，朱辉，等校注. 北京：中国中医药出版社，2015.

[85] 许浚. 东医宝鉴 [M]. 天津中医学院主校. 北京：中国中医药出版社，1995.

[86] 皇甫中. 明医指掌 [M]. 黄斌点评. 北京：中国医药科技出版

社，2020.

[87] 方隅. 医林绳墨 [M]. 王小岗，贾晓凡校注. 北京：中医古籍出版社，2012.

[88] 李汤卿. 心印绀珠经 [M]. 于恒，苏妆校注. 北京：中国中医药出版社，2015.

[89] 王绍隆. 医灯续焰 [M]. 江凌圳校注. 北京：中国中医药出版社，2022.

[90] 周扬俊. 温热暑疫全书 [M]. 赵旭初校点. 上海：上海中医学院出版社，1993.

[91] 汪文绮. 杂症会心录 [M]. 侯如艳校注. 北京：中国医药科技出版社，2011.

[92] 陈岐. 医学传灯 [M]. 黄斌点评. 北京：中国医药科技出版社，2021.

[93] 朱丹溪. 活法机要 [M] //田思胜，高巧林，刘建青. 朱丹溪医学全书. 北京：中国中医药出版社，2006.

[94] 朱丹溪. 丹溪手镜 [M] //田思胜，高巧林，刘建青. 朱丹溪医学全书. 北京：中国中医药出版社，2006.

[95] 孙一奎. 赤水玄珠 [M] //韩学杰. 孙一奎医学全书. 北京：中国中医药出版社，1999.

[96] 张洁. 仁术便览 [M]. 郭瑞华，王全利，史雪，等校注. 北京：中国中医药出版社，2015.

[97] 龚廷贤. 万病回春 [M] //李世华，王育学. 龚廷贤医学全书. 北京：中国中医药出版社，1999.

[98] 杨继洲. 针灸大成 [M]. 天津：天津科学技术出版社，2017.

[99] 丁凤. 医方集宜 [M]. 魏民校注. 北京：中医古籍出版社，2017.

[100] 孙志宏. 简明医彀 [M]. 余瀛鳌点校. 北京：人民卫生出版社，1984.

[101] 王学权. 重庆堂随笔 [M]. 施仁潮，蔡定芳点注. 南京：江苏科学技术出版社，1986.

[102] 龚廷贤. 古今医鉴 [M] //李世华，王育学. 龚廷贤医学全书. 北京：中国中医药出版社，1999.

[103] 何梦瑶. 医碥 [M]. 邓铁涛，刘纪莎点校. 北京：人民卫生出版社，1993.

［104］施发. 察病指南［M］. 吴承艳，任威铭校注. 北京：中国中医药出版社，2015.

［105］刘完素. 河间六书［M］. 太原：山西科学技术出版社，2010.

［106］马继兴. 神农本草经辑注［M］. 北京：人民卫生出版社，1995.

［107］苏敬. 新修本草［M］. 太原：山西科学技术出版社，2012.

［108］秦景明. 症因脉治［M］. 郭霞珍，王志飞，曹幽子，等整理. 北京：人民卫生出版社，2006.

［109］陈藏器.《本草拾遗》辑释［M］. 尚志钧辑释. 合肥：安徽科学技术出版社，2002.

［110］陶弘景. 名医别录（辑校本）［M］. 尚志钧辑校. 北京：人民卫生出版社，1986.

［111］黄元御. 长沙药解［M］//黄元御. 黄元御医学全书. 孙洽熙主校. 北京：中国中医药出版社，1996.

［112］李时珍. 本草纲目［M］. 太原：山西科学技术出版社，2014.

［113］倪朱谟. 本草汇言［M］. 郑金生，甄雪燕，杨梅香点校. 北京：中医古籍出版社，2005.

［114］张元素. 医学启源［M］. 郑洪新校注. 北京：中国中医药出版社，2007.

［115］陈士铎. 本草新编［M］//柳长华. 陈士铎医学全书. 北京：中国中医药出版社，1999.

［116］张景岳. 本草正［M］. 北京：中国医药科技出版社，2017.

［117］贾所学. 药品化义［M］. 杨金萍，卢星，李绍林，等校注. 北京：中国中医药出版社，2015.

［118］陈嘉谟. 本草蒙筌［M］. 张印生，韩学杰，赵慧玲校. 北京：中医古籍出版社，2008.

［119］李杲. 用药珍珠囊：点校辑补本［M］. 王今觉，王嫣点校辑补. 北京：中国中医药出版社，2020.

［120］日华子. 日华子本草［M］. 常敏毅辑注. 北京：中国医药科技出版社，2016.

［121］武之望. 济阴纲目［M］. 北京：中国医药科技出版社，2014.

［122］孙思邈. 千金翼方［M］//张印生，韩学杰. 孙思邈医学全书. 北京：中国中医药出版社，2009.

[123] 陈士铎. 石室秘录［M］//柳长华. 陈士铎医学全书. 北京：中国中医药出版社，1999.

[124] 高武. 针灸聚英［M］. 闫志安，张黎临，李惠清校注. 北京：中国中医药出版社，1997.

[125] 王执中. 针灸资生经［M］. 黄龙祥点评. 北京：中国医药科技出版社，2021.

[126] 李学川. 针灸逢源［M］. 孙洋，刘奇校注. 北京：中国中医药出版社，2019.

[127] 石学敏. 中国针灸大成：综合卷 普济方·针灸门［M］. 长沙：湖南科学技术出版社，2020.

[128] 窦桂芳. 黄帝明堂灸经；灸膏肓俞穴法；子午流注针经；针经指南［M］. 北京：人民卫生出版社，1983.

[129] 西方子，新编西方子明堂灸经［M］. 方吉庆，张登部，王洁，等点校. 北京：人民卫生出版社，1990.

[130] 徐凤. 针灸大全［M］. 黄龙祥点评. 北京：中国医药科技出版社，2021.

[131] 吴昆. 针方六集［M］. 黄龙祥点评. 北京：中国医药科技出版社，2021.

[132] 张景岳. 类经图翼［M］//李志庸. 张景岳医学全书. 北京：中国中医药出版社，1999.

[133] 廖润鸿. 勉学堂针灸集成［M］. 赵小明校注. 北京：中国中医药出版社，1998.

[134] 吴亦鼎. 神灸经纶［M］. 北京：中医古籍出版社，1983.

[135] 张锡纯. 医学衷中参西录［M］. 河北新医大学《医学衷中参西录》修订小组修订. 石家庄：河北人民出版社，1957.

[136] 徐大椿. 神农本草经百种录［M］. 北京：人民卫生出版社，1956.

[137] 俞根初. 重订通俗伤寒论［M］. 徐荣斋重订. 北京：中国中医药出版社，2011.

[138] 缪希雍. 神农本草经疏［M］//任春荣. 缪希雍医学全书. 北京：中国中医药出版社，1999.

[139] 黄元御. 玉楸药解［M］//黄元御. 黄元御医学全书. 孙洽熙主校. 北京：中国中医药出版社，1996.

［140］王洪绪. 外科症治全生集［M］. 夏羽秋校注. 北京：中国中医药出版社，1996.

［141］赵学敏. 本草纲目拾遗［M］. 北京：中国中医药出版社，1998.

［142］周岩. 本草思辨录［M］. 陆拯校点. 北京：中国中医药出版社，2013.

［143］汪昂. 本草备要［M］//项长生. 汪昂医学全书. 北京：中国中医药出版社，1999.

［144］张璐. 本经逢原［M］//张民庆，王兴华，刘华东. 张璐医学全书. 北京：中国中医药出版社，1999.

［145］李珣. 海药本草（辑校本）［M］. 尚志钧辑校. 北京：人民卫生出版社，1997.

［146］严洁，施雯，洪炜. 得配本草［M］. 郑金生整理. 北京：人民卫生出版社，2007.

［147］王士雄. 随息居饮食谱［M］. 聂伯纯，何玉秀，张志杰点校. 北京：人民卫生出版社，1987.

［148］刘若金. 本草述校注［M］. 郑怀林，焦振廉，任娟莉，等校注. 北京：中医古籍出版社，2005.

［149］叶桂. 叶氏医案存真［M］//黄英志. 叶天士医学全书. 北京：中国中医药出版社，1999.

［150］张乃修. 张聿青医案［M］. 国华校注. 北京：中国医药科技出版社，2014.

［151］康命吉. 济众新编［M］. 朱君华，林馨，魏春，等校注. 北京：中国中医药出版社，2016.

［152］汪机. 石山医案［M］//高尔鑫. 汪石山医学全书. 北京：中国中医药出版社，1999.

［153］余震. 古今医案按［M］. 苏礼，洪文旭，徐伟整理. 北京：人民卫生出版社，2007.

［154］徐灵胎. 洄溪医案［M］//刘洋. 徐灵胎医学全书. 北京：中国中医药出版社，1999.

［155］张秉成. 成方便读［M］. 杨威校注. 北京：中国中医药出版社，2002.

［156］戴葆元. 本草纲目易知录［M］. 陆翔，王旭光，邓勇，等校注. 北

京：中国中医药出版社，2017.

[157] 兰茂. 滇南本草 [M]. 北京：中国中医药出版社，2013.

[158] 忽思慧. 饮膳正要 [M]. 北京：中国中医药出版社，2009.